D1993947

Aus dem Programm Huber: Psychologie Forschung

Michael Kusch
Franz Petermann

Entwicklung autistischer Störungen

2. erweiterte Auflage

Verlag Hans Huber
Bern Stuttgart Toronto

CIP-Titelaufnahme der Deutschen Bibliothek

Kusch, Michael:
Entwicklung autistischer Störungen / Michael Kusch; Franz Petermann. - 2. erw. Aufl. - Bern; Stuttgart; Toronto: Huber, 1991
(Huber-Psychologie-Forschung)
ISBN 3-456-82054-2
NE: Petermann, Franz

2. erweiterte Auflage 1991

Druck: Lang Druck AG, Liebefeld/Bern
Printed in Switzerland

Vorwort

Sicherlich besitzt die Auseinandersetzung mit dem Autismus eine hohe Faszinationskraft. Bedenkt man z.B. das stetig wachsende Forschungsinteresse an dieser doch recht seltenen Störung oder den Welterfolg des Filmes "Rainman". Häufig ergibt sich die Faszinationskraft eines Gebietes daraus, daß man ein Phänomen durch verschiedenste, sich zum Teil gegenseitig ausschließende Erklärungsmodelle beschreiben kann. Beim Autismus kommt noch die Empfindung des Fremd- und Andersartigen hinzu, welches die Wissenschaft in dieser Form bei keiner anderen psychischen Störung kennt. Wir wollen vor allem unter entwicklungspsychologischen Aspekten zu einer Versachlichung der Diskussion beitragen. Dabei legen wir besonderen Wert auf aktuelle experimentelle Befunde aus der angloamerikanischen Literatur. Trotz der Flut an deutschsprachiger Autismus-Literatur werden internationale Ansätze kaum zur Kenntnis genommen. Unsere Einschränkung auf psychologische Variablen, die die Entwicklung des Autismus beschreiben, ist ein Versuch, das Thema aus einer relativ abgrenzbaren Sichtweise aufzuarbeiten. Dies bedeutet jedoch nicht, daß zur erfolgreichen Ursachenforschung und Therapie lediglich psychologische Größen ausreichen. Unzweifelhaft liegt in der Korrespondenz biologischer, psychologischer und sozialer Variablen der Zugang zum Phänomen. Aber gerade die Annahme komplexer Wechselwirkungen setzt präzise Kenntnisse in Teildisziplinen voraus.
Unsere theoretische und praktische Beschäftigung mit dem Themengebiet entstand 1987 aus der Zusammenarbeit mit dem Zentrum für Autismusforschung und Entwicklungstherapie, Viersen (Dr. Hartmann und Dr. Rohmann). Aus diesem Engagement entwickelte der Junior-Autor (Michael Kusch) konkrete Therapieansätze, die er bereits in der Praxis erproben konnte. Unsere Literaturanalyse, die wir hiermit vorlegen, ist der Hintergrund dieser praktischen Arbeit. Wir freuen uns, daß wir bei der jetzt vorliegenden zweiten Auflage ein 7. Kapitel anfügen konnten; dabei gehen wir auf die aktuelle Diskussion im Kontext der Entwicklungspsychopathologie ein.

Wir danken Frau Inge Orth für ihr unermüdliches Engagement bei der Erfassung und Gestaltung des Typoskriptes sowie Herrn Dr. Stehlin für die Möglichkeit, das Manuskript nach kurzer Zeit für die zweite Auflage ergänzen zu können.

Bonn, im Februar 1991 — Die Autoren

1 Definition und Klassifikation

1.1 Der Aspekt der Entwicklung in der Geschichte des Autismus

Die Geschichte der Erforschung und Behandlung autistischer Störungen kann generell durch den wachsenden Stellenwert entwicklungspsychologischer Überlegungen charakterisiert werden. Bereits in den ersten Fallbeschreibungen von Störungen des Kleinkindalters, die aus dem vorigen Jahrhundert stammen (Maudsley, 1867), wird von geistigen Behinderungen mit zusätzlichen Veränderungen im Entwicklungsprozeß berichtet. In der Folgezeit ging dann die Bezugnahme auf den Entwicklungsstand und den Entwicklungsprozeß immer mehr zugunsten einer Orientierung am "Psychosekonzept" verloren (Bleuler, 1911). Zumeist wurde der Psychosebegriff und in seiner Folge auch der Autismusbegriff aus der Erwachsenenpsychiatrie auf die "Kindheitspsychosen" übertragen. Der einzige an der Entwicklung des Kindes orientierte Aspekt bestand in der Berücksichtigung des Alters bei Krankheitsbeginn (Potter, 1933; Lutz, 1937). Das diagnostische Interesse dieser Zeit bestand somit vor allem in der validen Abgrenzung der Psychosen des frühen von denen des späten Kindesalters (Rutter, 1972).

Erst Makita (1966) und Kolvin (1971) gelang der Nachweis, daß sich die sogenannten "Kindheitspsychosen" von den "Psychosen des Erwachsenenalters" unterscheiden. Während die ersten einen Krankheitsbeginn vor dem 5. Lebensjahr haben, liegt dieser bei den anderen nach dem 5. Lebensjahr. Innerhalb der Gruppe der Kindheitspsychosen differenzierte man häufig zwischen solchen, die vor und solchen, die nach dem 3. Lebensjahr auftreten (Rutter, 1972), obwohl sich diese Störungen in der Praxis stark überlappen (Anthony, 1958). Die wesentlichen Bestimmungsstücke des klinisch-phänomenologischen Störungsbildes bezogen sich auf Kern- und Begleitsymptome, die zu einem Syndrom zusammengefaßt und aufgrund der häufig bizarren und stereotypen Verhaltensmuster als "Psychose" bezeichnet wurden. Zu diesen Kindheitspsychosen gehört auch der von Kanner (1943) beschriebene "Infantile Autismus", der auch als "Kanner's Syndrom" bezeichnet wird.
Wir verzichten auf eine Diskussion der diagnostischen Kriterien des Kanner Syndroms und gehen auf die von Kanner neu in die psychiatrische Forschung eingeführte entwicklungspsychologische Perspektive ein. Kanner (1943) fand für den Bereich der Kindheitspsychosen, daß beim "Infantilen Autismus", den er als Prototyp der frühen Kindheitspsychosen ansah, ein Kind sich bemüht in eine Welt einzutreten, in welcher es von Anfang an ein Fremder war, während bei der "Kindheits-Schizophrenie", die er als Prototyp der Störungen der späten Kindheit und der Adoleszenz ansah, das Kind versucht seine Probleme zu lösen, indem es aus der Welt tritt, zu welcher es sich einmal zugehörig fühlte.
In dieser immer noch am Alterskriterium orientierten entwicklungspsychologischen Ausrichtung war es Heller (1969), der die Lücke zwischen den von Geburt an bestehenden und den Psychosen nach dem 5. Lebensjahr schloß. Heller beschrieb erstmals eine "Desintegrative Psychose" mit einer anfänglich bis zum 3. oder 4. Lebensjahr normal verlaufenden Entwicklung und einem nachfolgenden völligen Verfall des Verhaltens und der erworbenen Fertigkeiten.

Während Kanner (1943) den Entwicklungsaspekt in seiner Autismusdefinition noch nicht explizit hervorhob, ersetzte Rutter (1978) den Psychosebegriff zugunsten der Bezeichnung "Entwicklungsstörung" in seiner Definition des "Infantilen Autismus".

Diagnostische Kriterien des "Infantilen Autismus" (nach Rutter, 1978).

- *Krankheitsbeginn vor dem 30. Lebensmonat.*
- *Gestörte Sozialentwicklung, die eine Anzahl spezieller Kennzeichen aufweist und nicht in Beziehung zum Intelligenzniveau des Kindes steht.*
- *Verzögerte und abweichende Sprachentwicklung, die ebenfalls bestimmte Besonderheiten besitzt und nicht in Beziehung zum Intelligenzniveau des Kindes steht.*
- *Beharren auf Gleichförmigkeit wie stereotype Spielgewohnheiten, abnorme Vorlieben und Widerstand gegen Veränderungen.*

Rutter und Schopler (1987) sehen in den "autistischen Störungen" ebenfalls eine Entwicklungsstörung. Sie gehen davon aus, daß bei schizophrenen Personen ein nach einer normalen oder annähernd normalen Entwicklungsphase erworbener Realitätssinn verloren geht, wofür die Bezeichnung "Psychose" angemessen erscheint. Bei autistischen Personen führt eine ernsthafte Störung im Entwicklungsprozeß selbst zu den Abweichungen im Verhalten, die von der frühesten Kindheit an beobachtbar sind, wofür die Autoren den Begriff der Entwicklungstörung als angemessen betrachten.

Seit Ende der sechziger Jahre fand ein enormer Wandel im diagnostischen Zugang zum Verhalten autistischer Kinder statt. Die Auffassung, daß es "unangemessen" oder "unmöglich" sei, autistische Kinder mit gewöhnlichen testpsychologischen Verfahren zu untersuchen (Rutter, 1974), da sie "untestbar" seien (Alpern, 1967), wurde widerlegt (DeMyer et al., 1974; Alpern & Kimberlin, 1970; Lockyer & Rutter, 1970). Verschiedene standardisierte psychometrische Verfahren haben sich im Bereich der Störungen in der frühen Kindheit allgemein und bei autistischen Kindern im besonderen als durchführbar erwiesen und in ihrer Aussagekraft bewährt (Parks, 1983; Lerea, 1987). Ebenso gelang es mittels verbesserter verhaltensanalytischer Untersuchungs- und Erhebungsmethoden, die Entwicklungsbesonderheiten autistischer Kinder präzise zu beschreiben (Rutter, 1978; Schopler et al., 1980, Freeman et al., 1984; Wing & Gould, 1978).

Erst in den achtziger Jahren, mit der Konzentration auf Inventare, die sich an der normalen und abweichenden Entwicklung orientierten, wurde eine eindeutigere diagnostische Beschreibung der *qualitativen* Aspekte der autismusspezifischen Entwicklungsveränderungen erreicht (Sigman & Ungerer, 1984; Wetherby, 1986; Dawson & Adams, 1984; Mundy et al., 1987; Wetherby & Prizant, 1988).

Ein weiterer wesentlicher Aspekt ist der Wandel des Forschungsansatzes zu Beginn der siebziger Jahre. Mit den psychologischen Experimenten mit autistischen Kindern von Hermelin & O'Connor (1970) wurden erhebliche Fortschritte in der experimentellen Untersuchung autistischer Kinder erzielt. Während man anfänglich vor allem relevante und im Intelligenzalter vergleichbare Experimental- und Kontrollgruppen berücksichtigte (Hermelin & O'Connor, 1967, 1970, 1975; Yule, 1978), werden heute in der Autismusforschung spezielle "Versuchspläne" zusammengestellt (Sigman et al., 1987). Wir werden uns auf experimentelle Studien zu den "autistischen Störungen" beziehen, die das klinische Syndrom genau beschreiben und ebenso die autismusspezifischen Besonderheiten berücksichtigen. Studien, die sich mit dem klinisch-phänomenologischen Störungsbild "Autismus" befassen, brauchen diese Unterscheidung nicht vorzunehmen. Sobald man aber das "spezifisch Autistische" im Auge hat, genügt eine Beschreibung des klinischen Syndroms allein nicht.

In diesem Falle schlagen Sigman et al. (1987) zweierlei Vorgehensweisen vor:

- Die Auswahl autistischer Personen mit einem normalen Intelligenzniveau und einer Kontrollgruppe altersgleicher Kinder.
- Die Parallelisierung autistischer und geistig behinderter Kinder hinsichtlich des Entwicklungsalters und des chronologischen Alters.

Wird diese Regel verletzt, können Forschungsergebnisse nicht interpretiert werden, da nicht klar wird, ob die Befunde auf das autismusspezifische oder auf das intellektuelle bzw. auf das Entwicklungsniveau zurückzuführen sind. Immer häufiger verwenden experimentelle Studien jedoch mehrere Kontrollgruppen und berücksichtigen neben der Intelligenz auch das Entwicklungsniveau in unterschiedlichen Verhaltensbereichen.

Letztlich richtete man lange Zeit in der differentialdiagnostischen Betrachtung von Störungen der frühen Kindheit die Aufmerksamkeit auf den Krankheitsbeginn und das bizarre Verhalten der Kinder und bezeichnete daher den Autismus als eine infantile Psychose. Durch entwicklungspsychologische Studien rückten die kognitiven Störungen autistischer Kinder in den Blickpunkt und es wurde deutlich, worin sich autistische und andere entwicklungsgestörte Kinder unterscheiden. Man fand, daß es nicht so sehr die verzögerte aber normal verlaufende Entwicklung ist, die den Autismus kennzeichnet, sondern eher die von Geburt an bestehende oder in der frühesten Kindheit einsetzende *Veränderung* des Entwicklungsprozesses an sich. Die wesentlichen Ergebnisse der entwicklungspsychologischen Forschung haben ergeben, daß der Verlauf der Entwicklung autistischer Kinder in vielen Bereichen weder dem Verlauf normaler Kinder entspricht noch bei den Entwicklungsverzögerungen geistig behinderter Kinder beobachtet wird.

Alle drei Aspekte, die Diagnostik, die Methodologie und die Abgrenzung autistischer Störungen von anderen Beeinträchtigungen heben die Bedeutung des Entwicklungsaspektes hervor. Dieser spiegelt sich nicht nur in den von Rutter (1978) vorgelegten diagnostischen Kriterien wider, sondern ebenso in einer veränderten Forschung. In der aktuellen Forschung wird der Autismus nicht mehr als ausschließlich von Geburt an bestehend betrachtet, wie es Kanner (1943) vermutete, sondern er kann sich auch nach einer anfänglich normalen Entwicklungsphase innerhalb der ersten 30 bis 36 Lebensmonate entwickeln (Short & Schopler, 1988). Man muß dabei zwischen prädisponierenden, auslösenden und aufrechterhaltenden ätiologischen Faktoren unterscheiden. Die Möglichkeit mehrerer Zeitpunkte der Entstehung einer einheitlichen Störung setzt nämlich das Vorhandensein mehrerer prädisponierender Faktoren voraus, die zu unterschiedlichen Zeiten der neuronalen Entwicklung wirksam werden, und das Störungsbild selbst kann daher von unterschiedlichen Faktoren aufrechterhalten werden. So sind zum Beispiel bei autistischen Kindern sehr häufig Intelligenzdefizite beobachtbar, die unabhängig von den autistischen Verhaltensstörungen zu sein scheinen (Wing, 1988; De Myer et al., 1981). Dies bedeutet, daß beim Autismus neben der "autismusspezifischen" Behinderung häufig auch eine geistige Behinderung besteht. Man findet autistische Kinder, die in Intelligenztests sowohl im Handlungsteil als auch im Verbalteil normale Intelligenz zeigen, solche, bei denen im Verbalteil Beeinträchtigungen deutlich werden, im Handlungsteil aber nicht und solche, die in beiden Testteilen behindert sind (Tymchuck et al., 1977; Lotter, 1978; De Myer et al., 1981; Otha, 1987).

Unabhängig von dem Intelligenzniveau findet man bei autistischen Kindern die sogenannte "autismusspezifische" Störung der Sprachentwicklung und der Sozialentwicklung (Rutter, 1978; Denckla, 1986; Rutter & Schopler, 1987; Cohen et al., 1987). Diese Störungsanteile werden auf die tiefgreifende Entwicklungsstörung zurückgeführt (DSM-III-R, 1989).
Sie ist gekennzeichnet durch eine wahrscheinlich von Geburt an bestehende oder kurz nach der Geburt einsetzende Veränderung des Entwicklungsprozesses selbst. Es handelt sich um eine schwere *qualitative Abweichung* vom normalen Entwicklungsverlauf, die in keinem Entwicklungsstadium normal ist (DSM-III-R, 1989; Rutter & Schopler, 1987). Das wesentliche Merkmal der "autistischen Störungen" ist diese qualitative Verformung der Entwicklung, die sowohl die verbale und nonverbale Kommunikation, das Sozialverhalten als auch das vorstellungsmäßige Denken betrifft. Da weite Bereiche des menschlichen Daseins gestört sind, wird der klassifizierende Begriff "tiefgreifend" gewählt und manche Autoren verbinden mit der Störung eine Fehlentwicklung der *normalen Sozialisation* der Kinder überhaupt (Cohen et al., 1988; Fein et al., 1986; Wing & Attwood, 1987).

Die Hervorhebung der qualitativ anderen, in keinem Stadium normalen Entwicklung autistischer Kinder in vielen Bereichen verdeutlicht, welche Bedeutung die Entwicklungspsychologie mittlerweile gewonnen hat. Erst eine Orientierung an der normalen Entwicklung ermöglicht es, das qualitativ Andere zu bestimmen und die normalen Entwicklungsanteile zu verdeutlichen. Sie kann zeigen, daß selbst schwerst gestörte autistische Kinder einen Entwicklungsprozeß durchlaufen, und daß nicht nur Mängel an kompetentem Verhalten, sondern auch Fähigkeiten bei autistischen Kindern vorliegen. So betrachtet man heute die eingeschränkten und stereotypen Verhaltensweisen autistischer Kinder nicht länger als sinnlos oder bizarr. Das gestörte Verhalten wird konsequenter als bisher als Ausdruck der Entwicklungsveränderung und als Substitut komplexer, kreativer und phantasievollerer Verhaltensweisen angesehen (Wing, 1981; Nurcombe, 1985; Donnellan et al., 1984; Wetherby, 1986).

Die Autismusforschung versucht derzeit auf vier Fragenkomplexe Antworten zu finden, um zu einer verbesserten Definition der autistischen Störungen zu gelangen:

1. Sie fragt nach den biologischen, psychologischen und sozialen Faktoren, die an der Entstehung autistischer Störungen, an dem Ausbruch der Erkrankung und an seiner Aufrechterhaltung beteiligt sind.

2. Sie versucht typische Aspekte an der Entwicklung der autistischen Störungen von solchen abzugrenzen, die nicht typisch für den Autismus sind.

3. Sie spezifiziert typische Behinderungen genauer und

4. versucht das Gesamtverhalten der Betroffenen auf dem Hintergrund sowohl der autismusspezifischen als auch der sogenannten mitbeteiligten Behinderungen zu erklären.

1.2 Autismus als "tiefgreifende Entwicklungsstörung"

Die autistischen Störungen werden aufgrund ihres wesentlichen Merkmals, der schweren qualitativen Veränderung in der Entwicklung bestimmter Verhaltensbereiche, als "tiefgreifende Entwicklungsstörungen" bezeichnet (APA, 1987). Man gebraucht den Begriff *"autistische Störung"*, da es sich um Störungen in einem breiten Verhaltensspektrum handelt. Den autistischen Störungen kommt ein besonderer Stellenwert in der Klassifikation der Entwicklungsstörungen zu. Sie bilden die Hauptkategorie in der Klasse der "tiefgreifenden Entwicklungsstörungen" des **D**iagnostischen und **S**tatistischen **M**anuals (DSM-III-R, 1989). Wir werden im folgenden die Klassifikation der "tiefgreifenden Entwicklungsstörungen" nach dem DSM-III-R vorstellen und dann die spezifischen Anteile der autistischen Störungen beschreiben. Neben dem Charakteristikum "autistischer Störungen", gibt es auch noch solche Merkmale autistischer Störungen, die in Abhängigkeit von sogenannten mitbeteiligten Störungsfaktoren stark variieren können. Wir werden im Abschnitt "Diagnostische Kriterien der tiefgreifenden Entwicklungsstörungen" (vgl. Abschnitt 1.2.3) diese Merkmale besonders ausführlich behandeln, da es das "typische" autistische Kind nicht gibt und diese diagnostischen Kriterien darauf abzielen, das gesamte "Autismusspektrum" abzudecken. Abschließend werden wir eine "Autismusdefinition" vorstellen, von der wir annehmen, daß sie dem derzeitigen Wissensstand entspricht.

1.2.1 Klassifikation der tiefgreifenden Entwicklungsstörungen

Das **D**iagnostische und **S**tatistische **M**anual der American Psychiatric Association (APA, 1987) liegt in der **R**evision seiner dritten Fassung seit 1989 auch in deutscher Übersetzung vor (DSM-III-R, 1989). Dieses Diagnose- und Klassifikationssystem strebt eine einheitliche, auf wissenschaftlicher Grundlage beruhende Beschreibung und Gruppierung psychischer Störungen an, um so den verschiedenen Anforderungen aus Wissenschaft und Praxis einen Bezugsrahmen zu bieten.
Das DSM-III-R sieht eine Diagnose und Klassifikation psychischer Störungen auf folgenden fünf Achsen vor:

Achse I : Klinisch-psychiatrisches Syndrom

Achse II : Entwicklungs- und Persönlichkeitsstörungen

Achse III : Somatische Störungen und Bedingungen

Achse IV : Schweregrad psychosozialer Stressoren

Achse V: Globale Einschätzung des Funktionsniveaus.

Nähere Angaben zu dem System und dem diagnostischen und klassifikatorischen Vorgehen sind ausführlicher in Abschnitt 5.1 beschrieben. Da es sich beim DSM-III-R um eine revidierte Fassung des 1980 erstellten Klassifikationssystems handelt, sollen die Neuerungen in der Klassifikation der "tiefgreifenden Entwicklungsstörungen" vorgestellt werden.

Im DSM-III-R werden neben den "geistigen Behinderungen" und den "umschriebenen Entwicklungsstörungen" erstmals auch die "tiefgreifenden Entwicklungsstörungen" auf Achse II in die Gruppe der Entwicklungsstörungen aufgenommen. Innerhalb der "tiefgreifenden Entwicklungsstörungen" werden die "autistischen Störungen" (299.00) von den "nicht näher bezeichneten tiefgreifenden Entwicklungsstörungen" (299.80) unterschieden. Das DSM-III-R sieht neben den erforderlichen diagnosebestimmenden, notwendigen Kriterien auch Indikatoren und Schwellenwerte für eine diagnostische Entscheidung vor. Der Begriff "Infantiler Autismus" des DSM-III (APA, 1980) wird fallen gelassen, da das diagnostische Kriterium "Alter bei Krankheitsbeginn" nicht länger diagnosebestimmend ist, und der Autismus als eine bis ins Alter anhaltende Störung angesehen wird (De Myer et al., 1981).

Die Zuordnung der "autistischen Störungen" zur Kategorie der Entwicklungsstörungen ist im DSM-III-R damit begründet, daß die Hauptmerkmale aller Entwicklungsstörungen vorwiegend Auffälligkeiten beim Erwerb von kognitiven, sprachlichen und motorischen Fertigkeiten sind. Die klassifikatorische Abgrenzung der "tiefgreifenden Entwicklungsstörungen" von den übrigen Entwicklungstörungen liegt in der bei ihnen vorliegenden qualitativen Veränderung des Entwicklungsprozesses selbst begründet. Die Klassifikation der "autistischen Störungen" erfolgt anhand folgender diagnostischer Kriterien (vgl. DSM-III-R, 1989).

Tabelle 1: Diagnostische Kriterien der "Autistischen Störung" (299.00).

Hauptmerkmale

Mindestens acht der folgenden sechzehn Punkte treffen zu, wobei mindestens zwei aus Gruppe A, einer aus Gruppe B und einer aus Gruppe C stammen müssen.

A) Qualitative Beeinträchtigung der zwischenmenschlichen (reziproken) Beziehungen:

Die in Klammern gesetzten Beispiele sind so angeordnet, daß die zuerst genannten eher auf jüngere oder stärker behinderte Personen und die letzteren auf ältere oder weniger behinderte Personen anzuwenden sind.

1. Deutlich mangelndes Bewußtsein für die Existenz oder Gefühle anderer (behandelt z.B. eine Person wie ein Möbelstück; bemerkt nicht den Kummer anderer; hat offensichtlich keine Vorstellung vom Verlangen anderer nach Privatsphäre).

2. Kein oder abnormes Verlangen nach Trost bei Kummer (zeigt selbst bei Krankheit, Verletzung oder Müdigkeit keinen Wunsch nach Trost; sucht auf stereotype Weise Trost, sagt z.B. "Käse, Käse, Käse" bei einer Verletzung).

3. Kein oder beeinträchtigtes Nachahmungsverhalten (winkt z.B. nicht zum Abschied; ahmt nicht die häuslichen Aktivitäten der Mutter nach; imitiert zusammenhanglos und mechanisch die Aktivitäten anderer).

4. Zeigt kein oder abnormes soziales Spielverhalten (nimmt z.B. nicht aktiv an einfachen Spielen teil; spielt lieber allein; benutzt andere Kinder beim Spielen nur als mechanische Hilfen).

5. Starke Beeinträchtigung der Fähigkeit zum Anknüpfen von Freundschaften mit Gleichaltrigen (zeigt z.B. kein Interesse am Anknüpfen von Freundschaften mit Gleichaltrigen; zeigt trotz Interesse am Anknüpfen von Freundschaften wenig Verständnis für Regeln zwischenmenschlicher Beziehungen, liest beispielsweise einem uninteressierten Gleichaltrigen Telefonbücher vor).

B) Qualitative Beeinträchtigung der verbalen und nonverbalen Kommunikation sowie der Phantasie:

Die Aufzählung ist so gewählt, daß die zuerst genannten Aspekte eher auf jüngere oder stärker behinderte Personen und die letztgenannten auf älter oder weniger behinderte Personen zutreffen.

1. Kommunikation weder durch Plappern als Kommunikationsversuch, Gesichtsausdruck, Gestik, Mimik noch durch Sprechen.

2. Abnorme nonverbale Kommunikation im Hinblick auf Gesichtsausdruck, Körperhaltung, Gesten oder auch Blickkontakt, um zwischenmenschliche Beziehungen anzuknüpfen oder zu gestalten (erwartet z.B. nicht, umarmt zu werden, sträubt sich gegen Umarmung, blickt oder lächelt bei Kontakten mit anderen Personen diese nicht an, grüßt Eltern oder Besucher nicht, hat in sozialen Situationen einen starren Blick).

3. Fehlen von phantasievollen Aktivitäten wie Spielen von Erwachsenen- und Phantasierollen oder Tieren; mangelndes Interesse an phantastischen Geschichten.

4. Eindeutige Auffälligkeiten beim Sprechen, einschließlich Lautstärke, Tonhöhe, Betonung, Geschwindigkeit, Rhythmus und Intonation (z.B. monotoner Ausdruck, frageartige Melodie oder hohe Tonlage).

5. Deutliche Auffälligkeiten in Form oder Inhalt des Sprechen, z.B. stereotyper oder wiederholter Gebrauch von Sprachformen (z.B. sofortige Echolalie oder mechansches Wiederholen von Fernsehwerbung); Verwendung von "Du" wenn "Ich" gemeint ist (verwendet z.B. "Möchtest du Keks", um zu sagen "Ich möchte einen

Keks"); idiosynkratischer Gebrauch von Wörtern oder von Sätzen; häufig irrelevante Bemerkungen (spricht z.B. plötzlich über Zugfahrpläne während eines Gesprächs über Sport).

6. Beeinträchtigte Fähigkeit zum Anknüpfen oder Führen von Konversation mit anderen, trotz ausreichenden Sprachvermögens (hält z.B. ungeachtet der Bemerkungen von seiten anderer lange Monologe über ein Thema).

C) Deutlich beschränktes Repertoire von Aktivitäten und Interessen:

1. Stereotype Körperbewegungen, z.B. Handbewegungen in alle Richtungen, Drehen des Körpers, starke Nickbewegungen, komplexe Bewegungen des ganzen Körpers.

2. Beharrliche Beschäftigung mit Teilen oder Objekten (z.B. Beschnüffeln oder Beriechen von Objekten, ständiges Befühlen der Oberfläche von Materialien, Drehen der Räder von Spielzeugautos oder Vorliebe für ungewöhnliche Objekte (besteht z.B. darauf, ein Stück Schnur herumzutragen).

3. Deutliches Unbehagen über Änderungen in der alltäglichen Umwelt (wenn z.B. eine Vase von ihrem üblichen Platz entfernt wird).

4. Besteht ohne nachvollziehbaren Grund darauf, daß wiederkehrende Aktivitäten immer exakt gleich ausgeführt werden, besteht z.B. darauf, daß beim Einkaufen immer derselbe Weg eingehalten wird.

5. Deutlich eingeschränkte Interessenssphäre und Beschäftigung mit einem engen Interessensgebiet (interessiert sich z.B. lediglich für die Aneinanderreihung von Objekten oder die Sammlung von Fakten über Meteorologie oder hält sich für eine Phantasiegestalt).

D) Beginn im Kleinkindalter oder in der Kindheit (nach Vollendung des 3. Lebensjahres).

Nebenmerkmale

Nebenmerkmale treten um so wahrscheinlicher auf, je jünger das Kind und je ausgeprägter die Störung ist.

1. Auffälligkeiten in der Entwicklung kognitiver Fähigkeiten. Spezifische Fähigkeiten sind - ungeachtet der allgemeinen Intelligenz - meist unterschiedlich gut ausgeprägt. Häufig wird gleichzeitig eine meist mäßige geistige Behinderung diagnostiziert (Intelligenz 35-49).

2. Auffälligkeiten der Körperhaltung oder Motorik, wie z.B. Stereotypien (heftiges Bewegen der Arme, Springen, Grimassen schneiden) als Zeichen der Erregung, auf Zehenspitzen gehen, eigentümliche Hand- und Körperhaltung und schlechte motorische Koordination.

3. Sonderbare Reaktionen auf sensorische Reize, wie z.B. Ignorieren von Sinneswahrnehmungen (z.B. Schmerz, Hitze, Kälte); Ausdruck von Übersensibilität gegenüber gewissen Sinneswahrnehmungen (Zuhalten der Ohren, um Geräusche nicht zu hören, Widerwillen gegen Berührung) und Faszination bei einigen Sinneswahrnehmungen (z.B. übertriebene Reaktion auf Licht oder Gerüche).

4. Auffälligkeiten beim Essen, Trinken oder Schlafen (z.B. Beschränkung auf wenige Nahrungsmittel, exzessive Flüssigkeitsaufnahme, ständiges Erwachen bei Nacht mit Schaukelbewegungen).

5. Auffälligkeiten der Stimmung (z.B. labile Stimmung, Kichern oder Weinen aus unersichtlichem Grund, offensichtliches Fehlen emotionaler Reaktionen, Mangel an Angst vor wirklichen Gefahren, übermäßige Ängstlichkeit gegenüber harmlosen Objekten oder Vorfällen, allgemeine Angst und Angespanntheit).

6. Selbstschädigendes Verhalten, z.B. Kopfschlagen, Fingerbeißen, Hand- oder Handgelenkbeißen.

Die genannten diagnostischen Kriterien weisen wesentliche Neuerungen auf. Während im DSM-III (1984) versucht wird, den "Frühkindlichen Autismus" als ein Syndrom zu beschreiben und dieses vor allem von der Schizophrenie abzugrenzen, geht man im DSM-III-R (1989) dazu über, eine Vielzahl autistischer Störungen auf einem breiten Verhaltensspektrum anzuordnen. Aus der Zusammenstellung und Anordnung der diagnostischen Kriterien können zwei Achsen dieses Verhaltensspektrums hervorgehoben werden:
Auf der *Entwicklungsachse* findet man eine Abhängigkeit des Schweregrades vom chronologischen Alter, d.h. bei jüngeren autistischen Kindern sind die Beeinträchtigungen ausgeprägter als bei älteren.
Auf der *Intelligenzachse* zeigen sich dieselben Beeinträchtigungen abhängig von der mitbeteiligten geistigen Behinderung, d.h. der Schweregrad der Störung ist abhängig von dem kognitiven Funktionsniveau.
Diese Neuerungen werden verständlich, wenn man beachtet, daß die autistischen Störungen wahrscheinlich auf Grundlage einer angeborenen oder erworbenen Dysfunktion des Zentralnervensystems entstehen. Da aber das Zentralnervensystem selbst einem Entwicklungsprozeß unterliegt, der bis in das Erwachsenenalter hineinreicht, hängt auch die Symptomatik teilweise vom Lebensalter ab. Ebenso scheint der Schweregrad der Symptomatik verschieden stark zu sein, je nachdem, welche Bereiche des Zentralnervensystems zusätzlich zu der autismusspezifischen Beeinträchtigung in Mitleidenschaft gezogen sind.
Mit dieser Auffassung wird therapeutischen Einflußmöglichkeiten keineswegs widersprochen. Es soll vielmehr verdeutlicht werden, daß mit der Anordnung der diagnostischen Kriterien auf einem Verhaltensspektrum und der Abkehr vom "Syndromdenken" den tatsächlich

vorliegenden Fakten bei psychischen Störungen Rechnung getragen wird (Steinhausen, 1988; Wing, 1986; Wing & Attwood, 1987; Fein et al., 1986; Cohen et al., 1988).

1.2.2 Deskription der "typischen" autistischen Störung

Die Deskription einer "typischen" autistischen Störung befaßt sich mit dem Zusammenspiel der wesentlichen Aspekte des Störungsbildes. Das Ausmaß der mitbeteiligten Beeinträchtigungen ist verantwortlich für die Breite des Autismusspektrums, während die autismusspezifischen Beeinträchtigungen das *"Typische"* an der Störung ausmachen, welches sich in allen Ausprägungsformen des Autismusspektrums widerspiegelt. Dieses "typische" Charakteristikum des Autismus besteht in der sogenannten *"autistischen sozialen Dysfunktion"* (Cohen et al., 1987, 1988; Fein et al., 1986; Wing & Attwood, 1987).

Die "autistische soziale Dysfunktion" bestimmt ein Bild autistischer Störungen, die sowohl in Verhaltensdefiziten als auch in Verhaltenskompetenzen ihren Ausdruck finden (Volkmar et al., 1986; Volkmar, 1987; Rescorla, 1986; Dahl et al., 1986; Cohen et al., 1986). Diese sozialen Beeinträchtigungen werden weder bei sehr jungen normalen Kindern beobachtet noch sind sie für geistig behinderte Kinder typisch. Insofern sind sie nicht als Ausdruck der für geistig behinderte Kinder kennzeichnenden generellen Entwicklungsverzögerung anzusehen. Sie entsprechen einer qualitativen Entwicklungsveränderung, da sie in keinem Stadium der normalen Entwicklung beobachtbar sind. Es ist möglich, aufgrund dieser "autistischen sozialen Dysfunktion" zwischen a) sozialen, schwerst geistig behinderten und b) sozial gestörten (autistischen), schwerst geistig behinderten Kindern zu unterscheiden (Wing, 1988; Wing & Attwood, 1987). Ebenso kann dieser Verhaltenstypus schon im frühen Kleinkindalter nachgewiesen werden (Ricks & Wing, 1975; Ricks, 1975).

Die "autistische soziale Dysfunktion" setzt sich aus drei Störungsaspekten zusammen:

- der zwischenmenschlichen Interaktion und nonverbalen sozialen Kommunikation,
- dem mangelnden Verstehen und Äußern von Gefühlen und
- dem veränderten Kontaktverhalten/Anhänglichkeit.

Sie sollen vor allem zu Mängeln in der normalen Sozialisation führen. Nach Angaben von Cohen et al. (1987) ist die "autistische soziale Dysfunktion" die Störung, die übrigbleibt, wenn man all diejenigen Faktoren ausschaltet, die das klinische Bild "Autismus" verändern.

Wing und Attwood (1987) führen das Wesen der autistischen Störungen auf eine sogenannte *"Verhaltenstriade"* zurück. Diese setzt sich zusammen aus:

- einer schweren Beeinträchtigung der reziproken zwischenmenschlichen sozialen Interaktion und
- der nonverbalen Kommunikation und Vorstellungskraft sowie aus
- einem Muster aus Aktivitäten, die beherrscht sind von wiederholten, stereotypen Routinen.

Wir führen die "Verhaltenstriade" im Zusammenhang mit der "autistischen sozialen Dysfunktion" auf, da beide eng miteinander verwoben sind. Während aber mit der "Verhaltenstriade" Subgruppen autistischer Störungen klassifiziert werden, wird mit der "autistischen sozialen Dysfunktion" eine Beschreibung der typischen Verhaltensmerkmale autistischer Kinder angestrebt.

Ein Kind mit einer autistischen sozialen Störung zeigt Dingen gegenüber mehr Interesse als Personen gegenüber. In der nonverbalen und/oder verbalen Kommunikation findet man kaum absichtsvolle kommunikative Akte, d.h. das Kind verwendet kaum Gestik oder Sprache, um von einer Person etwas zu erhalten; stattdessen benutzt es diese wie ein Objekt, indem es die Person bei der Hand nimmt und zum Objekt führt. Das Kind schaut zwischen einem Objekt und einer Person nicht hin und her, um damit z.B. mitzuteilen, daß es dieses Objekt möchte. Das Kind macht erwachsene Personen nicht auf sich aufmerksam, indem es diese anschaut oder in typischer Weise anspricht oder vokalisiert. Es verwendet kaum Augenkontakt und Körperbewegungen gemeinsam, um eine Person an einen bestimmten Ort zu führen, und es initiiert auch keine einfachen Spielhandlungen mit Objekten oder Personen.

Das Kind mit einer autistischen sozialen Beeinträchtigung kann seine Gefühle nicht verschiedenartig ausdrücken und es kann diese auch nicht zu gegebenen Anlässen äußern. Das Kind zeigt nicht die normalen Übergänge von Ruhe zu Unruhe, die im Zusammenhang mit Gegebenheiten in der Umgebung stehen. So mag das Kind, unabhängig von dem, was man für es tut, zu ruhig sein, seine Wünsche und Bedürfnisse nicht äußern oder sehr ungeduldig und unzufrieden sein. Es kann bei einer Verletzung manchmal gar keine Anzeichen von Schmerz zeigen und ein anderes Mal bei geringen Anlässen laut klagen und weinen. Zusätzlich zu den Mängeln im Ausdruck von Gefühlen zeigt sich eine Unfähigkeit im Verstehen von Gefühlen und im empathischen Verständnis für andere.

Das Kontaktverhalten eines Kindes mit einer autistischen sozialen Dysfunktion wird deutlich im Mangel an Anlehnungsbedürfnissen. Das Kind unterscheidet in seinem Kontaktverhalten nicht zwischen bekannten und unbekannten Personen. Es sucht seine Mutter nicht auf, wenn es sich weh getan hat. Beim Einkaufen geht das Kind zu fremden Personen und hält ihre Hand so wie bei der eigenen Mutter. Ebenso kann das Kind ausgesprochen stark an eine bestimmte Person gebunden sein und dieser nicht von der Seite weichen. Es kann regungslos auf dem Schoß dieser Person sitzen und dann abrupt von dieser Person weggehen, ohne sich irgendwie um diese Person zu kümmern. Das Kind zeigt mehr Ängste, wenn sich Dinge oder die Anordnung von Dingen in seiner Umgebung verändern, als wenn es von bekannten Personen verlassen wird.

Das autistisch gestörte Kind hat jedoch nicht nur Verhaltensdefizite, sondern auch Kompetenzen. So kann das Kind alle Funktionen von Objekten erkennen, sofern diese nicht eine Übersetzung dieser Funktionen in symbolische Form erfordern. Es kann z.B. eine Gabel benutzen, um eine Puppe zu füttern, jedoch nicht so tun "als ob" es die Puppe tatsächlich füttern würde, oder es kann nicht aus einem leeren Glas Wasser trinken und so tun "als ob" es tatsächlich Wasser getrunken hätte und seinen Durst damit gelöscht hätte. Das Kind kann Objekte in Kategorien einteilen und Gemeinsamkeiten und Unterschiede erkennen, es kann evtl. sprechen und sogar syntaktisch und semantisch korrekte Sätze äußern. Es kann aber oft nicht den semantischen und pragmatischen Inhalt von Äußerungen verstehen, insbesondere wenn das Gesagte im Zusammenhang mit dem situativen Kontext steht. Das Kind kann in Intelligenztests sowohl im sprachgebundenen als auch im handlungsgebundenen Teil normale bzw. annähernd normale Leistungen zeigen.

Obwohl man bei dem Kind oft bizarre und ungewöhnliche Reaktionen auf seine Umgebung beobachtet, gewisse Probleme in der Wahrnehmung und der Aussprache auftreten können und auch eine kognitive Entwicklungsverzögerung vorliegen kann, scheint dieses Verhalten nicht typisch für das autistische Kind, sondern eher Ausdruck der mitbeteiligten Störungen zu sein.

Fassen wir zusammen: Das "typische" an den tiefgreifenden Entwicklungsstörungen ist die autistische soziale Dysfunktion, die gekennzeichnet ist durch Störungen

- der sozialen Interaktion und sozialen Kommunikation,
- des Verstehens und Äußerns von Gefühlen und
- des Kontaktverhaltens und der Anhänglichkeit.

Neben diesen typischen Defiziten zeigen sich auch Kompetenzen wie

- eine normale oder annähernd normale Intelligenz,
- eine rezeptive und expressive Sprachfähigkeit, die jedoch nie bis zur pragmatischen Sprachfähigkeit reicht und
- eine funktionale und manchmal auch symbolische Spielfähigkeit, jedoch nicht die Fähigkeit, so tun zu können "als ob", d.h. etwas vortäuschen zu können.

Während die "autistische soziale Dysfunktion" charakteristisch für alle als autistisch bezeichneten Kinder ist, sind die Kompetenzen, die das Kind unabhängig vom Einfluß anderer Personen erwerben kann, abhängig von dem Ausmaß der mitbeteiligten geistigen Behinderung. Da jedoch die mitbeteiligte geistige Behinderung rückwirkend auch die Schweregrade der autistischen sozialen Dysfunktion bestimmt, zeigt sich im klinisch-phänomenologischen Störungsbild das breite Verhaltensspektrum autistischer Störungen. Diese werden wir im folgenden anhand der diagnostischen Kriterien darstellen.

1.2.3 Diagnostische Kriterien der tiefgreifenden Entwicklungsstörung

Das Klassifikationssystem DSM-III-R (1989) listet wesentliche diagnostische Kriterien der autistischen Störungen auf, die in Abhängigkeit von Lebensalter und Intelligenzniveau in unterschiedlicher Ausprägung beobachtbar sind. Während die sozialen und die kommunikativen Beeinträchtigungen bei allen autistischen Personen auftreten müssen, brauchen die stereotypen Verhaltensmuster nicht beobachtbar zu sein (Denckla, 1986). Für die Klassifikation des Autismus erachten wir neben den DSM-III-R-Kriterien eine Erfassung des symbolisch-vorstellungsmäßigen Spiels sowie die Festlegung des Intelligenzniveaus für notwendig. Da für das soziale und kommunikative Verhalten autistischer Kinder das veränderte und weniger das entwicklungsmäßig verzögerte Verhalten wesentlich ist, werden wir vor allem auf diese Verhaltensaspekte eingehen und diesbezüglich operationale Kriterien nennen. Diese Kriterien sollen die Kriterienliste des DSM-III-R vervollständigen.

1.2.3.1 Qualitativ beeinträchtigte reziproke soziale Interaktion

Das DSM-III-R gibt hierzu folgende Angaben: Die Betroffenen können keine zwischenmenschlichen Beziehungen anknüpfen, sie lassen andere kaum an sich heran und sind selbst an anderen wenig interessiert. Im Kleinkindalter zeigt sich dieser Mangel in einem fehlenden Zärtlichkeitsbedürfnis, fehlendem Blickkontakt und Gesichtsausdruck, in Form von Gleichgültigkeit oder darin, daß Zuneigung und Körperkontakt aversiv erlebt werden. Die Eltern ziehen daraus häufig den Schluß, daß das Kind taub ist (wobei sie nicht wissen, daß Taubheit allein selten mit extremer sozialer Gleichgültigkeit einhergeht). Erwachsene können vollkommen austauschbar sein, oder das Kind kann sich mechanisch an eine bestimmte Person klammern. Die Bindung mancher Kinder an ihre Eltern kann sehr bizarre Formen annehmen, beispielsweise kann ein Kind seine Mutter vorwiegend am Geruch erkennen. In einigen Fällen tritt die Störung offensichtlich erst nach einer normalen oder relativ normalen sozialen Entwicklung in den ersten Lebensjahren auf. Aber dennoch können die Betroffenen in der frühen Kindheit kein kooperatives und phantasievolles Spiel entwickeln und Freundschaften schließen. Mit steigendem Alter kann das Kind jedoch eine größere Bewußtheit für und soziales Interesse an anderen Menschen entwickeln. Einige der am wenigsten gestörten Kinder können evtl. ein Stadium erreichen, in dem sie andere Kinder als "mechanische Hilfen" in ihre eigenen stereotypen Aktivitäten mit einbeziehen.

Rutter und Schopler (1987) führen zur gestörten sozialen Interaktion an, daß lange Zeit die autismusspezifischen sozialen Abweichungen nicht präzise bestimmt werden konnten. Dies lag zum einen daran, daß die sozialen Defizite autistischer nicht von denjenigen geistig behinderter Kinder zu unterscheiden waren, und man nicht wußte, ob und welche der sozialen Defizite autistischer Kinder auf deren "Autismus" oder auf deren zumeist gleichzeitig vorhandene geistige Behinderung zurückzuführen sind. Zum anderen bestanden Probleme darin, genügend operationale Kriterien der sozialen Interaktion zu bestimmen. Mit Begriffen wie "soziale Zurückgezogenheit" oder "Widerstand gegen Blickkontakt" gelangte man zu keinen ausreichend präzisen autismusspezifischen Kriterien, da man ein solches Verhalten z.B. auch bei sozial ängstlichen Kindern beobachtet (Petermann und Petermann, 1989).
Mit der wachsenden Beachtung der normalen Entwicklung und des Entwicklungsalters sowie verhaltensnaher Beschreibungskriterien konnte die Grundlage der sozialen Defizite autistischer Kinder in der mangelnden Fähigkeit, soziale Beziehungen zu bilden und aufrechtzuerhalten, gefunden werden. Diese besteht darin, daß Emotionen in der sozialen Interaktion nicht angemessen eingeschätzt werden können. So reagieren autistische Kinder kaum auf die Gefühle anderer und sie modulieren ihr eigenes Verhalten nicht in Abhängigkeit von Veränderungen des situativen Kontextes. Dazu kommt ein mangelhafter Gebrauch sozialer Signale sowie eine fehlende Integration der sozialen, emotionalen und kommunikativen Verhaltensweisen. Dieses Verhalten kann als "mangelnde sozial-emotionale Reziprozität" bezeichnet werden.

Kriterien "mangelnder sozial-emotionaler Reziprozität":

1. *Augenkontakt, Gesichtsausdruck, Körperhaltung und Gestik werden kaum zur Regulation der sozialen Interaktion eingesetzt.*
2. *Andere Personen werden selten aufgesucht, um Zuneigung oder Trost zu erhalten.*
3. *Interaktives Spielen mit anderen wird selten vom Kind initiiert.*
4. *Trost wird selten gegeben oder auf Freude oder Trauer anderer Menschen reagiert.*
5. *Andere Personen werden selten gegrüßt.*
6. *Keine Freundschaften mit Gleichaltrigen im Sinne des gemeinsamen Interesses, gemeinsamer Aktivitäten und Emotionen.*

1.2.3.2 Qualitativ veränderte verbale und nonverbale Kommunikation

Nach dem DSM-III-R sind sowohl die verbale als auch die nonverbale Kommunikation betroffen. Die Sprachfähigkeit kann völlig fehlen (Mutismus). Entwickelt das Kind Sprachfähigkeiten, so sind diese häufig wie folgt charakterisiert: unterentwickelte, jedoch im wesentlichen normale grammatikalische Struktur; sofortige oder verzögerte Echolalie, Umkehr von Pronomen, wie z.B. der Gebrauch von "Du", wenn "Ich" gemeint ist; Unfähigkeit, Objekte zu benennen oder abstrakte Begriffe zu verwenden; idiosynkratische Äußerungen, deren Bedeutung nur den Personen klar ist, die mit dem Erfahrungsschatz des Kindes vertraut sind; ein abnormer Tonfall, z.B. ein frageartiges Anheben der Stimme. Selbst wenn die sprachlichen Fähigkeiten weitgehend normal sind, ist die Kommunikation häufig durch umständliche und belanglose Äußerungen beeinträchtigt. Die nonverbale Kommunikation, beispielsweise durch Gestik und Mimik, fehlt oder ist nur in sehr geringem Maße vorhanden oder sie tritt in einer sozial unangemessenen Form auf. Eine Störung des Sprachverständnisses kann sich in der Unfähigkeit des Begreifen von Witzen, Wortspielen und sarkastischen Äußerungen ausdrücken.

Rutter und Schopler (1987) meinen, daß sich die veränderte bzw. abweichende Sprachentwicklung autistischer Kinder weniger in der Aussprache und dem Wortverständnis, als in der Kommunikation äußert. Autistische Kinder scheinen die Sprache nicht für Zwecke des zwischenmenschlichen Informationsaustausches zu nutzen und haben daher vor allem pragmatische Defizite (Baron-Cohen, 1988). Diese Unfähigkeit zeigt sich entsprechend den Mängeln in den sozial-emotionalen Beziehungen im mangelnden Einsatz des vorhandenen Wortschatzes für die zwischenmenschliche Kommunikation, in der mangelnden Anpassung der Äußerungen an die angesprochene Person, im mangelnden Bezugnehmen auf Äußerungen anderer, d.h. in der Unfähigkeit, zwischen der Hörer- und Sprecherrolle hin und her zu wechseln, in einem unflexiblen sprachlichen Ausdruck sowie einem relativen Mangel an Kreativität und Phantasie im Denken. Hinzu kommen Störungen in der Intonation, in der sprachlichen Modulation und anderen Lautaspekten wie Stimmlage und Tonhöhe. Diesen Problembereich kann man am ehesten als "mangelnde soziale Kommunikation" bezeichnen.

Kriterien der "mangelnden sozialen Kommunikation":

1. *Verzögertes oder völliges Fehlen der gesprochenen Sprache, die nicht kompensiert wird durch alternative kommunikative Mittel wie Mimik und Gestik (häufig fehlt zunächst das kommunikative Babbeln).*
2. *Fehlende Reaktion auf die Kommunikationsversuche anderer, wie z.B. das bei jungen Kindern häufig beobachtete fehlende Reagieren auf den eigenen Namen.*
3. *Störungen in der Gesprächsführung, wie sie sich im Einleiten und Aufrechterhalten, im "Hin" und "Her" und in der Berücksichtigung der Äußerungen anderer in der zwischenmenschlichen Kommunikation zeigen.*
4. *Stereotyper und sich häufig wiederholender Sprachgebrauch, wie z.B. ständiges eintöniges Fragenstellen.*
5. *Idiosynkratischer Wortgebrauch, d.h. es werden Worte verwendet, die lediglich aus der Lerngeschichte des Kindes heraus verständlich sind und nicht mit der konventionellen Bedeutung der Worte übereinzustimmen brauchen.*
6. *Gebrauch von "Du" wo "Ich" gemeint ist.*
7. *Veränderungen in paralinguistischen Aspekten, wie Tonhöhe, Akzentuierung, Sprachtempo, Sprachrhythmus und Intonation.*

Vorläufer der veränderten sozialen Kommunikation sind vermutlich Mängel im spontanen, vorstellungsmäßigen Spiel. Diese sind sowohl vor der Sprachentwicklung beobachtbar als auch bei sprachfähigen Personen vorhanden.

1.2.3.3 Eingeschränkte, wiederholte und stereotype Verhaltensmuster

Nach dem DSM-III-R treten bei jüngeren Kindern dramatische Reaktionen auf geringfügige Änderungen in ihrem Umfeld auf. Das Kind kann z.B. zu schreien beginnen, wenn ihm beim Essen ein anderer Platz zugewiesen wird. Häufig besteht eine abnorme Bindung an ein Objekt, beispielsweise eine Schnur oder ein Gummiband. Es treten stereotype Bewegungen wie Händeklatschen, seltsame Handbewegungen sowie Schwanken mit dem ganzen Körper auf. Ältere Kinder können auf der genauen Einhaltung von gewohnten Abläufen bestehen. Die Kinder können von Bewegungen fasziniert sein, können z.B. passiv einen elektrischen Ventilator oder sich rasch drehende Objekte anstarren. Das Kind kann sich selbst als sehr geschickt erweisen, wenn es Objekte in Rotation versetzen möchte, um sie zu betrachten oder sich selber mitzudrehen. Das Kind kann ausschließlich an Knöpfen, Körperteilen oder am Spielen mit Wasser interessiert sein. Verbale Stereotypien wie bedeutungslose Wort- oder Satzwiederholungen können auftreten. Ältere Kinder können ein hervorragendes Langzeitgedächtnis entwickeln, beispielsweise beim Aufsagen des exakten Wortlautes eines vor vielen Jahren gehörten Liedes, von Zugfahrplänen, historischen Daten oder chemischen Formeln. Gewöhnlich wird jedoch das Wissen ständig wiederholt, selbst wenn es nicht in den sozialen Kontext paßt oder unangemessen ist.

Nach Rutter und Schopler (1987) scheinen diese Verhaltensmuster eine generelle Bedeutung für autistische Kinder zu haben, da sie sich nicht nur auf Gewohnheiten und bekannte Spielmuster beziehen, sondern auch auf neue Aktivitäten übertragen werden und ebenso bei schwerst beeinträchtigten als auch bei normal intelligenten autistischen Kindern auftreten. Wing (1981) sieht dieses, sich auf charakteristische Weise wiederholende Verhalten als einen Ersatz für kreative, imaginative und sinnvolle Aktivitäten an. Diesen Problembereich kann man am ehesten als "substitutives stereotypes Verhalten" bezeichnen.

Kriterien des "substitutiven stereotypen Verhaltens":

1. *Völliges Eingenommensein von stereotypen und begrenzten Interessen.*
2. *Verhaftetsein an ungewöhnliche Objekte.*
3. *Zwanghafte Rituale.*
4. *Stereotype und sich wiederholende motorische Manierismen.*
5. *Eingenommensein von Teilen von Objekten oder nicht-funktionalen Elementen von Spielmaterial.*
6. *Verunsicherung bei Änderungen in geringen Aspekten der Umgebung.*

Die "substitutiven, stereotypen Verhaltensmuster" sind abhängig vom Entwicklungsniveau der sensumotorischen Intelligenz sowie des Sprachverständnisses.

1.2.3.4 Vorstellungsmäßiges Spiel und Phantasietätigkeit

Nach dem DSM-III-R kann es den Kindern an symbolischem und phantasievollem Umgang mit Spielzeug fehlen, sie können keine erwachsenentypischen Rollen spielen, oder ihre phantasievollen Aktivitäten sind auf sich ständig wiederholende Handlungsmuster beschränkt. Dies steht in deutlichem Kontrast zum variierenden Inhalt von Rollenspielen normaler Kinder. Beispielsweise kann ein Kind mit dieser Störung darauf bestehen, immer wieder eine exakte Anzahl von Spielzeugen in gleicher Weise aufzureihen oder immer wieder eine Fernsehrolle nachzuahmen.

Rutter und Schopler (1987) sehen Parallelen zwischen dem Mangel an Kreativität und Spontaneität im Gebrauch der sozialen Kommunikation und den Störungen präverbaler Fertigkeiten, zu denen sie im wesentlichen die Störungen im vorstellungsmäßigen Spielen zählen. Ebenso finden sich Zusammenhänge zwischen dem Sprachverständnis, dem spontanen Spiel und der Komplexität stereotypen Verhaltens (Wing, 1981). Der wesentliche Faktor, der das Zusammenwirken dieser Aspekte bestimmt, ist die soziale Komponente, die sich vor allem in dem symbolischen Spielverhalten zeigt (Sigman et al., 1987). Das symbolisch- imaginative Spiel ist zwar nicht wesentlich für die Diagnose einer tiefgreifenden Entwicklungsstörung, jedoch hat die Untersuchung des "symbolischen Spiels" zwei Vorteile: Zum einen kann man anhand des Spielniveaus das generelle Entwicklungsniveau angemessen bestimmen, und andererseits erfordert die Festlegung des Spielniveaus vom Diagnostiker eine gesonderte Beachtung der Verhaltenskompetenzen autistischer Kinder.

Sigman et al. (1987) geben beispielhaft Kriterien an, denen vier Niveaus des Spielverhaltens zugeordnet werden:

1. *Stereotypes Spiel:* *Belecken, Schütteln, Beschlagen oder Befingern von Objek-*

ten.

2. Relationales Spiel: *Einbezug mehrerer Objekte in das Spielverhalten entsprechend ihrer physikalischen Eigenschaften.*

3. Funktionales Spiel: *Gebrauch von realistischem Spielzeug in einer funktionalen oder konventionellen Weise, z.B. Gebrauch einer Gabel, um eine Puppe zu füttern, Betätigen der Telefonscheibe, Rollen eines Balles.*

4. Symbolisches Spiel: *Drei verschiedene Spielaktivitäten gehören in diese Kategorie.*
   - *Gebrauch eines Gegenstandes, der einen anderen repräsentiert.*
   - *Handlungen, die implizieren, daß z.B. eine Puppe eine Handlung initiiert.*
   - *Fiktives Verhalten; Handlungen, die die Existenz imaginativer Objekte implizieren.*

1.2.3.5 Alter bei Krankheitsbeginn

Dem DSM-III-R zufolge berichten die Eltern autistischer Kinder in den meisten Fällen, daß die Störung vor Ende des 3. Lebensjahres begonnen hat. Nur in sehr wenigen Fällen wird über einen Beginn nach dem 5. oder 6. Lebensjahr berichtet (Watkins et al., 1988). Die nachträgliche Festlegung des Erkrankungsalters kann jedoch sehr schwierig sein; es sei denn, die Personen, die das Kind in den ersten Lebensjahren betreuten, können genaue Informationen über die Sprachentwicklung, den Umgang mit anderen, die Geselligkeit und das Spielverhalten geben. Anzeichen im Kleinkindalter sind subtiler und schwerer zu definieren als Anzeichen, die nach dem 2. oder 3. Lebensjahr auftreten. Eltern von Einzelkindern nehmen möglicherweise die Probleme so lange nicht wahr, bis sie das Kind zusammen mit anderen Kindern beobachten (z.B. bei der Einschulung). Sie neigen dann dazu, den Beginn der Störung in dieses Alter zu legen, obwohl eine gründliche Anamnese oft zeigt, daß die Auffälligkeiten bereits früher bestanden. Die Eltern können den Beginn der Störung auch an ein bestimmtes Ereignis knüpfen, beispielsweise an die Geburt eines zweiten Kindes oder an den Zeitpunkt, an dem das Kind ernsthaft krank war, einen Unfall hatte oder ein emotionales Trauma erlitt. In solchen Fällen kann man nur schwer feststellen, ob die subtilen Anzeichen der Störung nicht schon vor diesen Veränderungen bestanden.
In sehr seltenen Fällen folgt auf eine Periode scheinbar normaler Entwicklung ein rascher Zerfall der sozialen Anpassung und der kognitiven Fähigkeiten, wobei sich die charakteristischen Merkmale der tiefgreifenden Entwicklungsstörung einstellen.

Rutter und Schopler (1987) spezifizieren das diagnostische Kriterium "Alter bei Krankheitsbeginn" genauer, indem sie fragen, ob es lediglich Anzeichen von unspezifischen Entwicklungsbeeinträchtigungen vor dem 30. Lebensmonat geben soll, oder ob die spezifischen autistischen Kennzeichen schon vor dem 30. Lebensmonat nachweisbar sein sollten. Wegen der großen Variabilität der Symptomatik autistischen Verhaltens legen die Autoren Wert auf das Vorhandensein der eher *autismusunspezifischen* Entwicklungsbeeinträchtigungen vor dem 30. bzw. 36. Lebensmonat. Short und Schopler (1988) fanden, daß 76% der autistischen Kinder von ihren Eltern vor dem 24. Lebensmonat und 94% vor dem 36. Lebensmonat identifiziert werden, die meisten davon um den 18. bis 24. Lebensmonat. Der wesentliche Unterschied zwischen autistischen Kindern, die vor dem 18. und denjenigen, die nach dem 24. Lebensmonat identifiziert werden, ist der hohe Intelligenzquotient der später identifizierten Kinder, die auch eine mildere autistische Symptomatik aufweisen. Die Störung der Kinder mit größeren kognitiven Behinderungen und ausgeprägter Symptomatik werden von den Eltern früher erkannt, unabhängig von dem tatsächlichen Krankheitsbeginn. Die von Rutter und Schopler (1987) geforderten Anzeichen einer Entwicklungsbeeinträchtigung zur Identifikation autistischer Kinder beziehen sich nach Angaben von Short und Schopler (1988) stärker auf die kognitiven Behinderungen und weniger auf deren autismusspezifische Behinderung. Da aber die zumeist kognitiven Entwicklungsbehinderungen allein nicht genügen, um autistische Kinder möglichst frühzeitig erkennen und von anderen Störungen unterscheiden zu können, müssen Kriterien einer frühen *autismusspezifischen* Entwicklungsbehinderung und einer frühen für autistische Kinder spezifischen Symptomatik angegeben werden (Cordes, 1985; Wetherby et al., 1989, vgl. auch Abschnitt 1.2.2).

Kriterien der "autismusspezifischen Früherkennung" (bis zum 24. Lebensmonat):

1. Die "autistische soziale Dysfunktion", wie z.B. ein Fehlen des reziproken Blickkontaktes, des sozialen Lächelns, verstärktes Interesse an Objekten statt an Personen und ein gestörtes affektives und Anhänglichkeitsverhalten.

2. Summationsdiagnosekriterien nach Cordes (1985)

- *Bis zum 7. Lebensmonat: Im Wahrnehmungs- und Sozialverhalten finden sich folgende Auffälligkeiten: Das Kind schreit länger ohne erkennbaren Grund oder es ist extrem ruhig; es lächelt nicht und erscheint als "ernstes Kind", reagiert nicht auf die Mutter, streckt ihr nicht die Arme entgegen und scheint mit sich selbst zufrieden zu sein; es hat kein Kontaktbedürfnis. In der Motorik findet man, daß sich das Kind oft wegdreht und sich steif macht, wenn man es hochheben will oder es liegt schaff auf dem Arm. In der Sprache findet man kein Lallen und keine Silbenbildung. Ungewöhnliche Eß- und Trinkgewohnheiten können vorliegen.*

- *10. bis 21. Lebensmonat: Das Kind kratzt oder schabt auf Oberflächen, beleckt Gegenstände und reagiert nicht auf (laute) Geräusche, ebenso scheint es sich nicht im Raum zu orientieren. Im Sozialverhalten findet man langes Schreien oder Weinen; das Kind kann nicht beruhigt werden; es spielt nicht oder bewegt Spielzeug nur stereotyp, es imitiert nicht und schaut Personen nicht an. In der Motorik findet man Schaukelbewegungen oder ein Hin- und Herwiegen sowie ein verspätetes Sitzen oder Krabbeln. Sprachverhalten wird nicht beobachtet oder es zeigt sich monotones Plappern und scheinbar sinnloses Wiederholen von Worten oder Wortresten oder auch stereotype Lautäußerungen.*

- *21. bis 24. Lebensmonat:* *Das Kind schaut lange auf bestimmte Muster, es kratzt, schabt oder leckt an Oberflächen und manipuliert sehr wenige spezielle Dinge auf stereotype Weise, es bewegt sie zum Beispiel vor dem Gesichtsfeld hin und her. Das Kind lauscht auf spezielle Geräusche, überhört jedoch andere und erscheint manchmal gar "taub". In seinem Sozialverhalten scheint das Kind sich nicht im Raum zu orientieren, es steht herum oder konzentriert sich auf ein spezifisches Teilelement im Raum, sieht an Personen vorbei oder scheint durch sie hindurchzusehen, spielt nicht mit Gleichaltrigen, Geschwistern oder Eltern und wehrt Sozialkontakte ab; es lächelt und lacht wenig beim Sozialkontakt und scheint mit sich selbst zufrieden zu sein. Im motorischen Verhalten bewegt das Kind stereotyp bestimmte Körperteile und Gegenstände manchmal sehr graziös und geschickt; es hat einen auffälligen Gang oder läuft verspätet; es verdreht Augen, Finger, Hände und Hals auffällig und wedelt mit Armen, Händen, Tüchern usw. Die Sprache ist immer noch nicht entwickelt oder sie verschwindet nach einer anfänglichen normalen Sprachentwicklung, oder es kommt zu stereotypen Produktionen immer derselben Laute und Töne. Weitere Auffälligkeiten finden sich im Essen, Trinken und Schlafen.*

3. *Ein spezifisches Entwicklungsprofil der sensumotorischen Intelligenz mit Entwicklungsdefiziten in der gestischen und lautlichen Imitation sowie dem symbolischen Spiel und relativ besseren Leistungen in der Objektpermanenz, dem Erkennen von räumlichen Beziehungen und kausalen Zusammenhängen.*

4. *Ein spezifisches sozial-kommunikatives Entwicklungsprofil mit Entwicklungsdefiziten im gemeinsamen Aufmerksamkeitsverhalten und relativ besseren Leistungen in Bereichen der Verhaltensregulation und sozialen Interaktion.*

Die zu untersuchenden Leistungen in den einzelnen Entwicklungsbereichen werden von normalen 8 bis 24 Monate alten Kindern gezeigt. Geistig behinderte Kinder unterscheiden sich von autistischen Kindern hinsichtlich deren genereller, d.h. über alle Bereiche gleichmäßig verzögerter Entwicklung. Autistische Kinder können in einem Bereich altersentsprechende Leistungen zeigen (z.B. Objektpermanenz), aber gleichzeitig in anderen Bereichen Leistungen, die weit unterhalb ihres Lebens- oder Entwicklungsalters liegen (Imitation).

1.2.4 Eine an der Entwicklung orientierte Definition der tiefgreifenden Entwicklungsstörungen

Mit der Definition wesentlicher diagnostischer Kriterien des "Infantilen Autismus" von Rutter (1978) wurde dem Entwicklungsaspekt in der Entstehung des Autismus Rechnung getragen und die Störung umbenannt (vgl. De Myer et al., 1981). Dieser Perspektivenwechsel führte zur Erforschung der Einflüsse verschiedener Entwicklungsfaktoren und zu differenzierten Ansätzen für eine Definition: Danach beruht der Autismus auf einer angeborenen oder erworbenen Fehlfunktion des Zentralnervensystems (Cohen et al., 1987) mit verschiedenen prä-, peri- und postnatalen Ursachen. Des weiteren werden beim Autismus spezifische Beeinträchtigungen der kommunikativen, sozialen, affektiven und kognitiven Entwicklung bzw. den wechselseitigen Einflüssen dieser Bereiche aufeinander vermutet (Rutter, 1983; Nurcombe, 1985; Fein et al., 1986; Denckla, 1986). Da eine in der frühesten Kindheit auftretende Beeinträchtigung in einem dieser Bereiche zu tiefgreifenden und langanhaltenden Einflüssen auf alle anderen Bereiche führen kann, ist eine genaue Festlegung auf einen spezifischen, psychologischen Faktor nicht oder noch nicht möglich (Prizant & Wetherby, 1987; Shah & Wing, 1986). Die verfügbaren psychologischen Theorien zum Autismus sehen diesen auf dem Hintergrund einer spezifischen Störung bestimmter Entwicklungsaspekte (Rutter, 1983; Baron-Cohen, 1988), oder sie postulieren eine generelle, allen Funktionen zugrunde liegende Unfähigkeit (Shah & Wing, 1986; Hermelin & O'Connor, 1985; Hobson, 1988) oder einen gestörten sozialen (Fein et al., 1986) bzw. Lernprozeß (Sternberg, 1987). Eine endgültige Definition des Autismus wird letztlich nur möglich sein, wenn die Übergänge und Zusammenhänge der neuronalen und psychischen Entwicklung geklärt werden (Sigman et al., 1987; Gillberg, 1988).

Der Autismus ist eine lebenslang andauernde Störung und nicht auf die Kindheit oder das Jugendalter begrenzt. Obwohl es eine begrenzte Anzahl an Personen gibt, die im Erwachsenenalter nicht alle wesentlichen Merkmale des Autismus zeigen, findet man bei der Mehrzahl der Betroffenen die autistischen sozialen Beeinträchtigungen ein Leben lang (De Myer et al., 1981).

2 Epidemiologie

Unter dem Begriff Epidemiologie versteht man die Untersuchung der Verteilung einer Krankheit in Zeit und Raum sowie die Faktoren, die diese Verteilung beeinflussen (Cooper & Morgan, 1977). Das Ziel epidemiologischer Studien wird von Morris (1957) dargestellt:

1. Identifikation von Faktoren, die die Entstehung, den Verlauf und den mögliche Behandlungserfolg von Störungen mitbestimmen.
2. Identifikation neuer Syndrome, die besser als bisher Indikations- und Prognosekriterien darstellen können.
3. Bestimmung des Behandlungsbedarfs.
4. Förderung bestimmter sozialer und anderer Präventionsmaßnahmen für Risikopopulationen.
5. Bestimmung und Verbesserung bio-psycho-sozialer Behandlungsangebote.
6. Ableitung von Grundlagen für Interventionen, die auf eine allgemeine Kontrolle und Prävention bestimmter Erkrankungen abzielen.

Die methodischen Probleme epidemiologischer Studien sind vielfältig, sollen jedoch hier nicht dargestellt werden (vgl. Dohrenwend & Dohrenwend, 1974). Bis zu Beginn der achtziger Jahre wurden nur wenige und zudem methodisch uneinheitliche Studien zum Autismus durchgeführt (vgl. Zahner & Pauls, 1987). Seit der ersten großen epidemiologischen Studie von Wing und Gould (1979), welche sich erstmals nicht nur mit der Untersuchung des "reinen" Syndroms Autismus befaßte, sondern ebenso die Übergänge zu anderen Störungsgruppen berücksichtigte, werden neue Anforderungen an die Durchführung von epidemiologischen Studien zum Autismus angelegt (Wing, 1981, 1982; Bryson et al., 1988). Diese Anforderungen sollen im folgenden kurz skizziert werden:

Sie enthalten erstens die Berücksichtigung folgender diagnostischer Kriterien:

- soziale Beeinträchtigungen,
- verzögerte und veränderte Sprachentwicklung
- sowie wiederholtes, stereotypes und rituelles Verhalten.

Diese neuen essentiellen Kriterien der autistischen Störungen bilden die sogenannte Verhaltenstriade des Autismusspektrums (Wing & Attwood, 1987; auch: Denkla, 1986; DSM-III-R, 1989).

Zweitens erfordern sie die Berücksichtigung des Spektrums autistischer Störungen und konfundierter Entwicklungsstörungen, d.h. Variationen in der Symptomatologie und Variationen konfundierter Entwicklungsstörungen (insbesondere der geistigen Behinderung). Diese Differenzierung wurde aufgrund epidemiologischer (Wing & Gould, 1979) und ätiologischer Studien (Fein et al., 1985; Siegel et al., 1986) notwendig.

Drittens verlangen die neueren Anforderungen eine einheitliche Methodologie epidemiologischer Studien. Die Methodologie der meisten neueren epidemiologischen Studien orientiert sich weitgehend an den Kriterien von Lotter (1966).

2.1 Angaben zur Prävalenz

Epidemiologische Untersuchungen unterscheiden zwei Häufigkeitsmaße für Krankheiten. Die Inzidenz bezeichnet die Anzahl der in einer bestimmten Zeitperiode neu aufgetretenen Krankheitsfälle. Die Prävalenz bezeichnet den Bestand der Krankheitsfälle, wobei die Zeitpunktprävalenz den Bestand zu einem bestimmten Stichtag, die Periodenprävalenz den Bestand in einem längeren Zeitabschnitt betrifft.
Zum Autismus wurden seit Einführung der neuen diagnostischen Kriterien (Wing & Gould, 1979; Denckla, 1986) und deren Berücksichtigung im Klassifikationssystem DSM-III-R (APA, 1987) nur wenige epidemiologische Studien durchgeführt, welche sich auf die "Verhaltenstriade autistischer Störungen" stützen. Wing und Gould (1979) fanden in ihrer wegweisenden epidemiologischen Studie eine Prävalenzrate von 21.1 pro 10.000 Kinder im Alter bis 14 Jahren, bei denen eine spezifische soziale Beeinträchtigung zu beobachten war. Diese sozialen Störungen sind typisch für autistische Kinder, wenn man Aspekte wie Alter bei Krankheitsbeginn und Intelligenzminderung außer Acht läßt und sich vornehmlich auf die Verhaltenstriade aus sozialen Störungen, Sprachstörungen und den stereotypen, rituellen und sich wiederholenden Verhaltensmuster stützt (Wing, 1981; Wing & Attwood, 1987). Eine Differenzierung innerhalb der Gruppe dieser sozialen Störungen in Kinder, die sozial zurückgezogen sind, Kinder, die lediglich passiv Kontakt zulassen und solche, die sozial aktiv, jedoch dabei sonderbar sind, zeigt folgende Prävalenzraten.

Tabelle 2: Prävalenzrate und Geschlechtsverteilung (Wing & Gould, 1979).

	Prävalenzrate	Geschlechtsverteilung männlich		weiblich
Sozial zurückgezogene Kinder	10.6 pro 10.000	7	zu	3
Sozial passive Kinder	5.7 pro 10.000	8	zu	2
Sozial aktive, aber sonderbare Kinder	4.9 pro 10.000	7	zu	3

Innerhalb der Gruppen der sozial gestörten (autistischen) Kinder zeigten vor allem die sozial zurückgezogenen Kinder Prävalenzraten, welche auch von verschiedenen anderen Studien beobachtet wurden, die bei der Identifikation sämtlicher autistischer Kinder vor allem den Aspekt der sozialen Störung, d.h. die autistische soziale Zurückgezogenheit berücksichtigen (Burd et al., 1987, 11 pro 10.000; Bohman et al., 1983, 12.6 pro 10.000). Mit der Ausweitung der diagnostischen Kriterien bzgl. der sozialen Störung gelangt man jedoch auch bei den üblichen epidemiologischen Studien zu höheren Prävalenzraten (Wing et al., 1976, 15 pro 10.000; Steffenburg & Gillberg, 1986, 17.9 pro 10.000).

Innerhalb der Gruppe der sozial gestörten Kinder fanden Wing und Gould (1979) für die Gruppe aller Kinder mit einem typischen Verlauf des Autismus eine Prävalenzrate von 4.9 pro 10.000. Es ist auffällig, daß diese Prävalenzrate fast allen Prävalenzraten anderer epidemiologischer Studien entspricht, die bei der Definition autistischer Störungen lediglich das Alter bei Krankheitsbeginn aus den diagnostischen Kriterien des Kernautismus außer Acht ließen (Gillberg, 1984, 4.0 pro 10.000; Hoshino et al., 1982, 4.96 pro 10.000; Wing et al., 1976, 4.8 pro 10.000). Liegen jedoch präzise operationale Kriterien zur Bestimmung autistischer Störungen vor, die DSM-III-Kriterien (APA, 1980), so erzielt man geringere Prävalenzraten (Burd et al., 1987, 3.26 pro 10.000).
Unter Berücksichtigung des Alters bei Krankheitsbeginn fanden Wing und Gould (1979) in der Gruppe der sozial zurückgezogenen Kinder eine Prävalenzrate von 2.0 pro 10.000. Dies entspricht anderen Studien, die sich auf enge diagnostische Kriterien zur Bestimmung des Kern- oder Kanner-Autismus beziehen (Hoshino et al., 1982, 2.33 pro 10.000; Wing et al., 1976, 2.0 pro 10.000; Gillberg, 1984, 2.0 pro 10.000; Steinhausen et al., 1983, 1.9 pro 10.000). Auch hierbei finden sich jedoch niedrigere Prävalenzraten, wenn man operationale Kriterien nach dem DSM-III zugrundelegt (Burd et al., 1987, 1.16 pro 10.000).
Die von Wing und Gould (1979) durchgeführte Studie belegt, daß die Auswahl der Risikopopulation aufgrund der Variablen der Verhaltenstriade zu genau denselben Prävalenzwerten des Kernautismus führt, wie sie von Studien vorgelegt werden, die sich auf enge diagnostische Kriterien des Autismus beziehen. Die so begründete Ausweitung der diagnostischen Kriterien des Autismus spiegelt sich im DSM-III-R (1989) wider. Allein die Anhebung des engen diagnostischen Alterskriteriums von 30 auf 36 Lebensmonate hebt die Prävalenzraten von ca. 2 auf 4 bis 5 pro 10.000 an. Darüber hinaus steigen die Prävalenzraten von 5 auf ca. 10 pro 10.000, wenn die Kriterien der Verhaltenstriade unter besonderer Berücksichtigung der sozialen Zurückgezogenheit zugrunde gelegt werden. Eine Subgruppierung auf Grundlage der Art der sozialen Beeinträchtigung liegt daher nahe (Wing, 1988; Wing & Attwood, 1987; Lord, 1984). Diese Art der Subgruppierung führt nochmals zu einem Anstieg der Prävalenzrate von 10 auf 21.2 pro 10.000.

Beim Vergleich traditioneller epidemiologischer Studien (Hoshino et al., 1982; Gillberg, 1984; u.a.) mit solchen Studien, die sich auf operationalisierte diagnostische Kriterien entsprechend dem DSM-III stützen (Burd et al., 1987), findet man, daß die Studie von Burd et al. niedrigere Prävalenzraten referiert. Dies ist zum einen auf die verbesserten diagnostischen Kriterien des DSM-III zurückzuführen; zum anderen jedoch auch darauf, daß die traditionellen Studien häufig falsch-positive Fälle und die DSM-III-Studie häufig falsch-negative Fälle diagnostizieren. Es ist jedoch begründet, anzunehmen, daß die "wahren" Prävalenzraten des Kanner Autismus niedriger einzuschätzen sind, als dies traditionelle Studien zeigen (Wing, 1976; Wing et al., 1976). Ebenso aber ist die Annahme begründet, daß die "wahren" Prävalenzraten der gesamten Gruppe autistischer Störungen höher anzusetzen sind als dies bisher vorgenommen wurde (Wing & Gould, 1979). Dies gilt insbesondere für Studien, die genau zwischen sozial kompetenten, jedoch geistig behinderten und sozial gestörten (autistischen), geistig behinderten Kindern differenzieren (Wing, 1981, 1982).

Die erste epidemiologische Studie, die seit Einführung des DSM-III-R (APA, 1987) zu den "autistischen Störungen" durchgeführt wurde, stammt von Bryson et al. (1988). Diese Studie verwendete auch die diagnostischen Kriterien der Verhaltenstriade autistischer Störungen von Wing und Gould (Wing, 1981, 1982), jedoch in deren überarbeiteter Form (Denckla, 1986; APA, 1987). Im Gegensatz zur Studie von Wing und Gould (1979), die vor allem auf einem von den Autoren entwickelten Interviewleitfaden beruhte (Wing & Gould, 1978), basiert die Studie von Bryson et al. (1988) als erste auf einer stark entwicklungspsychologisch orientierten Untersuchung der Risikopopulation mit standardisierten Verfahren. Die Untersuchung erfolgte in drei Schritten: einer Befragung, einer Entwicklungs- und einer Verhaltensdiagnostik. Es soll hier nochmals betont werden, daß ein derart konsequentes Vorgehen bisher noch von keiner epidemiologischen Studie in diesem Bereich unternommen wurde.

Bryson et al. (1988) berichten von einer Prävalenzrate von 10 pro 10.000 Kinder und einer Geschlechtsverteilung von 2.5 Jungen zu 1 Mädchen. Während die Geschlechtsverteilungen der Studien von Wing und Gould (2.7 zu 1) und Bryson et al. sich entsprechen, zeigen sich wesentliche Unterschiede in den Prävalenzraten. Da Bryson et al. (1988) ebenso wie Wing und Gould nach sozialen Beeinträchtigungen (zurückgezogen, passiv, aktiv aber sonderbar) differenzierten und somit nicht nur die in früheren Studien berücksichtigten sozial zurückgezogenen Autisten erfassen, muß der Unterschied der Prävalenzraten auf andere Aspekte zurückgeführt werden. Zu diesen gehören:

- die Region, aus der die Risikopopulation entnommen wurde,
- der Einsatz operationaler diagnostischer Kriterien und der Entwicklungs- und Verhaltensdiagnostik, die sich von derjenigen von Wing et al. (1976) in wichtigen Punkten unterscheidet und
- die Altersbreite der Risikopopulation, die bei Wing und Gould 2.2 bis 18 Jahre (zum Zeitpunkt des Interviews) betrug und bei Bryson et al. 6 bis 14 Jahre.

Es ist zu berücksichtigen, daß nach Burd et al. (1987) ca. 62% aller Kernautisten und ca. 37% alle anderen typischen Entwicklungsgestörten unter 6 Jahren alt sind und ca. 10% aller Autisten bis zum Alter von 10 Jahren sterben. Die zu 50% verringerte Prävalenzrate der Studie von Bryson et al. (1988) mag daher vor allem auf den letztgenannten Aspekt zurückzuführen sein.

Wir gehen davon aus, daß das gesamte Spektrum autistischer Störungen wesentlich häufiger in der Bevölkerung anzutreffen ist, als bisher angenommen. Die Prävalenzrate von 21.2 pro 10.000 von Wing und Gould (1979) erscheint uns jedoch zu hoch gegriffen, da die entwicklungs- und verhaltensdiagnostischen Untersuchungsverfahren, die Wing et al. (1976; Wing, 1976) verwendeten, überarbeitungsbedürftig sind. Die von Bryson et al. (1988) eingesetzten Verfahren entsprechen zwar den gesteigerten Anforderungen an die Diagnostik autistischer Kinder, jedoch erscheint der Altersbereich der gewählten Risikopopulation (6 bis 14 Jahre) zu hoch und zu eng angesetzt, so daß ein Großteil autistischer Kinder erst gar nicht in die Studie aufgenommen wurde.

Folgende Aussagen zur Prävalenz autistischer Störungen lassen sich aus den seit 1980 durchgeführten epidemiologischen Studien auf bundesdeutsche Verhältnisse übertragen. In der Bundesrepublik gab es im Jahre 1985 ca. 9.126.000 Kinder unter 15 Jahren bei einer Gesamtbevölkerung von ca. 61 Millionen Menschen (Statistisches Bundesamt, 1987). Geht man davon aus, daß derzeit ca. ein Drittel der Kinder bis 15 Jahre unter 6 Jahren alt sind und zwei Drittel älter, so ergeben sich für die einzelnen Altersbereiche folgende Häufigkeiten.

Tabelle 3: Prävalenzwerte bezogen auf Kinder in der Bundesrepublik.

Definition	Altersbereich	Prävalenz	Häufigkeit
Kanner	0 bis 18	2.0 pro 10.000	ca. 2.200
Autismus oder	0 bis 6	2.0 pro 10.000	ca. 600
Infantiler Autismus	6 bis 15		ca. 1.200
DSM-III-R	0 bis 18	10.0 pro 10.000	ca.11.000
"Autistische	0 bis 6		ca. 3.000
Störungen"	6 bis 15		ca. 6.000
Wing und Gould	0 bis 18	21.1 pro 10.000	ca. 23.200
Sozial gestörte	0 bis 6		ca. 6.300
Kinder	6 bis 15		ca. 13.000

Unter Berücksichtigung enger diagnostischer Kriterien des Infantilen Autismus (DSM-III 1984) findet man in der Bundesrepublik Deutschland weniger als 2.200 Betroffene unter 18 Jahren. Die Häufigkeiten steigen jedoch sprunghaft an, wenn die neueren diagnostischen Kriterien der autistischen Störungen entsprechend dem DSM-III-R (1989) berücksichtigt werden, und sie liegen bei über 20.000 Betroffenen, wenn man die gesamte Gruppe der schwerst sozial gestörten Personen berücksichtigt.

2.2 Angaben zur Inzidenz

Nach Gillberg (1984) erkranken jedes Jahr ca. 100 bis 150 Kinder an einer autistischen Störung (3-5 pro 10.000).

2.3 Angaben zur Intelligenzverteilung

Die Befunde aus Tabelle 4 stimmen auffallend mit früheren Befunden epidemiologischer Studien überein (Lotter, 1966; Wing & Gould, 1979). Auch andere epidemiologische Studien zeigen, daß autistische Kinder vornehmlich im Bereich der geistigen Retardierung rangieren, wenn man eine weiter gefaßte Autismusdefinition zugrundelegt (Gillberg, 1984; Steinhausen et al., 1983). Bei einer engeren Definition des Autismus (Kernautismus oder Infantiler

Autismus) findet man häufiger Intelligenzwerte über einem IQ von 50 (Gillberg, 1984; Steinhausen et al., 1983; Steffenburg & Gillberg, 1986).

Tabelle 4: Verteilung autistischer Störungen (DSM-III-R, 1987) in Abhängigkeit von der nonverbalen Intelligenz (nach: Bryson et al., 1988).

Nonverbaler IQ	Autistische Störung insgesamt	Jungen (n=15)	Mädchen (n=6)
<20	9.5%	6.7%	16.7%
20 bis 34	9.5%	0.0%	33.3%
35 bis 49	23.8%	26.7%	16.7%
50 bis 69	33.3%	33.3%	33.3%
≥ 70	23.8%	33.3%	0.0%

3 Differentialätiologische Betrachtung

3.1 Einleitung

Eine der wichtigsten Fragen, welche die Autismusforschung zu beantworten versucht, ist die nach den biologischen, psychologischen und sozialen Faktoren, die an der Entstehung, an dem Ausbruch und an der Aufrechterhaltung autistischer Störungen beteiligt sind. Mit diesen Fragestellungen befaßt sich die Differentialätiologie, wenn sie die prädisponierenden, auslösenden und aufrechterhaltenden Bedingungen von Störungen sucht.
Prädisponierende Bedingungen wirken in der Frühphase der Pathogenese. Sie werden im allgemeinen als Ursache einer Störung betrachtet, obwohl diese ätiologischen Faktoren häufig nur die Anpassungsfunktionen des Organismus beeinträchtigen, sich jedoch nicht notwendigerweise auf die Symptomatik auswirken. Die auslösenden Bedingungen gehen häufig mit dem ersten Auftreten von Störungssymptomen einher. Sie führen dazu, daß die Belastungsgrenzen des Organismus überschritten werden, so z.B. wenn Reifungsprozesse, Entwicklungsschritte oder die soziale Umwelt bestimmte Anforderungen an den Organismus stellen. Im wesentlichen hängt es aber von den prädisponierenden Faktoren ab, wie schwerwiegend die auslösenden Bedingungen sein dürfen, damit es zu einer akuten oder chronischen Störung kommt. Neben den prädisponierenden und auslösenden Faktoren bestimmen insbesondere die aufrechterhaltenden Bedingungen den Verlauf einer Störung. Auch die aufrechterhaltenden Bedingungen können aus biologischen, psychologischen und sozialen Faktoren bestehen.

Tabelle 5: Differentialätiologische Bedingungen in der Entwicklung des Autismus.

1.	Prädisponierende Faktoren	Wirken insbesondere auf die strukturelle und funktionale Entwicklung des Zentralnervensystems.
2.	Auslösende Faktoren	Wirken insbesondere auf die physiologische, neuropsychologische und psychische Entwicklung in den ersten beiden Lebensjahren.
3.	Aufrechterhaltende Faktoren	Wirken insbesondere auf die Entwicklung der sozialen, kommunikativen und kognitiven Bereiche sowie die soziale Interaktion und Kommunikation.

3.2 Prädisponierende Bedingungen

Bisher ist noch nicht bekannt, was genau den Autismus verursacht (Golden, 1987; Rutter & Schopler, 1987). Die Heterogenität der neurologischen Faktoren, die bisher mit dem Autismus in Verbindung gebracht werden können, legt es nahe, daß multiple prädisponierende Faktoren vorliegen (Gillberg, 1988; Ornitz, 1987). Die in Mitleidenschaft gezogenen Hirnbereiche und Hirnfunktionen sind wahrscheinlich für die Entwicklung der sozialen Interaktion und der symbolischen Vorstellungskraft verantwortlich, lassen jedoch andere kognitive Funktionen und bestimmte Sprachfunktionen unbeeinträchtigt (Wing & Gould, 1979; Maurer & Damasio, 1982; Rutter, 1979). Die aufgeführten Aspekte führen zu Annahmen darüber, daß es ein spezifischer Prozeß ist, der die zentralnervöse Entwicklung zu bestimmten Zeitpunkten beeinträchtigt (Wing, 1981; Ciaranello et al., 1982). Dieser Prozeß führt zu strukturellen und funktionalen Beeinträchtigungen (Coleman & Gillberg, 1987), die letztlich in umschriebenen neuropathologischen Mechanismen resultieren, denen bestimmte Verhaltens- und Entwicklungsstörungen zugeordnet werden können (Maurer & Damasio, 1982; Ornitz, 1983, 1985; Gillberg, 1988).

Folgende Fragen müssen beantwortet werden, will man ein theoretisches Modell für die neurobiologische Basis des Autismus erstellen.

Erstens: Sind neurologische Störungen identifizierbar, die zu einem spezifischen Zeitpunkt die zentralnervöse Entwicklung beeinträchtigen? *Wann* wirken die prädisponierenden Faktoren?

Zweitens: Sind neuroanatomische Bereiche identifizierbar, die einerseits mit den autismusspezifischen Symptomen zusammenhängen und andererseits von den prädisponierenden Faktoren beeinträchtigt werden können? *Wo* ist die neurologische Störung lokalisiert?

Drittens: Sind diese neuroanatomischen Bereiche in funktionaler und/oder struktureller Hinsicht beeinträchtigt, d.h. findet man gestörte biochemische Prozesse bzw. Neurotransmitterveränderungen und/oder Substanzminderungen bzw. gestörte neuronale Verbindungsstrukturen vor? *Wie* ist der neurologische Prozeß gestört?

3.2.1 Wann kommt es zur neurologischen Störung?

Die meisten autistischen Personen zeigen keinerlei grobstrukturelle Veränderungen im Zentralnervensystem und die bisher identifizierten organischen Störungen gelten jeweils nur für eine geringe Anzahl von Betroffenen. Außer bei zusätzlich vorhandener ausgeprägter geistiger Behinderung oder zerebraler Schädigung findet man beim Autismus gewöhnlich keine groben anatomischen Veränderungen in der Hirnanatomie und der Histologie. Die meisten autistischen Kinder sind physisch normal; dies gilt auch bei zusätzlicher geistiger Behinderung (Rutter & Schopler, 1987).

Um die Frage, wann es beim Autismus zu einer neurologischen Störung kommt, zu beantworten, ist es wichtig, die zwei Phasen der neuronalen Entwicklung zu unterscheiden. Eine Störung in der ersten Phase führt zu eher leicht identifizierbaren strukturellen Veränderungen, während eine Störung in der zweiten Phase eher schwerer identifizierbare neurologische Störungen verursacht.

Die zwei Phasen der zentralnervösen Entwicklung (Martinius, 1981; Ciaranello et al., 1982):

In der ersten, der grobstrukturellen Entwicklungsphase kommt es zur Ausbildung des Zentralnervensystems selbst (Organogenese) und zur Teilung und Wanderung von Neuronen und Gliazellen (Histogenese und Migration).
In der zweiten, der feinstrukturellen Entwicklungsphase kommt es zur neuronalen Differenzierung, zur Ausbildung von Synapsen und zur Myelinisierung. Das Hirnwachstum zu dieser Zeit wird vorgeburtlich eher durch genetische Faktoren bestimmt und nach der Geburt eher durch die Reizgegebenheiten der Umwelt.

Bei autistischen Kindern wurden bisher grobstrukturelle Veränderungen nur in einer Erweiterung des linken lateralen Ventrikels, insbesondere des Temporallappens gefunden, was für eine Schädigung der medialen linksseitigen temporalen Strukturen (Hypocampus und Amygdala) bei einem Teil der Betroffenen spricht (De Long, 1978; De Long et al., 1981). Campbell et al. (1982) fanden bei 25% autistischer Kinder ebenfalls eine Ventrikelerweiterung. Dagegen fanden Prior et al. (1984) bei einer ausgewählten Gruppe von 9 intelligenten Autisten keine strukturellen Veränderungen, so daß es wahrscheinlich ist, daß nachweisbare grobstrukturelle Veränderungen eher mit der geistigen Behinderung vieler autistischer Kinder zusammenhängen.

Von verschiedenen beim Autismus häufig beobachteten viralen, metabolischen und hereditären prädisponierenden Faktoren ist ein Einfluß auf die feinstrukturelle und auf die neurochemisch-neuroendokrine Entwicklung des Zentralnervensystems bekannt (Ciaranello et al., 1982; Coleman & Gillberg, 1987). Die bisher vorliegenden Befunde machen es wahrscheinlich, daß der Zeitpunkt, zu dem die verschiedenen prädisponierenden Faktoren des Autismus wirksam werden, die späte Phase der zentralnervösen Entwicklung ist. In dieser Phase bilden sich die "Interneurale Kommunikation" (Dendritendifferenzierung) und die neurotransmitter-spezifischen Synapsen aus (Ciaranello et al., 1982; Cohen & Young, 1977).

3.2.2 Wo ist die neurologische Störung zu lokalisieren?

Die drei wichtigsten neurologischen Hypothesen, welche sich mit der Lokalisation der neurologischen Störung autistischer Kinder befassen, sind die Hypothese der

- Dysfunktion der Strukturen des Temporallappens,
- mesolimbisch-striatalen Dysfunktion und der
- gestörten sensorischen Modulation auf Hirnstamm-Ebene.

Alle drei Hypothesen können sich auf eine Anzahl an Studien und Analog-Untersuchungen stützen. Sie erfahren insbesondere Einschränkungen durch ihren Erklärungsbereich der autistischen Symptome.
Die erste Hypothese (De Long, 1978) erklärt am ehesten die stereotypen Verhaltensmuster des "In den Mund nehmen", "Belecken" und des "Beriechen", des gestörten Sprachverhaltens bei gleichzeitig vorhandener Erinnerung an Orte, Gesichter, Melodien. Ebenso kann eine gestörte Informationsverarbeitung mit diesem Modell erklärt werden, vor allem die Störung der audio-visuellen Informationsverarbeitung (Hetzler & Griffin, 1981).
Die zweite Hypothese (Maurer und Damasio, 1982) kann mehrere autismusspezifische Symptome erklären, vor allem die Störungen in der Bewegung und in dem Aufmerksamkeitsverhalten, das zwanghafte, stereotype und rituelle Verhalten sowie die Störungen der Kommunikation.
Die dritte Hypothese (Ornitz, 1985) beschreibt vor allem, wie die gestörte sensorische und motorische Modulation im Verlaufe der Entwicklung autistischer Kinder zu den sprachlichen, kommunikativen und den sozial-interaktiven Störungen führen kann.

Neben den Zusammenhängen dieser neuropsychologischen Hypothesen mit den Verhaltenssymptomen findet man zwischen den Hypothesen Überschneidungspunkte, wenn man die von den Autoren als betroffen bezeichneten Hirnbereiche, insbesondere aber die betroffenen neuronalen Systeme betrachtet.
Das neuronale System, das von Maurer und Damasio (1982) beschrieben wird, umfaßt einen Ring phylogenetisch älterer Areale an der medialen Oberfläche des Frontal- und Temporallappens sowie des Striatums. Hierzu zählen auch die von De Long (1978) beschriebenen Strukturen des linken medialen Temporallappens, was mit einer mitbeteiligten hypothetischen Störung im fronto-limbischen System (Kischkel, 1988) übereinzustimmen scheint. Die von Maurer und Damasio (1982) beschriebenen neuronalen Strukturen sind auch die Endbereiche bestimmter vom Hirnstamm ausgehender Neuronenbahnen, die Ornitz (1985, 1987) beschreibt. Zwischen diesen Autoren gibt es Gemeinsamkeiten bezüglich der Bedeutung der neuronalen Verbindungen zum Striatum und Neostriatum. Neuerdings wird auch von Gillberg (1988) eine hypothetische Störung in dem hirnstamm-mesolimbischen System angenommen, die er durch vielfältige Befunde stützt.
Zusammenfassend kann man die neuronalen Strukturen, die bei autistischen Kindern betroffen zu sein scheinen, in zwei große voneinander relativ unabhängige Funktionssysteme unterteilen; sie beschreiben eine Verbindung von subkortikalen hin zu suprakortikalen Hirnbereichen, mit einer subkortikalen Verbindung von hirnstamm-mesolimbischen Strukturen und einer kortikalen Verbindung vom limbischen System zu frontal-lateralen Kortexstrukturen.

3.2.3 Wie ist die neurologische Funktion gestört?

Da die Störung vermutlich in den späten Stadien der zentralnervösen Entwicklung liegt, können feinstrukturelle neuroanatomische und/oder neurochemisch-neuroendokrinologische Fehlfunktionen für einen neuro-pathophysiologischen Mechanismus verantwortlich gemacht werden. Studien zur Neuropathologie, die sich mit den feinstrukturellen Aspekten des Zentralnervensystems auseinandersetzen, wurden bisher vereinzelt und nur an wenigen Personen durchgeführt. Die Befunde sprechen bisher für keine bedeutsame pathologische Veränderung in bestimmten Hirnarealen. Eine Studie von Darby (1976), die an vier Fällen durchgeführt wurde, berichtet über unspezifische Veränderungen in den axondendritischen präsynaptischen Endigungen des rechten frontalen Hirnbereiches bei einem der Fälle. Purpura (1979) fand in einer Einzelfallstudie ein normales Hirngewicht und ebenso keine histologischen Veränderungen. Auch Williams et al. (1980) konnten keinerlei neuropathologischen Befunde feststellen. Coleman et al. (1985) fanden bei einem Fall eine eindeutig geringere Anzahl von Gliazellen im linken primären auditorischen Kortex (Sprachrezeption) und weniger pyramidale Neurone im rechten Assoziationskortex. Generell fanden sie jedoch keine bedeutsamen Unterschiede in der Anzahl der Neurone in bestimmten Hirnregionen. Offensichtlich ist es nicht die Anzahl der Neurone, die bei autistischen Personen geringer ist, sondern eher die Neuronendifferenzierung, die Synapsenentwicklung oder die Myelinisierung, die derzeit jedoch nur schwer zu erforschen sind. Es liegen nur wenige Studien vor, die sich mit der feinstrukturellen Störung beim Autismus befassen (Darby, 1976). Dennoch ist bekannt, daß bestimmte metabolische Störungen, wie z.B. die Phenylketonurie (Lowe et al., 1980) zu Störungen der Myelinisierung führen können (Huether et al., 1983). Andere Störungen, wie die Rötelnembryomyopathie und auch hereditäre Störungen können ebenfalls die feinstrukturelle Entwicklung des Zentralnervensystems betreffen (Ciaranello et al., 1982).

Neben diesen möglichen feinstrukturellen neuronalen Störungen des Autismus werden in letzter Zeit auch neurochemisch-neuroendokrinologische Störungen für die autistischen Symptome verantwortlich gemacht. *Erstens* sind nämlich die Verhaltensstörungen bei allen autistischen Personen gleich, unabhängig von dem Vorhandensein neurologischer Befunde, so daß die neurologische Basis tatsächlich in den subtileren, schwer zu identifizierenden Strukturen des Zentralnervensystems liegen kann (Garreau et al., 1984; Rutter & Schopler, 1987). *Zweitens* sprechen neurochemisch-neuroendokrinologische Studien für eine Störung bestimmter Neurotransmitter und endokriner Substanzen (Coleman & Gillberg, 1987). Für die zentralnervöse Entwicklung ist insbesondere das Wechselspiel zwischen den strukturellen und den chemischen Faktoren entscheidend.
Hypothesen, die die feinstrukturelle Neuroanatomie betreffen, können ohne Angaben über neurochemische Rezeptoren (Synapsen) und die Neurotransmitter nicht erstellt werden (Ciaranello et al., 1982).

Bisher gibt es drei wichtige neurochemische Hypothesen zum Autismus:

Die Serotonin-Hypothese bezieht sich darauf, daß bei 25% aller autistischen Kinder ein erhöhter Serotoninspiegel nachweisbar ist; bestimmte Abbauprodukte scheinen erhöht zu sein (Gillberg et al., 1983; Minderaa et al., 1986). Offensichtlich sind aber diese Befunde nicht autismusspezifisch, da sie mit der häufigen geistigen Behinderung autistischer Kinder kovariieren (Gillberg, 1988).
Die Dopamin-Hypothese stützt sich darauf, daß bei ca. 50% aller autistischen Kinder erhöhte Dopaminwerte nachweisbar sind (Gillberg et al., 1983). Auch die Bemühungen der pharmakologischen Therapie zeigen, daß eine Behandlung der vermuteten dopaminergen Störungen erfolgversprechend ist (Campbell et al., 1987). Autistische Kinder zeigen Störungen der dopaminergen Neurotransmitter, die nicht mit der geistigen Behinderung in Zusammenhang stehen (Gillberg, 1988) bzw. sich von geistig Behinderten unterscheiden (Cohen

& Young, 1977).
Die Neuropeptid-Hypothese verweist darauf, daß bei 54% der autistischen Personen Störungen bestimmter Neuropeptidmuster (Endorphin Fraktion-II-Level) vorliegen (Gillberg et al., 1982).

Die Störungen der neuronalen Funktionsabläufe autistischer Kinder scheinen zum einen in der interneuralen Verbindung und zum anderen in den dopaminerg-endorphinergen Neuronenfasern zu liegen (Gillberg, 1988; Ciaranello et al., 1982).

3.2.4 Ein neuroanatomisch-neurochemisches Modell der autistischen Störungen

Wenn wir die bisherigen Befunde zusammenfassen, können wir folgendes festhalten:
In der Frühphase der Entwicklung des Autismus beeinträchtigen verschiedene prädisponierende Faktoren, die zu allen Zeitpunkten der pränatalen Entwicklung auftreten können, insbesondere das Endstadium der strukturellen und biochemischen zentralnervösen Entwicklung. Dieses Endstadium liegt kurz vor und nach der Geburt. Betroffen können sowohl die neuronale Differenzierung, die Entwicklung der Synapsen und die Myelinisierung der Neurone sein als auch die Entwicklung des Neurotransmitters Dopamin, der dopaminergen Neurotransmitterrezeptoren und der endorphinergen Nervenfasern. Diese neuroanatomisch-neurochemische Störung kann sowohl in höher-kortikalen als auch in subkortikalen neuralen Strukturen vorliegen. Insbesondere sind die mesolimbisch-frontal/lateralen Neuronensysteme als auch die Systeme des Hirnstamms und des mesolimbischen Systems betroffen (vgl. Maurer & Damasio, 1982; Gillberg & Steffenburg, 1987; Gillberg, 1988; Ornitz, 1985). Neuroanatomisch-neurochemisch gut abgrenzbare dopaminerge Neuronenstrukturen und endorphinerge Neuronenfasern findet man sowohl im Bereich des Stammhirns als auch im Bereich des Dienzephalons. In diesen Hirnarealen entspringen die Neuronenfasern aus dopaminergen Neuronenkernen und projizieren in unterschiedliche Kerne des limbischen Systems und des Kortex. Über hypothalamische Bahnen ist auch das autonome Nervensystem beteiligt und über bestimmte Nervenfasern, die von den Basalganglien ausgehen, ist die feinmotorische Handlungssteuerung im Kleinhirn betroffen. Eine Übersicht über die verschiedenen betroffenen Neuronensysteme findet man bei Maurer und Damasio (1982); Ornitz (1985) und Ciaranello et al. (1982). Eine Übersicht über die neuropsychologischen Zusammenhänge geben Maurer und Damasio (1982) und Ornitz (1985, 1987).

3.3 Auslösende Bedingungen

Entsprechend dem Modell der Differentialätiologie wirken die prädisponierenden Faktoren störend auf die Anpassungsfunktionen des Organismus. Es muß jedoch nicht zwingend so sein, daß ein geschädigter Organismus unbedingt Krankheitssymptome zeigt. Es müssen häufig weitere Faktoren hinzukommen, die dann den Ausbruch der Störung bewirken. Während man von den prädisponierenden Faktoren vermutet, daß diese einen neuropathologischen Mechanismus verursachen (Ornitz, 1987), ist über die auslösenden Bedingungen der autistischen Störung noch sehr wenig bekannt. Auslösende Bedingungen können biologische, psychologische und auch soziale Faktoren sein. Ihr gemeinsames definitorisches

Merkmal liegt darin, daß sie den neuropathologischen Mechanismus auslösen, d.h. seinen Ausdruck im Verhalten bewirken. Sie sind zu unterscheiden von solchen Faktoren, die einen neuropathologischen Mechanismus an sich konstituieren, jedoch nicht vornehmlich vorgeburtlich, sondern postnatal wirken (Maurer & Damasio, 1982; Provence & Dahl, 1987; De Myer, 1986).
Wir verstehen all diese Faktoren als auslösende Bedingungen, die den neuropathologischen Mechanismus verhaltenswirksam machen. Es lassen sich dabei zwei derartige auslösende Bedingungen identifizieren:

a) Das Geburtsereignis an sich, wodurch an die neurophysiologischen Funktionen grundlegend neue Anforderungen gestellt werden und es zu einer Dekompensation kommen kann.

b) Die entwicklungsbedingten psychischen Anforderungen des 8. bis 24. Lebensmonats, in welchem spezifische psychologische Funktionen ausgebildet werden.

Es gibt verschiedene Gründe für die Annahme zweier relativ unabhängiger auslösender Bedingungskonstellationen. So beobachtet man beim Autismus, daß 76% der Kinder vor dem 24. Lebensmonat Entwicklungsbehinderungen zeigen, was diesen Zeitpunkt als eine kritische Zeitspanne auszeichnet. Diese Angaben beruhen jedoch auf retrospektiv erhobenen Daten, die sich zudem noch auf eher autismusunspezifische Entwicklungsaspekte beziehen (Ornitz et al., 1977; Volkmar et al., 1986). Dennoch gilt es als gesichert, daß vor dem 36. Lebensmonat fast alle Autisten identifizierbar sind und die Schwierigkeiten der Identifikation insbesondere mit den hohen IQ-Werten der nach dem 24. Lebensmonat identifizierten Kinder zusammenhängen (Short & Schopler, 1988). Es ist vor allem das Ausmaß der mitbeteiligten geistigen Behinderung, welches die Identifikation autistischer Störungen erleichtert bzw. erschwert.

Weiterhin lassen sich zwei voneinander relativ unabhängige neuroanatomisch-neurochemische Funktionssysteme identifizieren, die mit den autistischen Störungen in Verbindung stehen. Die Störung in den subkortikalen neuralen Strukturen (Ornitz, 1987; Gillberg, 1988) kann zu einer von Geburt an bestehenden Beeinträchtigung der Neurophysiologie und insbesondere der sensorischen und motorischen neuronalen Modulation führen und in der Folgezeit auch zu den zwischen dem 8. bis 24. Lebensmonat sich entwickelnden psychologischen Funktionsstörungen, die typisch für autistische Kinder sind (Ornitz, 1985; Fein et al., 1984, 1986). Die Störung in den eher höher-kortikalen neuronalen Strukturen (Maurer & Damasio, 1982; De Long et al., 1981; Kischkel, 1988) muß nicht unbedingt zu einer von Geburt an bestehenden Beeinträchtigung führen, sondern kann erst dann zu Verhaltensbesonderheiten führen, wenn spezifische psychologische Funktionen erworben werden, die nicht vor dem 18. bis 24. Lebensmonat beobachtbar sind (Baron-Cohen et al., 1985, 1986; Baron-Cohen, 1989; Leslie & Frith, 1987; Sigman et al., 1987).

Letztlich wird die Annahme zweier auslösender Bedingungen auch durch die Fälle von Autismus mit einer normalen bzw. annähernd normalen Entwicklung in den ersten Lebensjahren nahegelegt (Folstein & Rutter, 1988; Schopler, 1983). Der Zeitpunkt des Krankheitsbeginns kann manchmal der Ausdruck eines genetischen Entwicklungsplanes des Zentralnervensystems sein oder aus einer Störung bestimmter zentralnervöser Systeme herrühren, die zwar früh betroffen werden, jedoch erst dann auffallen, wenn das betroffene System sich entwickelt und auf das Verhalten wirkt (Goldman, 1979). Wir können davon ausgehen, daß die prädisponierenden Faktoren autistischer Störungen die Kompensationsmöglichkeiten des kindlichen Organismus einengen und die auslösenden Faktoren solche Ereignisse markieren, an welchen der gestörte neurophysiologische Mechanismus bestimmten bio-psychosozialen Einflüssen nicht angemessen begegnen kann und es zu auffälligen Verhaltensweisen kommt.

Ein früher Krankheitsbeginn - von Geburt an oder innerhalb der ersten 8 Lebensmonate - ist um so eher wahrscheinlich je stärker die mitbeteiligte geistige Behinderung ausgeprägt ist, d.h. je geringer die Intelligenz des Kindes ist. Zudem ist er wahrscheinlicher, wenn eher die subkortikalen neuronalen Systeme betroffen sind (Wing, 1981; Ornitz, 1985).
Ein später Krankheitsbeginn vom 8. bis 24. Lebensmonat oder darüber ist um so eher wahrscheinlich, je geringer die mitbeteiligte geistige Behinderung ausgeprägt ist und wenn eher die höher-kortikalen neuronalen Systeme betroffen sind (Short & Schopler, 1988).
Von welchen Faktoren ein Krankheitsbeginn nach dem 3. Lebensjahr abhängt, ist bisher noch nicht zur Genüge erforscht, so daß sich hierzu auch keine Vermutungen angeben lassen (Green et al., 1984; Watkins et al., 1988; Petty et al., 1984).

Welche psychologischen Faktoren zu dem Ausbruch einer autistischen Störung führen können, kann den psychologischen Theorien zum Autismus (vgl. Abschnitt 3.4.3) entnommen werden. Wir wollen hier nur anführen, daß es derzeit zwei Theorien gibt, die sich vermutlich auf zwei Subgruppen der autistischen Störungen beziehen. Die eine Subgruppe autistischer Kinder leidet vom Zeitpunkt der Geburt an einer affektiven Störung (Hobson, 1988) und die andere an einer kognitiven Beeinträchtigung, die am Ende des ersten Lebensjahres beginnt (Baron-Cohen, 1988). Ob die Störung der Affektivität notwendig für die spätere kognitive Störung ist oder nicht, ist derzeit noch ungeklärt. Hermelin und O'Connor (1985) gehen jedoch davon aus, daß die kognitiven und affektiven Systeme zwar relativ unabhängig voneinander sind, jedoch eng miteinander interagieren und ein System herstellen, welches die Autoren als "Logico-affektives" System bezeichnen. In diesem System können dann eines der beiden oder beide Subsysteme betroffen sein.

3.4 Aufrechterhaltende Bedingungen

Die aufrechterhaltenden Bedingungen der autistischen Störungen lassen sich aus verschiedenen Aspekten heraus erfassen. Zum einen kann der Verlauf autistischer Störungen Aufschlüsse über die natürliche Entwicklung der Kinder geben, aus denen sich prognostische Informationen entnehmen lassen. Des weiteren können pharmakologische Therapiekontrollstudien herangezogen werden, um den gestörten neurophysiologischen Mechanismus näher zu beschreiben, der verschiedene Verhaltensbesonderheiten aufrechterhalten und den Neuerwerb alternativen Verhaltens beeinträchtigen kann. Letztlich lassen sich aus experimentellen Studien psychologische Theorien des Autismus erstellen, die vermutete primäre Störungsaspekte beschreiben.

3.4.1 Störungsverlauf

Der natürliche Verlauf der autistischen Störung kann in drei Phasen unterteilt werden (Paul, 1987), die

- mittlere Kindheit,
- Adoleszenz und das
- Erwachsenenalter.

Mittlere Kindheit. Das klassische Bild des Autismus, die soziale Zurückgezogenheit, die Störung der sozialen Kommunikation, das Beharren auf Gleichheit und das stereotype motorische Verhalten, sind im Vorschulalter am deutlichsten. Wing und Attwood (1987) zeigen auf, wie sich autistische Kinder im Verlaufe ihrer Entwicklung von diesem typischen Bild der sozialen Zurückgezogenheit wegentwickeln hin zur passiven sozialen Interaktion, in der zwar die soziale Annäherung anderer geduldet, jedoch nicht selbst initiiert wird, und letztlich zur aktiven jedoch sonderbaren Interaktion, in der die autistischen Kinder zwar versuchen, mit anderen zu interagieren, dies jedoch über das stereotype Stellen von Fragen oder über verbales Monologisieren tun. Dieser Entwicklungswandel ist vor allem für die intelligenten, d.h. die sogenannten "reinen Autisten" typisch. Bei einer gleichzeitig vorliegenden geistigen Behinderung endet der entwicklungsbedingte Wandel mit der passiven sozialen Interaktion. Hier ist der Wandel zudem zeitlich verzögert, während er bei intelligenten autistischen Kindern beschleunigt sein kann. Etwa die Hälfte der nicht sprachfähigen (mutistischen) Kinder entwickelt gewisse Sprachfähigkeiten über ein anfänglich ansteigendes Interesse an der Sprache und einem wachsenden Sprachverständnis. Während der Schulzeit vermindern sich die zerstörerischen Verhaltensweisen (Aggression, Autoaggression), und es kommt zu einer Periode relativer Ruhe sowie zu einem Erlernen von Routinen und Anpassungsleistungen an die Forderungen und Wünsche anderer. Das rituelle und zwanghafte Verhalten bleibt in dieser Periode bestehen. Der Widerstand gegen Veränderungen, das Haften des Interesses an Objekten statt an Personen sowie die abnormen Vorlieben können bis ins Erwachsenenalter bestehen bleiben. Auch die Hyperaktivität der Vorschulperiode kann im Schulalter beobachtet werden.

Adoleszenz. Bei einigen autistischen Kindern verbessert sich die Symptomatik im Jugendalter bedeutsam. Diese Verbesserungen hängen stark mit einer guten Prognose des weiteren Störungsverlaufes zusammen. Dennoch, 10% bis 35% der autistischen Kinder zeigen eine Symptomverschlechterung in der Adoleszenz, die bisher auf keinen anderen Faktor als die Pubertät selbst zurückgeführt werden kann (Gillberg & Schauman, 1981). In diesem Fall ergibt sich eine negative Prognose bis zum frühen Erwachsenenalter (27 bis 30 Jahre). Obwohl die Pubertät bei autistischen Kindern eher unauffällig verläuft, findet man auch zuweilen sexuelles Verhalten in der Öffentlichkeit (Exhibitionismus und öffentliches Masturbieren; vgl. Ford, 1987). Die häufig "intelligente Physiognomie" autistischer Kinder (Kanner, 1943) ändert sich in der Pubertät, was auf minimale physische Veränderungen zurückführbar ist (Links et al., 1980). Insbesondere bei gleichzeitig geistig behinderten autistischen Kindern findet man in der Adoleszenz häufig einen sozial unangemessenen Gebrauch von Gesichtsausdrücken, was einen abweisenden Eindruck hinterläßt. Besonders die intelligenten autistischen Jugendlichen werden sich ihres Andersseins häufig schmerzhaft bewußt. Sie erleben ihre soziale Isolation und den Wunsch, Freunde zu haben und suchen zuweilen nach einer Erklärung und nach Verständnis für ihre soziale Unbeholfenheit. Häufig kommt es in dieser Zeit zu depressiven Episoden. 20% bis 30% der autistischen Kinder entwickeln in der Adoleszenz Anfallsleiden (Epilepsien); vor allem zwischen dem 11. bis 14. Lebensjahr (Deykin & MacMahon, 1979). Es zeigt sich: Je geringer der IQ-Wert, desto höher das Risiko. Die Hyperaktivität nimmt in dieser Periode ab und geht zuweilen in Hypoaktivität über. Es kommt auch zu starker Gewichtszunahme; besonders bei Personen, die sich kaum von selbst zu Aktivität bewegen können. Das Sprachverständnis und die Sprachfähigkeit entwickeln sich in dieser Periode zwar weiter, jedoch relativ langsam und kaum beeinflußbar.

Erwachsenenalter. Generell sind im Erwachsenenalter nur 1% bis 2% aller autistischen Personen fähig, ein relativ normales Leben zu führen. 5% bis 20% haben ein annähernd normales Leben mit einigen Fertigkeiten in Beruf und Freizeit. Diese Personen haben immer noch geringe soziale und kommunikative Fähigkeiten. 15% bis 20% haben zudem Verhaltensprobleme und benötigen einige Kontrolle und Pflege. 60% bis 70% haben geringe Chancen ein selbständiges Leben zu führen und verbleiben zumeist in Institutionen (Paul, 1987). Selbst wenn, wie es bei intelligenten Autisten der Fall ist, ein selbständiges Leben möglich ist, besitzen die autistischen Erwachsenen kaum soziale Fertigkeiten und Einfühlungsvermögen, sie verstehen keine Witze und kaum den Hintergrund sozialer Konventionen. Das Anpassungsverhalten erwachsener geistig behinderter Autisten entspricht deren geistigem Entwicklungsniveau, obwohl umgekehrt nicht-autistische Personen häufig ein höheres Anpassungsverhalten (Selbständigkeit und alltägliche Lebensfertigkeiten) zeigen, als es von deren Entwicklungsniveau her zu erwarten wäre (Paul, 1987). Obwohl das rituelle und zwanghafte Verhalten sich generell verbessert, entwickeln einige autistische Personen im Alter komplexere Rituale, die über längere Zeit hinweg bestehen. Die Sprachcharakteristika erwachsener intelligenter Autisten ähneln manchmal denen Schizophrener mit lockerer Wortassoziation, Verhaftetsein an bestimmten Themen und konkretem Wortgebrauch.

Die *Prognose des Autismus* beeinflussen folgende Faktoren: Ein Intelligenzquotient über 55 bis 60 in standardisierten Intelligenztests führt zu einer günstigen Prognose. Ein IQ-Wert von 70 oder darüber in der handlungsgebundenen Intelligenz spricht nicht in jedem Fall für einen günstigen weiteren Krankheitsverlauf. Entwickelt ein Kind vor dem 5. Lebensjahr eine sinnvolle Sprachfähigkeit, so ist dies ein positives Zeichen. Ein Kind mit einem IQ-Wert unter 50 hat allerdings kaum eine Chance, sinnvolle Sprachfähigkeiten nach dem 5. Lebensjahr zu entwickeln; insofern hängt der Sprachgebrauch von der Intelligenz ab. Auch ein vorhandenes Sprachverständnis ist günstig, insbesondere bei geistig behinderten autistischen Kindern. Wichtig sind weiterhin das Entwicklungsniveau und der frühe Entwicklungsverlauf der Störung für den Störungsverlauf in der Jugend und im Erwachsenenalter. Neuere Studien befassen sich mit prognostischen Aussagen, die über standardisierte Messungen der sozialen Funktionen autistischer Kinder erhoben werden (Volkmar et al., 1988). Diese Studien sind jedoch erst in der Erprobungsphase, so daß prognostische Aussagen noch nicht vorliegen.

3.4.2 Pharmakologische Behandlung

Gillberg und Steffenburg (1987) berichten, daß etwa 25% aller autistischen Kinder vor der Pubertät und 75% aller autistischen Jugendlichen medikamentös behandelt werden. Campbell et al. (1987) unterscheiden in der medikamentösen Therapie autistischer Kinder zwei Anwendungsbereiche. Zum einen solche Therapien, die sich mit der Behandlung der primären, autismusspezifischen Symptomatik befassen und vor allem der Förderung der Entwicklung in sozialen, kognitiven und sprachlichen Bereichen dienen. Zum anderen eine Behandlung der sekundären Symptome, wie z.B. der Epilepsien, Stereotypien, der Aggression und der Autoaggression. Im Zusammenhang mit der Suche nach den aufrechterhaltenden Bedingungen sind diejenigen medikamentösen Therapien wichtig, mit denen die vermutete Grundstörung behandelt wird, d.h. die Entwicklungsveränderung und die pathophysiologischen Prozesse.

Hierzu zählen vor allem die:

- Megavitamintherapie
- Therapie mit Fenfluramin
- Therapie mit Opiatantagonisten
- Neuroleptikatherapie.

3.4.2.1 Megavitamintherapie

Rimland (1987) vertritt in den letzten Jahren zunehmend die Auffassung, daß die Gabe hoher Dosen des Vitamins B6 verbunden mit Magnesium eine sichere und auffallend gute Behandlung autistischer Symptome sei. Rimland et al. (1978) entdeckten unter 200 behandelten Personen 20, bei denen sich durch die Megavitamin-Therapie die Verhaltenssymptomatik verbesserte. Diese Befunde konnten in der Folgezeit trotz häufiger Anwendung der Behandlung nicht in dieser Form bestätigt werden. Coleman und Gillberg (1987) fanden keinen auffälligen Vitaminspiegel im Blut autistischer Personen. Zuweilen wird auch von einer Megavitamin-Behandlung abgeraten (Gualtieri et al., 1987).
Der Ansatz von Rimland (1987) wird derzeit in größerem Zusammenhang mit der sogenannten "Orthomolekularen Therapie" (Pauling, 1968) fortgeführt. Die Orthomolekulare Therapie geht davon aus, daß die Behandlung von psychischen Störungen sich vermehrt mit der Herstellung einer "optimalen molekularen Umgebung" für das Zentralnervensystem beschäftigen sollte. Autistischen Kindern wird eine optimale Konzentration an Substanzen gegeben, die normalerweise im menschlichen Körper enthalten sind (Raiten & Massaro, 1987). In einer kürzlich durchgeführten Studie konnten Raiten und Massaro (1988) zeigen, daß eine auf das autistische Kind gut abgestimmte Ernährung deren allgemeine Befindlichkeit verbessert, jedoch die spezifische Symptomatik nicht unbedingt behebt. Die Annahme, eine Indikation der Megavitamintherapie sei für die primäre Störungssymptomatik autistischer Personen geeignet (Rimland, 1987), muß zurückgewiesen werden. Für das Wohlbefinden autistischer Kinder wird jedoch eine ausgewogene Ernährungsweise durchaus als sinnvoll angesehen (Raiten & Massaro, 1987).

3.4.2.2 Therapie mit Fenfluramin

Fenfluramin (Ponderase) ist ein Medikament zur Gewichtsabnahme. Es soll bei autistischen Kindern einen günstigen Einfluß auf den erhöhten Serotoningehalt besitzen, verschiedene Verhaltenssymptome vermindern und einen IQ-Anstieg bewirken (Geller et al., 1982). Ritvo et al. (1983) konnten zeigen, daß bei 10 von 14 Patienten sich die Verhaltenssymptomatik verbesserte und insbesondere eine "erhöhte Sozialisierung" von den Eltern registriert wurde. Diese Effekte konnten aber 4 Wochen nach dem Absetzen der Behandlung nicht mehr beobachtet werden. Rutter (1986) konnte bei 27% von 81 autistischen Kindern, die in verschiedenen Institutionen mit Fenfluramin behandelt wurden, eine "deutliche Verbesserung" der Symptomatik verzeichnen.
Neben den methodischen Mängeln dieser Studien ist es vor allem die Annahme, daß ein erhöhter Serotoningehalt mit den Symptomen autistischer Kinder zusammenhinge, welche die Effekte von Fenfluramin-Behandlungen als fragwürdig erscheinen läßt. Interessant ist auch, daß eine neuere, methodisch verbesserte Untersuchung, die bei geistig behinderten autistischen Kindern durchgeführt wurde, keine positiven Effekte von Fenfluramin nachweisen konnte (Yarbrough et al., 1987). Die negativen Wirkungen einer längeren Fenfluramin-Therapie, die nicht nur zur Gewichtsreduktion führen, sondern ebenso den Serotoninstoffwechsel des Gehirns stören, lassen von einer Fenfluraminmedikation abraten (vgl. auch: Gualtieri et al., 1987).

3.4.2.3 Therapie mit Opiatantagonisten

Panksepp und Sahley (1987) führen die sozialen Störungen autistischer Kinder ursächlich auf eine gesteigerte Aktivität des endogenen Opiatsystems zurück. Gestützt wird diese Annahme von Gillberg et al. (1985), die erhöhte Opiate-Werte im Liquor bei 10 von 20 autistischen Kindern fanden. Endogene Opiate sollen zu Schmerzempfindlichkeit und zu autoaggressivem Verhalten bei diesen Kindern führen (Coleman & Gillberg, 1987). Campbell et al. (1987) konnten bei einem fünfjährigen geistig behinderten autistischen Kind eine Reduktion des hyperaktiven, aggressiven und zurückgezogenen Verhaltens nachweisen. Da ähnliche Befunde bei Therapien geistig behinderter Kinder erzielt wurden (Davidson et al., 1983; Sandman et al., 1983; Herman et al., 1985), wird die spezifische Wirkung der Opiatantagonisten für die Gruppe geistig behinderter autistischer Kinder zunehmend diskutiert.

3.4.2.4 Neuroleptikatherapie

Neuroleptika werden für die Behandlung autistischer Patienten am häufigsten verwendet (Martinius, 1984; Gualtieri et al., 1987; Campbell et al., 1987). Sie wirken spezifisch auf verschiedene "psychotische" Symptome, ohne jedoch deren Ursache zu beeinflussen. Campbell et al. (1978) konnten in einer ersten von mehreren gut kontrollierten Studien mit dem Neuroleptikum Haloperidol zwei Fragen beantworten:

- Haloperidol beeinflußt zwei wesentliche Symptome autistischer Kinder, wie Zurückgezogenheit und Stereotypie stärker als ein Placebo.

- Die Kombination von Haloperidol und einem verhaltenstherapeutischen Sprachtraining ist effektiver als das Medikament bzw. die Verhaltenstherapie allein.

In einer weiteren Studie (Anderson et al., 1984; Campbell et al., 1982) konnten die Autoren weitere wichtige Fragen an die Pharmakotherapie autistischer Personen mit Neuroleptika beantworten:

- Welche Mechanismen sind verantwortlich für die Förderung des Spracherwerbs durch Haloperidol? Wirkt Haloperidol über die Reduktion von Hyperaktivität, Zurückgezogenheit und Stereotypien, d.h. über die motorische Komponente des dopaminergen Nervensystems, oder über die Verbesserung der Wahrnehmungs- und Aufmerksamkeitsprozesse, d.h. über die sensorische Komponente des dopaminergen Systems?

- Was sind die möglichen Langzeit-Nebenwirkungen, insbesondere die Effekte auf eine neuroleptikainduzierte Bewegungsstörung (Dyskinesien, Spätdyskinesien).

In ihrer Studie untersuchten Campbell und Anderson (1982, 1984) die Effekte von Haloperidol auf das Verhalten und das Lernen autistischer Kinder in einer natürlichen Umgebung und in einem hochstrukturierten experimentellen Umfeld. In dieser äußerst gut kontrollierten Studie wurden die Kinder in eine von zwei vierwöchige Behandlungssequenzen eingeteilt: eine Haloperidol-Placebo-Haloperidol-Sequenz und eine Placebo-Haloperidol-Placebo-Sequenz. Die Ergebnisse zeigten, daß die Haloperidol-Behandlung zu verschiedenen Verbesserungen führte. Der positive Effekt von Haloperidol in der strukturierten Lernsituation konnte nicht auf die Reduktion des unangemessenen Verhaltens zurückgeführt werden, was darauf schließen läßt, daß der Effekt direkt auf verbesserten Aufmerksamkeits- und/oder kognitiven Prozessen basiert.

Wenn man berücksichtigt, daß bei autistischen Kindern eine Störung im dopaminergen System vorliegt (Cohen & Young, 1977; Coleman & Gillberg, 1987), und Haloperidol die sensorische Achse des dopaminergen Nervensystems beeinflußt, unterstützt auch die pharmakologische Sicht die Hypothese einer gestörten sensorischen Modulation von Ornitz (1983, 1985, 1987). Das betroffene dopaminerge Nervensystem, welches die selektive Aufmerksamkeit, die kognitiven Funktionen und die Kontrolle des motorischen Verhaltens steuert, scheint auf der sensorischen Achse gestört zu sein. Die Annahme einer Wahrnehmungsstörung beim Autismus ist auch durch psychologische Experimente belegt worden (Frith & Baron-Cohen, 1987).
Campbell et al. (1982) fanden in ihren Studien weiterhin, daß die positiven Veränderungen bei den behandelten autistischen Kindern nicht nur in der natürlichen Umgebung auftraten, sondern auch in strukturierten Lernsituationen mit Diskriminationsaufgaben auffallend anstiegen. Mit Haloperidol behandelte Kinder erreichten weiterhin im Vergleich zu entsprechenden Kindern der Placebo-Therapie einen höheren Entwicklungsquotienten (Anderson et al., 1984).

Während die kurzfristigen Effekte der Haloperidol-Behandlung keine Nebenwirkungen aufweisen, entsprechen die Langzeiteffekte den Nebenwirkungen, die auch bei anderen Neuroleptika-Therapien auftreten können (Dyskinesien, Spätdyskinesien u.a.). Probleme treten auch in der Eingewöhnungsphase und bei Überdosierung auf (Gualtieri et al., 1987).

Die experimentellen Studien zur Neuroleptika-Indikation zeigen bisher, daß autistische Kinder mit Symptomen wie Hyperaktivität, Aggressivität, geringe Frustrationstoleranz, Agitation oder kurzer Aufmerksamkeitsspanne auf Haloperidol gut ansprechen. Zudem verringern sich die Zurückgezogenheit, die Stereotypien, die abnormen Objekt-Beziehungen, der Negativismus, der Ärger und die Labilität. Neuroleptika scheinen bei Hypoaktivität nicht angezeigt zu sein (Anderson et al., 1984). Mit Neuroleptika sollen Dosierungen vorgenommen werden können, die einerseits die Symptomatik reduzieren und andererseits kaum Nebenwirkungen zeigen (Gualtieri et al., 1987; Campbell et al., 1987). Eine Kombination aus Neuroleptikatherapie und entwicklungsorientierter Verhaltenstherapie ist bei der Behandlung der Echolalie, der Kommunikationsstörung und der reduzierten sprachlichen Aktivität autistischer Kinder effektiv (Anderson et al., 1984). Positive Effekte auf die Intelligenz werden von der Langzeitmedikation mit Haloperidol berichtet (Die Trill et al., 1984). Zu empfehlen sind vor allem kombinierte Therapiepläne aus medikamentöser Behandlung und Verhaltenstherapie (Campbell et al., 1987).

3.4.3 Psychologische Erklärungsmodelle der autistischen Störungen

Psychologische Erklärungsmodelle geben Auskunft über die primären Störungsaspekte, welche die autismusspezifische Symptomatik aufrechterhalten. Während der "natürliche" Entwicklungsverlauf der von den verschiedensten eher autismusunspezifischen Einflußfaktoren mitbestimmt wird, und die Studien zur medikamentösen Behandlung vor allem die aufrechterhaltenden Bedingungen auf neurologischer Ebene beschreiben, können aus den psychologischen Erklärungsmodellen Hinweise auf die gestörten grundlegenden psychischen Funktionen entnommen werden.

Aus den Überlegungen zu den auslösenden Bedingungen wissen wir, daß der Zeitpunkt, an dem diese grundlegenden psychischen Funktionen beeinträchtigt werden, zum einen das Geburtsereignis selbst ist und zum anderen die Entwicklung innerhalb der ersten zwei Lebensjahre. Die klare Festlegung der auslösenden Bedingungen wird überlagert von den vielfältigen gegenseitigen Beeinflussungsmöglichkeiten der Entwicklungsbereiche dieser ersten postnatalen Periode. Zwischen diesen beiden Angelpunkten, den relativ eindeutig identifizierbaren Zeitpunkten des Störungsbeginns einerseits und den enormen Wechselwirkungen zwischen den Entwicklungsbereichen andererseits werden die psychologischen Erklärungsmodelle angesiedelt. Diese Modelle können häufig den Zeitpunkt des ersten Auftretens der Störung genau spezifizieren; sie haben jedoch nur einen eingeschränkten Geltungsbereich, was die Erklärung der aufrechterhaltenden psychologischen Faktoren angeht. Uns scheint es beim gegenwärtigen Stand des Wissens als angebracht, alle wichtigen derzeit diskutierten psychologischen Erklärungsmodelle gleichberechtigt nebeneinander darzustellen. Wir gehen davon aus, daß alle diese neueren Theorien zum Autismus das psychologische Kernproblem autistischer Kinder aus unterschiedlichen Perspektiven beschreiben.

Zwischen den verschiedenen Autismusforschern herrscht ein Konsens darüber, daß das Verhalten autistischer Kinder am besten verstanden werden kann, wenn man die wechselseitigen Einflußfaktoren zwischen den Entwicklungsbereichen betrachtet (Nurcombe, 1985). Es sind weniger einzelne abgrenzbare psychische Aspekte, die gestört sind, als die Interaktionen zwischen diesen.

Im folgenden wollen wir versuchen, die wichtigsten psychologischen Erklärungsmodelle zu ordnen, um ein besseres Verständnis für die unterschiedlichen Auffassungen zu erzielen. Die Darstellung der Beziehungen zwischen den einzelnen theoretischen Auffassungen dienen vor allem didaktischen Zwecken; sie bilden jedoch auch mögliche Zusammenhänge ab.

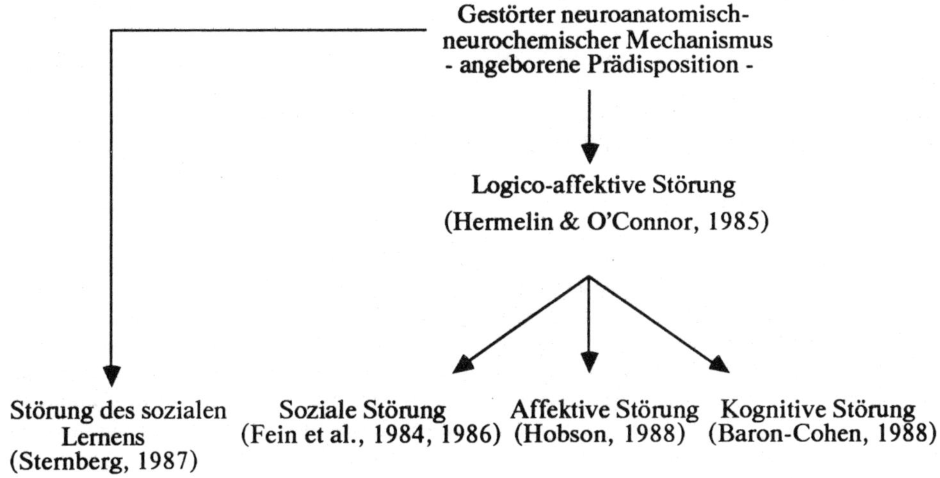

Abbildung 1: Übersicht über psychologische Erklärungsmodelle des Autismus.

3.4.3.1 Die Logico-Affektive-Theorie

Hermelin und O'Connor (1985), die einige der bedeutendsten psychologischen Experimente durchführten, sehen die Ursache des Autismus in einer Störung des kognitiv-emotionalen psychischen Zustandes bzw. des kognitiv-emotionalen neuronalen Systems. Sie gehen davon aus, daß zwischen einer Regung und einer Handlung häufig ein Affekt liegt. Dieser Affekt ist mit einer Absicht verbunden, so daß ein kognitiv-emotionaler Zustand die Handlung bestimmt. Hermelin und O'Connor (1985) führen eine Vielzahl experimenteller Befunde an, die belegen sollen, wie sowohl die gestörten kognitiven als auch die affektiven Prozesse derart miteinander interagieren können, daß ein nicht mehr funktionstüchtiger, sogenannter logico-affektiver Zustand entsteht. Es werden vor allem diejenigen Verhaltensbereiche beeinträchtigt, die aus der Interaktion der kognitiven und affektiven Funktionen resultieren. Diese Wechselwirkung spielt eine besonders wichtige Rolle in der Bestimmung der Aufmerksamkeit und in der Auswahl der wesentlichen Reizmerkmale aus einem Reizmuster. Sie bestimmt ebenso die Kompetenzen der verbalen und nonverbalen Kommunikation, d.h. der Pragmatik, des Sprachverständnisses sowie des Ausdrucks von Gedanken und Gefühlen.

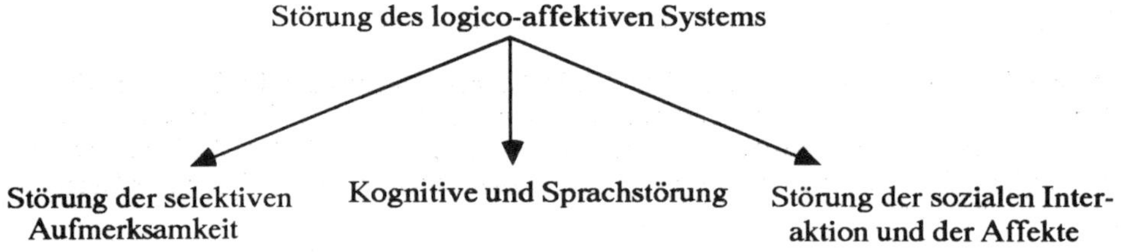

Abbildung 2: Die "logico-affektive Störung".

Hermelin und O'Connor (1985) führen verschiedene Belege ihrer Annahmen an, die sich in folgenden Thesen zusammenfassen lassen:

- Es sind keine sensorisch-perzeptiven Störungen nachweisbar, die die autismusspezifischen Symptome erklären können.
- Diejenigen intelligenzabhängigen Funktionen autistischer Kinder sind unbeeinträchtigt, die nicht auf affektive oder soziale Aspekte zurückgreifen müssen, außer wenn eine zusätzliche geistige Behinderung vorliegt.
- Intelligenzunabhängige Strategien, wie z.B. das kommunikative Äußern von Gefühlen, der gestische Ausdruck von Emotionen im Spontanverhalten, sind bei allen Betroffenen beeinträchtigt. Da autistische Kinder diese kommunikativen Kompetenzen nicht besitzen, müssen sie sich weit mehr an rein kognitiven Strategien orientieren als geistig behinderte Kinder, denen diese Fähigkeiten zur Verfügung stehen.
- Geistig behinderte und autistische Kinder unterscheiden sich in der Balance des logico-affektiven Systems/Zustandes.

Hermelin und O'Connor (1985) ziehen aus ihren Befunden den Schluß, daß die besseren nonverbalen Kommunikationsfähigkeiten bei Down-Syndrom-Kindern mit einer reinen geistigen Behinderung im Vergleich zu autistischen Kindern hoher Intelligenz dafür sprechen, daß das Niveau des generellen kognitiven Funktionierens allein nicht genügt, um die gefundenen Unterschiede beider Störungsgruppen zu erklären. Die Autoren scheinen daher bei autistischen Kindern eine Störung im affektiven Teil des logico-affektiven Systems als primär anzusehen. Erst in den folgenden Entwicklungsphasen mögen dann auch kognitive Funktionen im logico-affektiven System sekundär beeinträchtigt und auffallender werden.
Dennoch, eine Trennung zwischen den möglichen störungsauslösenden und -aufrechterhaltenden Faktoren innerhalb des logico-affektiven Systems ist schwer zu ziehen, da die Fähigkeiten der autistischen Kinder in ihrem Wissen über die Welt und über andere Personen durchaus denen normaler Kinder zwischen dem 8. bis 18. Lebensmonat entsprechen. Zudem ist es derzeit noch völlig unklar, ob sich dieses Wissen aus einer kognitiven Fähigkeit oder aus einem emotionalen Bewußtsein heraus entwickelt oder ob beide Zustände vor dem 24. Lebensmonat noch nicht voneinander zu trennen sind (Sigman et al., 1987). Der lo-

gico-affektiven Theorie lassen sich die folgenden drei psychologischen Erklärungsmodelle autistischer Störungen zuordnen.

3.4.3.2 Die Theorie einer sozialen Störung

Fein et al. (1984, 1986) sehen hinter den vielfältigen Symptomen autistischer Kinder die sozialen Störungen als primär und für das gesamte Störungsbild grundlegend an. Die folgenden Aspekte sprechen ihrer Ansicht nach für eine primär soziale Störung, d.h. eine Störung der sozialen Beziehungen sowie der damit verbundenen sozialen Kommunikation.

- Sowohl innerhalb als auch zwischen den verschiedenen Gruppen mit einer Entwicklungsstörung kann man solche mit einer vornehmlich kognitiven und solche mit einer sozialen Störung gut unterscheiden, wie z.B. bei autistischen Kindern mit guten intellektuellen Fähigkeiten.
- Die psychologischen Experimente mit autistischen Kindern zeigen vor allem in jenen Bereichen Beeinträchtigungen, in denen soziale und affektive Reize dargeboten werden.
- Eine soziale Zurückgezogenheit zeigt sich selbst bei schwerst gestörten Säuglingen nur äußerst selten; wogegen diese bei autistischen Kindern beträchtlich und am schwersten zu behandeln ist.

Gegen eine grundlegende kognitive Störung führen die Autoren an, daß

- diese kognitiven Defizite in der gleichen Ausprägung auch bei sozial kompetenten geistig behinderten Kindern auftreten,
- die kognitiven Störungen nicht die soziale Zurückgezogenheit erklären können;
- sie nicht bei allen autistischen Kindern vorgefunden werden und es angenommen werden kann, daß beim Autismus lediglich diejenigen kognitiven Funktionen betroffen sind, die besonders stark von sozialen Funktionen abhängen.

Fein et al. (1986) sehen die sozialen Störungen als ein direktes Resultat der zugrunde liegenden, wahrscheinlich neurologisch prädisponierten Faktoren an. Bei autistischen Kindern fallen kognitive und affektive Funktionen auseinander, die sich normalerweise parallel entwickeln. Es erscheint für die Autoren aus experimentellen und klinischen Daten verständlich, daß die funktionalen neuronalen Systeme, die der frühen sozialen Entwicklung dienen, teilweise von denen getrennt sind, die der frühen kognitiven Entwicklung dienen; insbesondere im Säuglingsalter. Das neugeborene Kind besitzt normalerweise eine Anzahl genetisch vorprogrammierter, speziesspezifischer Kompetenzen, von denen einige die Kontaktbereitschaft des Säuglings oder die frühen sozialen Verhaltenssysteme bestimmen. Diese funktionalen Systeme haben eine große Bedeutung für die Anpassung des Säuglings an seine neue Umwelt und sind daher normalerweise gegen Störungen geschützt. Die Autoren schlagen eine neuropsychologische Erklärung für die gestörten sozialen und affektiven Verhaltensweisen der frühen postnatalen Entwicklung vor. Sie meinen, daß autistische Kinder eine spezifische Dysfunktion von neuronalen Systemen haben, die dem Kontakt- und dem Sozialverhalten dienen. Diese neuronalen Strukturen liegen in verschiedenen limbischen- und Hirnstamm-Systemen, die mit bestimmten physiologischen, experimentellen und klinischen Befunden zum Autismus in Verbindung gebracht werden können.

Fein et al. (1986) versuchen ein neuropsychologisches Modell des Autismus zu erarbeiten, welches die spezifischen Wege angibt, über die eine primäre Störung sozialer Affekte oder sozialer Bezogenheit unterschiedliche Aspekte der kognitiven Entwicklung verzögern, stören oder fördern kann.

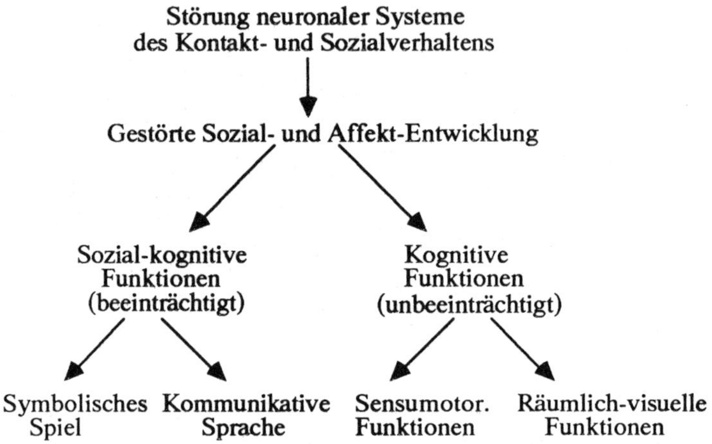

Abbildung 3: Theorie einer "sozialen Störung".

Das Modell von Fein et al. (1986) sagt voraus, daß insbesondere diejenigen Funktionen bei autistischen Kindern beeinträchtigt sind, die auf solchen kognitiven Funktionen beruhen, welche wiederum sehr stark von sozialen Beziehungen und sozialer Motivation abhängen. Diejenigen kognitiven Funktionen, die relativ unabhängig von sozialen Einflüssen erworben werden können, bleiben unbeeinträchtigt. Das Modell der Autoren geht auch darauf ein, wie die sozialen Störungen vom Intelligenzniveau und dem Alter der Kinder bei Krankheitsbeginn abhängen. Fein et al. (1986) geben zwar für ihre Vermutungen verschiedene Befunde an, meinen jedoch auch, daß derzeit noch kein endgültiges neuropsychologisches Modell der autistischen Störungen vorgelegt werden kann. Der Hauptgrund liegt darin, daß die Übergänge der neurologischen zur psychologischen Entwicklung und die Zusammenhänge zwischen den einzelnen Entwicklungsbereichen noch unklar sind.

3.4.3.3 Die Affekt-Theorie

Die Affekt-Theorie von Hobson (1983, 1986, 1988; Weeks & Hobson, 1987) geht davon aus, daß die sozialen und kommunikativen Störungen autistischer Kinder primär affektiv sind. Diese affektive Störung ist jedoch nicht als eine Reaktion auf ein emotionales Trauma anzusehen (Bettelheim, 1967; Tinbergen & Tinbergen, 1983). Autistische Personen weisen vielmehr eine angeborene Unfähigkeit auf, in emotionalen Kontakt mit anderen Personen einzutreten. Aus dieser Grundstörung heraus lassen sich dann die anderen Defizite erklären.

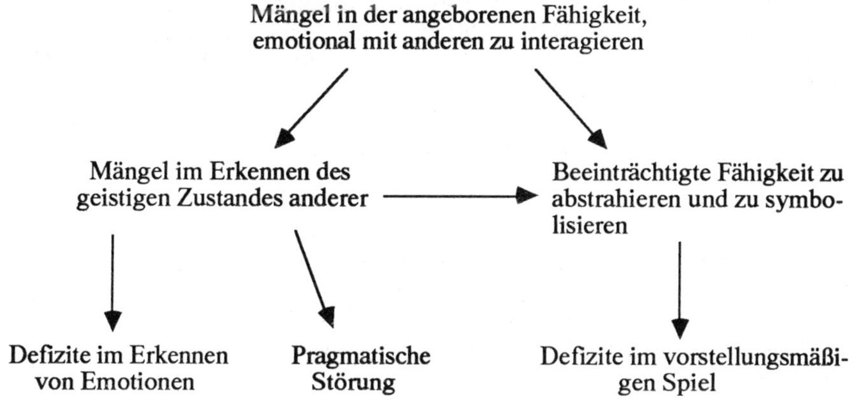

Abbildung 4: Die "Affekt-Theorie".

Hobson (1988) faßt seine Theorie in vier Annahmen zusammen:

1. Autistischen Kindern mangelt es an konstitutionellen Komponenten des Handelns und Reagierens, die notwendig für die Entwicklung der reziproken persönlichen Beziehungen mit anderen Menschen sind; gemeint sind Beziehungen, die Gefühle enthalten.

2. Solche persönlichen Beziehungen sind notwendig für die Herstellung einer eigenen und einer mit anderen Menschen geteilten Welt.

3. Der Mangel autistischer Kinder, an intersubjektiven sozialen Erfahrungen teilzunehmen, hat zwei Effekte von besonderer Bedeutung:

   - einen relativen Mangel, andere Personen als Menschen mit eigenen Gefühlen, Gedanken, Wünschen, Intentionen usw. zu erkennen und

   - eine schwere Behinderung in der Fähigkeit zu abstrahieren und symbolisch zu denken und zu fühlen.

4. Ein Großteil der Störungen der Kognition und der Sprache autistischer Kinder reflektiert entweder zugrunde liegende Störungen, die mit der affektiven und sozialen Entwicklung zusammenhängen und/oder Störungen in der sozial-abhängigen Fähigkeit zu symbolisieren (Hobson, 1988, S. 3).

Hobson (1986, 1988) geht davon aus, daß normale Kinder von Geburt an befähigt sind, für die Gefühle anderer Personen sensibel zu sein und diese zu verstehen. Er zieht diese Annahmen aus Studien zur Mutter-Kind-Interaktion (Murray & Trevarthen, 1985; Stern, 1985). Diese Fähigkeit ist seiner Ansicht nach unabhängig von der Kognition, und die geistigen Zustände und Gefühle anderer sind dementsprechend jedem Menschen von Natur aus zugänglich. Sie können direkt in den körperlichen Äußerungen anderer gesehen werden. Diese Fähigkeit nennt Hobson (1988) "nichtgefolgerte Empathie". Beim Autismus ist diese biologisch *(nicht kognitiv)* vorgebahnte Fähigkeit, Gefühlszustände bei anderen Menschen zu verstehen, nicht funktional, d.h. sie kann nicht für andere Zwecke verwendet werden, z.B. zum Erahnen von Absichten anderer. Die aus dieser Grundstörung heraus resultierende Beeinträchtigung der anderen Fähigkeiten, die für autistische Kinder kennzeichnend sind, erachtet Hobson als sekundär (vgl. Abb. 4).

Hobson (1988) stützt seine Theorie mit eigenen Studien und mit Befunden anderer Experimente. In seinen eigenen Studien untersuchte er das Verständnis autistischer Kinder für emotionale Äußerungen anderer. Er fand bei autistischen Kindern deutliche Schwierigkeiten im Erkennen, wie unterschiedliche Äußerungen bestimmter Emotionen, z.B. emotionale Gesichtsausdrücke, mit Gesten oder Vokalisationen zusammenhängen. Langdell (1978, 1981) fand zudem, daß die Beeinträchtigungen im Erkennen von Gefühlen auch dann noch nachweisbar sind, wenn die Gefühle in einer Modalität geäußert werden, z.B. dem Blick, den Augen und der Mimik.
An Hobsons Auffassung ist zu kritisieren, daß er nicht angibt, warum bestimmte soziale Fertigkeiten unbeeinträchtigt bleiben (Sigman & Ungerer, 1981) und wie bzw. warum die emotionale und symbolische Entwicklung miteinander verbunden sind (Baron-Cohen, 1988; Sigman et al., 1987).

3.4.3.4 Die Kognitionstheorie

Baron-Cohen (1988) vertritt eine sogenannte metarepräsentationale Theorie zur primär kognitiven Erklärung für die sozialen Beeinträchtigungen autistischer Kinder. Diese Theorie geht davon aus, daß geistige Zustände anderer Personen nicht direkt beobachtbar sind, sondern erst erschlossen werden müssen. Nach dieser Annahme sind es weniger die Emotionen anderer, die erschlossen werden müssen, sondern deren Wünsche und Überzeugungen. Diese Aspekte geistiger Zustände haben intentionalen Charakter, da sie sich auf etwas beziehen. Die Fähigkeit, anderen Personen geistige Zustände mit bestimmten Absichten zuzuschreiben, wird als *"Theory of Mind"* bezeichnet (Premack & Woodruff, 1978), da sie eine Annahme über die Existenz eines geistigen Zustandes anderer Personen enthält und diese einsetzt, um das Verhalten anderer vorherzusagen oder zu erklären. Diese Fähigkeit erfordert komplexe kognitive Strukturen.
Unsere Überzeugungen über die Konzepte der physikalischen Welt können "primäre Repräsentationen" genannt werden. Die Überzeugungen, die wir über die geistigen Zustände anderer Menschen aufbauen, erfordern Repräsentationen von Repräsentationen anderer. Diese werden "Repräsentation zweiter Ordnung" (Dennett, 1978; Johnson-Laird, 1983) oder "Metarepräsentation" genannt (Leslie, 1987; vgl. auch: Abbildung 7).

Baron-Cohen und Mitarbeiter (1985, 1986, 1988) gehen in ihrer Kognitions-Theorie davon aus, daß die Fähigkeit der Metarepräsentation bei autistischen Kindern beeinträchtigt ist.

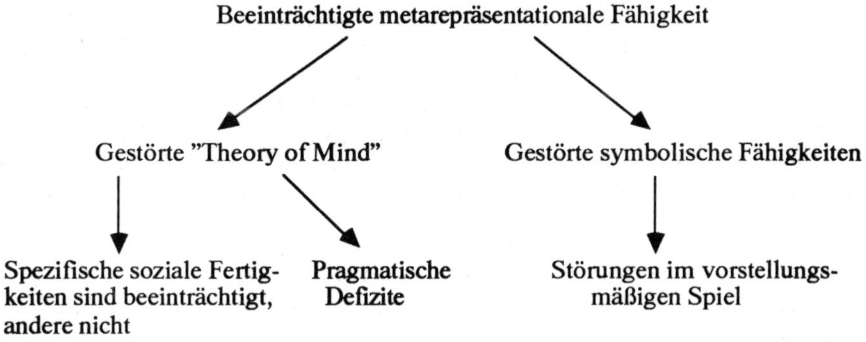

Abbildung 5: Die "Kognitions-Theorie".

Baron-Cohen (1988) faßt die Theorie in fünf Annahmen zusammen:

1. Der Autismus wird durch ein zentrales kognitives Defizit verursacht.

2. Ein solches Defizit liegt in der Fähigkeit zur Metarepräsentation.

3. a) Eine metarepräsentationale Fähigkeit wird in sozialen Fertigkeiten notwendig, in denen geistige Zustände wie Glauben und Wünschen anderen Personen zugeschrieben werden. Solche sozialen Fertigkeiten sind beim Autismus gestört.

   b) Soziale Fertigkeiten, die keine metarepräsentationale Fertigkeit erfordern, sind beim Autismus unbeeinträchtigt.

4. Eine metarepräsentationale Fähigkeit wird in symbolischen Fertigkeiten wie vorstellungsmäßiges Spiel gefordert.

5. Annähernd alle pragmatischen Fertigkeiten erfordern eine "Theory of Mind" und sind somit bei autistischen Kindern auch beeinträchtigt.

Auf folgende Fragen kann die Kognitions-Theorie Antwort geben:

In welchem Alter entwickeln sich bei normalen Kindern die Fähigkeiten zur Metarepräsentation? Weder die Fähigkeit, einer anderen Person verschiedene Überzeugungen zuzuschreiben, noch die Fähigkeit zum vorstellungsmäßigen Spiel (Symbolisierung) konnten bisher bei Kleinkindern vor dem 18. bis 24. Lebensmonat nachgewiesen werden (Leslie, 1987).

Was bedeutet die Theorie für die Befunde der sozialen Defizite beim Autismus?
Die Theorie bestimmt, daß nur diejenigen sozialen Fertigkeiten, die eine metarepräsentatio-

nale Fähigkeit erfordern, bei autistischen Kindern beeinträchtigt sind (Baron-Cohen et al., 1985, 1986). Der Mangel an sogenannten "Selbstbewußtseins-Reaktionen" autistischer Kinder in Studien zum Erkennen des eigenen Spiegelbildes ist erklärbar als eine Unfähigkeit, sich selbst als ein Objekt der Gedanken anderer Menschen vorzustellen. Diese Erklärung kann auf die Unfähigkeit autistischer Kinder, erstaunt zu sein, insgesamt übertragen werden (Baron-Cohen, 1985). Mundy et al. (1986) verwenden die "Theory of Mind" als Erklärung für die beobachteten Defizite in der sogenannten "Aufmerksamkeitslenkung" beim Autismus.
Die wesentliche Einschränkung der Kognitions-Theorie liegt in noch fehlenden Studien zu anderen intentionalen Zuständen als Glauben und Wünschen (Wimmer & Perner, 1983) und in der unzureichenden Erklärung der Befunde Hobsons zur emotionalen Rollenübernahme (Rutter, 1986).

Wie erklärt die Theorie die pragmatischen Defizite beim Autismus? Die Störung pragmatischer Fähigkeiten beim Autismus wird ebenso wie die Störung bestimmter sozialer Fertigkeiten auf die "Theory of Mind" zurückgeführt. Es gibt mehrere Gründe, warum eine Person sich des geistigen Zustandes eines Zuhörers bewußt sein muß, um in einer sozial angemessenen Weise zu kommunizieren. Diese Gründe sind folgende:

- Der Zuhörer hat bestimmte Vorstellungen, worauf sich die Äußerungen des Sprechers beziehen.

- Der Zuhörer versucht, die Botschaft in genau der Art zu repräsentieren, die vom Sprecher beabsichtigt war.

- Die Gesprächspartner haben einige Informationen, die ihnen beiden bekannt sind und andere, die sie nicht gemeinsam teilen. Dies erfordert, daß beide Gesprächsteilnehmer Vorannahmen treffen, um beide Informationsarten zu bestimmen.

- Der Zuhörer hat die Erwartung, daß der Sprecher informativ, wahrheitsgetreu, aufrichtig usw. ist. Grice (1975) nennt dies das "Kooperationsprinzip der Konversation".

Diese Zusammenhänge zwischen den geistigen Zuständen von Gesprächspartnern und der Sprache werden in der Sprach-Akt-Theorie (Austin, 1962; Hart, 1981; Sperber & Wilson, 1986) untersucht. Die Sprach-Akt-Theorie geht davon aus, daß sowohl der Sprecher wie auch der Hörer den geistigen Zustand des anderen berücksichtigen muß, wenn die Kommunikation bedeutungsvoll sein soll. Wenn autistische Kinder in ihrer "Theory of Mind" beeinträchtigt sind, dann ist es wahrscheinlich, daß sie die Sprache, wenn überhaupt, nicht bedeutungsvoll und kommunikativ einsetzen.

Aus Sicht der Kognitions-Theorie sind vor allem diejenigen Fähigkeiten autistischer Kinder beeinträchtigt, die ohne eine "Theory of Mind" oder einer "metarepräsentationalen Kapazität" nicht erworben werden können. Fähigkeiten, die diese Kapazitäten nicht erfordern, bleiben unbeeinträchtigt. Der Theorie zufolge müssen autistische Kinder beobachtbar sein, die sich völlig unauffällig entwickeln, bis das Alter erreicht ist, in dem sich die metarepräsentationalen Fähigkeiten entwickeln (18. bis 24. Lebensmonat). Baron-Cohen (1987, 1989) berichtet von einer solchen Subgruppe autistischer Kinder (ca. 20%), die elementare metarepräsentationale Fähigkeiten haben, und die entsprechend der Vorhersage der Theorie weniger pragmatische Defizite zeigen als andere autistischen Kinder.

Überlappungen zwischen der Affekt-Theorie (Hobson, 1988) und der Kognitions-Theorie (Baron-Cohen, 1988) ergeben sich, da beide Auffassungen eine "Störung in der Beachtung der geistigen Zustände anderer Personen" annehmen. Unterschiede zeigen sich vor allem in der Beschreibung der primären Störung, obwohl auch hier Vermutungen dahin gehen, daß die affektiven Probleme eine notwendige Vorbedingung für die kognitiven Störungen sein könnten (vgl. Baron-Cohen, 1988).

3.4.3.5 Die Theorie des sozialen Lernens

Sternberg (1987) versucht die verschiedenen theoretischen Auffassung zum Autismus zu integrieren und auf Störungen in der kognitiven Informationsverarbeitung zurückzuführen. Er sieht das Kernproblem autistischer Kinder in einer Funktionsstörung des Wissenserwerbs. Ausgehend von einer "triadischen Theorie der menschlichen Intelligenz" hält Sternberg (1985) drei Bereiche der Intelligenz für wichtig: Die Verbindung der Intelligenz mit der inneren Welt eines Individuums, mit der äußeren Welt des Individuums und mit den Erfahrungen. Sternberg (1987) sieht die autistische Störung vor allem im Wissenserwerb und fragt sich, was in dem Kind vorgeht, wenn es denkt oder sich Wissen aneignet. Der Prozeß des Wissenserwerb, der benötigt wird, um zu lernen und der Welt Sinn zu verleihen, erfordert nach Sternberg drei Verarbeitungsprozesse. Das *selektive Entschlüsseln, Kombinieren und Vergleichen.* Diese Prozesse sind relativ unabhängig von der Entwicklung autistischer Kinder.

Das selektive Entschlüsseln beschreibt den Unterscheidungsprozeß, in welchem die persönlich wichtige neue Information von der unwesentlichen getrennt wird. Das normale Kind filtert aus seiner Umwelt diejenigen Merkmale heraus, die es als wichtig erachtet. Hierbei greift es solche Informationen heraus, die auch von anderen Personen als zentral angesehen werden, wie Wörter und Sätze; und selbst Objekte werden in bestimmte Aspekte gruppiert, so daß sie für das Kind und die Umwelt gemeinsame Bedeutung besitzen. Es ist nach Sternberg (1987) gerade die Herstellung einer gemeinsamen Bedeutung, die es verhindert, daß jeder von uns in einer von anderen nicht verstandenen Welt lebt, in der das Selbst wegen der Unfähigkeit zur Kommunikation eine große Wichtigkeit erfährt.

Das selektive Kombinieren beschreibt das Zusammenfügen selektiv entschlüsselter Information in einer Art, die zu kohärenten und integrierten kognitiven Strukturen führt. Das normale Kind kann die ausgewählten Merkmale der Umwelt so zusammenfügen, um auch darin mit anderen Personen übereinzustimmen. Jeder versucht seinen Erfahrungen Sinn zu verleihen, indem er diese zu internen konsistenten Erfahrungsstrukturen zusammenfügt. Auch hierbei ist das normale Kind bestrebt, Erfahrungsstrukturen herzustellen, die es anderen mitteilen kann und die den allgemein akzeptierten Vorstellungen (Konsens) entsprechen. Wenn jeder Mensch andere Erfahrungsstrukturen hätte, so wäre eine Kommunikation extrem schwierig, da bestimmte Erfahrungen für verschiedene Personen etwas völlig anderes bedeuten würden. Die Gesprächspartner könnten einander nicht verstehen und die Kommunikation wäre kaum aufrechtzuerhalten, so daß es letztlich zu einer emotionalen Distanz zwischen den Personen käme.

Das selektive Vergleichen beschreibt, wie neue Informationen und neu ausgebildete kognitive Strukturen mit bekannten Informationen und bereits bestehenden kognitiven Strukturen verknüpft werden, die bereits im Langzeitgedächtnis sind. Normalerweise verknüpft man neue Ereignisse mit bekannten, um so die neuen kognitiven Strukturen in bereits bestehende einzuarbeiten. Wenn es gelingt, kognitive Schemata aufzubauen, in denen die jeweils neuen Erfahrungen mit den bereits bekannten verbunden werden können, kann ein innerer Zusammenhang des eigenen Lebens hergestellt werden. Dies wäre kaum zu gewährleisten, wenn jedes Ereignis als neu angesehen würde oder wenn die einzelnen kognitiven Strukturen nicht wirklich miteinander in Verbindung stehen würden.

Sternberg (1987) vermutet, daß autistische Kinder in allen drei Verarbeitungsprozessen gestört sind. Er macht dies an folgendem deutlich. Das autistische, wie auch das lerngestörte, geistig behinderte Kind haben spezifische Defizite gemeinsam, andere wiederum nicht. Während das autistische Kind vor allem Schwierigkeiten hat, mit relativ neuen Aufgaben oder unbekannten Situationen umzugehen, hat das lerngestörte Kind Schwierigkeiten im Umgang mit eher automatisierten Informationsverarbeitungsprozessen, wenn die Aufgabe relativ bekannt ist. Zudem haben autistische Kinder auch qualitativ andere Verarbeitungsstrukturen, vor allem im sprachlichen Symbolsystem, so daß sie Wissensstrukturen aufbauen, die von der Mehrzahl anderer Personen nicht geteilt werden können. Daher ist eine normale Kommunikation für autistische Kinder fast unmöglich. Es ist nicht nur so, daß autistische Kinder eine "andere Sprache sprechen", sondern zudem die Erfahrungen, die sie in ihrer Sprache mitteilen, andersartig aufgebaut haben. Sternberg sieht die Störung in den höheren kognitiven Verarbeitungssystemen, auf konzeptuellem und weniger auf perzeptuellem Niveau und vermutet ein Defizit in bestimmten symbolischen Systemen, vor allem der Sprache.

Ebenso wie Frith und Baron-Cohen (1987) geht auch Sternberg (1987) davon aus, daß autistische Kinder nicht die von anderen Personen berücksichtigten Merkmale im Wahrnehmungsmuster erfassen. Sie ignorieren wichtige Reize aufgrund von Fehlern, die sie im Filterprozeß relevanter und irrelevanter Informationen machen. Dieser Fehler wird von Sternberg als eine Störung des selektiven Entschlüsselns beschrieben. Sternberg geht jedoch über die Annahmen von Frith und Baron-Cohen (1987) hinaus und vermutet eine Störung in allen drei miteinander eng verbundenen Verarbeitungsprozessen des selektiven Entschlüsselns, Kombinierens und Vergleichens. Er weist nach, daß Personen, die Störungen des selektiven Entschlüsselns zeigen, auch in den beiden anderen Verarbeitungsprozessen gestört sein müssen (Davidson & Sternberg, 1984). Sternberg (1987) geht, gestützt auf Hypothesen der Wahrnehmungspsychologie, ebenso davon aus, daß alle sensorischen Informationen während der Wahrnehmung verarbeitet werden müssen, und daß autistische Kinder demnach in der Verarbeitung aller Informationen Besonderheiten aufweisen, wir jedoch bisher zu wenig darüber wissen, wie diese Verarbeitung normalerweise verläuft. Damit zusammenhängend glaubt Sternberg (1987) nicht, daß man beim Autismus mit sogenannten "Fähigkeitsinseln" oder "Mehrleistungen" generell rechnen kann, obwohl es Ausnahmen gibt.

Sternberg (1987) selbst sieht die grundlegenden Probleme autistischer Kinder im sozialkognitiven Bereich, vor allem im sozialen Lernen. Die frühen Störungen der drei Verarbeitungsprozesse führen seiner Meinung nach zu den schweren Beeinträchtigungen in den sozialen Beziehungen der autistischen Kinder und darüber hinaus auch zu kognitiven Beeinträchtigungen. Da autistische Kinder ihre Welt anders aufbauen als die meisten anderen Menschen und daraufhin soziale und kommunikative Störungen entstehen, kommt es zu den verschiedensten qualitativ andersartigen Verhaltensweisen wie sozialem Rückzug, schweren Störungen der kognitiven Strukturen, die nur im Zusammenhang und der Interaktion mit anderen Personen erworben werden können (wie Sprache und symbolisches Spiel) und zu bizarren Verhaltensweisen.

3.4.3.6 Zusammenfassung und Schlußfolgerungen

Die verschiedenen theoretischen Erklärungsmodelle des Autismus beziehen sich auf unterschiedliche Störungsaspekte. Sie versuchen, das Zusammenspiel kognitiver und affektiver Störungsanteile zu beschreiben, die neuropsychologischen Übergänge von der neurologischen hin zur psychologischen Entwicklung zu klären und spezifische Verhaltensaspekte auf entwicklungspsychologischer Grundlage zu erklären, d.h. in Abgrenzung vom normalen Verhalten von Personen gleichen Entwicklungsniveaus. Der allen theoretischen Vorstellungen gemeinsame Aspekt bezieht sich darauf, daß autistische Kinder immer dort Schwierigkeiten haben, wo in irgendeiner Form *andere Menschen* eine Rolle spielen. Autistische Kinder haben die größten Probleme, von anderen oder über andere Personen etwas zu lernen (Sigman et al., 1987). Diese Fähigkeit setzt sich wahrscheinlich aus einer Vielzahl anderer Fähigkeiten zusammen, die während der ersten zwei Lebensjahre erworben werden. Sämtliche Erklärungsmodelle lassen sich in die Entwicklung der "sozialen Fertigkeiten" der ersten Lebensjahre einordnen, beginnend mit den von Geburt an bestehenden Störungen neuropsychischer Systeme (Fein et al., 1986) bis hin zur Störung metarepräsentationaler Fähigkeiten gegen Ende der ersten beiden Lebensjahre (Baron-Cohen, 1988).

Verfolgt man die Studien zum Autismus, so können folgende miteinander zusammenhängende Entwicklungsaufgaben angeführt werden, die autistische Störungen erklären helfen. Nach Rutter (1983) verarbeiten Autisten bedeutungsvolle soziale und emotionale Reize nicht angemessen, da soziales, emotionales und symbolisches Wissen die simultane Verarbeitung und Integration zweier Informationen erfordert . Wenn z.B. ein Kind auf ein Objekt zeigt, schaut das Kind auf das Objekt und behält gleichzeitig die Person in Gedanken, mit der es die Sichtweise auf das Objekt teilt oder zu teilen beabsichtigt. Schaut das Kind sodann auf die Person, so behält es das Objekt in Gedanken. Das autistische Kind mag eventuell beides nicht bewerkstelligen können; zwei Inhalte gleichzeitig zu berücksichtigen oder zwischen zwei Perspektiven zu wechseln. Die kognitiven Anforderungen des sozialen und symbolischen Lernens überfordern möglicherweise die Kapazität der Informationsverarbeitung autistischer Kinder.
Mundy et al. (1986) gehen noch einen Schritt weiter, indem sie glauben, daß die Anforderungen sozialen Lernens dreigeteilt sind und eine Verhaltenskoordination von Selbst, einer anderen Person und einem Objekt erfordern. In dieser dreigeteilten Verhaltenskoordination

lernt das Kind die Aufmerksamkeit einer Person auf ein Objekt zu lenken. Die Prozesse der sogenannten *Aufmerksamkeitslenkung* sind bei autistischen Kindern gestört (Mundy et al., 1986, 1987; Loveland & Landry, 1986; Sigman et al., 1986). Bei normalen Kindern entwickeln sie sich um den 18. Lebensmonat (Rheingold et al., 1976), und sie stellen die wichtigste Variable des sozialen Lernens dar, in welchem kommunikativer Sprachgebrauch und symbolische Fähigkeiten erworben werden (Bakeman & Adamson, 1984; Bruner & Sherwood, 1983; Sugarman, 1984). Zudem werden in den Fähigkeiten zur Perspektivenübernahme und damit auch der Metarepräsentation die Erfahrungen dieser Art des sozialen Lernens wirksam (Leslie, 1987; Baron-Cohen et al., 1985). In die Fähigkeit der Verhaltenskoordination von Selbst, Anderem und Objekt fließen verschiedene entwicklungsmäßig früher erworbene Fähigkeiten ein. Dabei handelt es sich um die verschiedenen Fähigkeiten der Selbst- und Fremdwahrnehmung, der Empathie und emotionalen Perspektivenübernahme sowie verschiedene sensumotorische Fähigkeiten (z.B. Imitation).
Wie nun die einzelnen Fähigkeiten in der sozialen Interaktion und vor allem in den Prozessen der Aufmerksamkeitslenkung wirken und zu welchen weiteren Fähigkeiten sie führen, ist bisher noch nicht geklärt. Dennoch, die Koordination von Selbst, Anderem und Objekt zum Zwecke der Kommunikation, des sozialen und symbolischen Spielens, des sozialen Lernens und des alltäglichen zwischenmenschlichen Handelns scheint bei autistischen Kindern gestört zu sein (Mundy et al., 1987; Landry & Loveland, 1988; Sigman et al., 1987).

Aus Sicht der Entwicklungspsychologie wird es in den nächsten Jahren immer wichtiger, zu einem komplexen Erklärungsmodell zu gelangen, welches von den verschiedensten psychologischen und neuropsychologischen Variablen ausgehend die wesentlichen Entwicklungsschritte spezifiziert, die zu dem Störungsbild führen. Es ist durchaus denkbar, daß die unterschiedlichsten Variablen und Entwicklungsschritte sich zu einem Zeitpunkt der Entwicklung in einer einheitlichen Störung widerspiegeln, die für alle Betroffenen charakteristisch ist. In der Folgezeit können dann wiederum die unterschiedlichsten weiteren Störungsverläufe auftreten. Ein solches Modell wollen wir im folgenden darstellen.

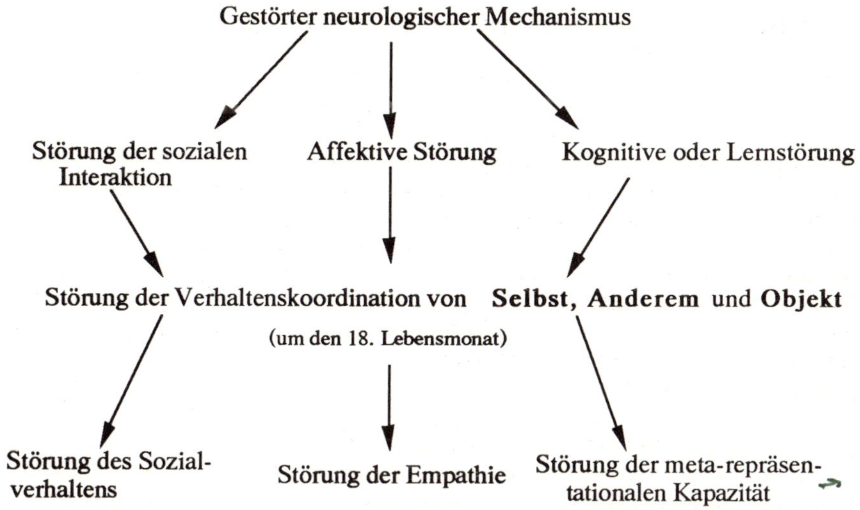

→ S. 56/57

Abbildung 6: Entwicklungsmodell autistischer Störungen.

Das wesentlich Neue dieses Modells ist der Bezug auf einen bestimmten Entwicklungszeitpunkt sowie auf bestimmte Verhaltensstörungen, die für alle Betroffenen gelten müssen. Dieses Modell sagt voraus, daß die unterschiedlichsten Verhaltensaspekte, die in den ersten Lebensmonaten beeinträchtigt sein können, dennoch zu einem einheitlichen Störungsbild führen können, welches die wesentlichen Merkmale aller Betroffenen darstellt. In der weiteren Entwicklung können sich dann spezifische Störungsbilder aus diesem Grundmuster entwickeln. Ob nun alle autistischen Kinder eine Störung gerade in der Verhaltenskoordination haben oder nicht, ist für das vorgestellte Modell sekundär, obwohl wir dies aus entwicklungspsychologischer Sicht für wahrscheinlich halten. Wichtiger erscheint es uns, eine denkbare Struktur komplexer Erklärungsmodelle darzustellen.

4 Entwicklungspsychologische Betrachtung

Das Interesse der Entwicklungspsychologie an der differentialätiologischen Betrachtung autistischer Störungen liegt primär in den auslösenden und aufrechterhaltenden Bedingungen der Störung. Die Entwicklungspsychologie versucht zu klären, zu welchen Zeitpunkten die ersten Abweichungen von dem normalen Entwicklungsverlauf auftreten und welche Entwicklungsveränderungen aus diesen primären Störungen resultieren. Dabei versucht sie, ihren Randbedingungen Rechnung zu tragen; den neurologischen und neuropsychologischen Einflußfaktoren einerseits und den Einflüssen der sozialen Umwelt andererseits. Die entwicklungspsychologische Perspektive ist somit das Bindeglied des bio-psycho-sozialen Kontinuums autistischer Störungen.

Die Autismusforschung greift auf entwicklungspsychologische Modelle zurück, die sich mit der Entwicklung der ersten 24 Lebensmonate befassen. Die Begründung dieses Vorgehens liegt in der Tatsache begründet, daß 76% aller autistischen Kinder nach Angaben deren Eltern vor dem 24. Lebensmonat Verhaltensauffälligkeiten zeigen (Short & Schopler, 1988). Die 24% der Betroffenen, die nach diesem Zeitpunkt identifiziert werden (20% von ihnen vor dem 36. Lebensmonat) zeichnen sich durch ihre verbesserten Kompensationsmöglichkeiten aus, ihr tatsächlicher Krankheitsbeginng liegt wahrscheinlich zwischen dem 18. und 24. Lebensmonat (vgl. Baron-Cohen, 1988; Sigman et al., 1987). Dennoch gibt es auch autistische Störungen, die erst nach dem 36. Lebensmonat erstmals beobachtet werden (ca. 6%; Short & Schopler, 1988). Die Begründung einer Entwicklungsstörung autistischer Kinder, die vor oder um den 18. bis 24. Lebensmonat liegt, wird vor allem aber durch die Befunde der entwicklungspsychologischen Untersuchungen selbst nahegelegt. Die wichtigsten dieser Befunde werden wir im folgenden darstellen. Wir werden dabei, wo immer möglich, Bezug auf die normale Entwicklung nehmen, ohne diese als Maßstab der Entwicklung autistischer Kinder anzusehen (Dawson & Galpert, 1986; Cairns, 1986). Die experimentellen Studien gruppieren wir zu einzelnen Entwicklungsbereichen, obwohl wir darauf hinweisen müssen, daß sich auch andere Gruppierungen vornehmen lassen, da die meisten Studien zum Autismus die Schnittpunkte zwischen den "traditionell" abgegrenzten Entwicklungsbereichen - Kognition, Sprach- und Sozialentwicklung sowie Emotion - berücksichtigen. Eine strikte Abgrenzung einzelner Bereiche ist aus Sicht der entwicklungspsychologischen Forschung nicht sinnvoll, jedoch aus praktischen und didaktischen Gesichtspunkten notwendig. Wir gruppieren die Studien in die:

- *kognitive Entwicklung* (Studien zur Intelligenz, Informationsverarbeitung, sensumotorischen sowie zur symbolischen Entwicklung),
- *soziale und kommunikative Entwicklung* (Studien zur Verhaltenskoordination in der sozialen Interaktion und zur intentionalen Kommunikation, Sprachentwicklung, Pragmatik und zum sozialen Kontext) und

- *emotionale Entwicklung* (Studien zum emotionalen Verstehen und zum Äußern von Gefühlen im Sozialkontakt).

4.1 Die Kognitive Entwicklung

4.1.1 Die normale kognitive Entwicklung

Eine Voraussetzung der normalen kognitiven Entwicklung ist in gewisser Hinsicht die sensorische Wahrnehmung und die motorische Bewegungsfähigkeit, die sich in ungestörten Informationsverarbeitungsprozessen auf dem sensorisch-perzeptiven Niveau zeigen (Frith & Baron-Cohen, 1987). Piaget (1975) baut seine Theorie der sensumotorischen Entwicklung auf der Grundlage sensorischer und motorischer Funktionsabläufe auf. Er geht davon aus, daß ein Kind in dieser Zeit das Wissen entwickeln muß, daß Objekte außerhalb seiner Wahrnehmung existieren und eine Identität und Permanenz besitzen, die unabhängig von dem Kind ist. Bis zum Ende des ersten Lebensjahres können die Kleinkinder Objekte noch nicht unabhängig von dem erleben, was sie mit diesen tun. Erst während des 1. bis 2. Lebensjahres, wenn sie die Objektpermanenz entwickelt haben, können sie Objekte einsetzen, um mit ihrer Hilfe einen Zweck zu erzielen. Sie entwickeln geistige Repräsentationen der Objekte und dessen, was sie mit ihnen tun können, d.h. der Ereignisse in ihrer Umwelt; und letztlich einfache Problemlösestrategien mit Hilfe des Versuch- und Irrtumlernens. Obwohl noch einige Kontroversen darüber bestehen, zu welchem Zeitpunkt die einzelnen sensumotorischen Fähigkeiten erworben werden, gilt es als ziemlich gesichert, daß sich diese Fähigkeiten normalerweise gleichzeitig entwickeln, obwohl es auch zu sogenannten "horizontalen Verschiebungen" kommen kann (Piaget, 1975; Uzgiris, 1983).

Die Entwicklung des repräsentationalen Denkens läßt sich am besten durch die Entwicklung des Spielverhaltens normaler Kinder charakterisieren (Ungerer et al., 1981). Vor dem 9. Lebensmonat spielt das Kleinkind, indem es einzelne Objekte visuell und taktil inspiziert; Objekte also schüttelt, in den Mund nimmt, von einer in die andere Hand nimmt oder mit dem Objekt auf etwas schlägt. Um den 9. bis 12. Lebensmonat kann das Kleinkind mehrere Objekte in Kombination miteinander bringen, Objekte relational gebrauchen. Es nimmt z.B. zwei Gegenstände in die Hände und schlägt diese gegeneinander. Ab dem 12. oder 13. Lebensmonat beginnt das Kind, Objekte so zu gebrauchen, wie es ihrer Funktion entspricht, d.h. wie diese normalerweise gebraucht werden. Es benutzt z.B. eine Gabel, um eine Puppe zu füttern oder trinkt aus einer Tasse. Zwischen dem 17. und 22. Lebensmonat entwickelt sich das repräsentationale und symbolisch-vorstellungsmäßige Spiel. Während dem 17. bis 19. Lebensmonat, wenn die Objektpermanenz und der Werkzeuggebrauch entwickelt sind, benötigt das Kind noch realistische lebensgroße Objekte, um vorstellungsmäßig zu spielen. Es kann in seiner Vorstellung nur jene bekannten Ereignisse repräsentieren, die es selbst im täglichen Leben erfahren hat, wie Essen oder Schlafen. Die vorstellungsmäßigen Schemata bestehen noch aus einzelnen Verhaltensmustern (Trinken, Essen, Schlafen), und das Kind wechselt auch dementsprechend schnell von Schema zu Schema. Es mag z.B. so tun, als ob es schläft, um dann plötzlich so zu tun, als ob es ißt. Kinder auf dieser Entwicklungsstufe sind die Aktoren ihrer vorstellungsmäßigen Handlungen, so daß dieses Stadium auch als "autosymbolisches" vorstellungsmäßiges Spiel bezeichnet wird (Westby, 1988). Auf dieser

Stufe kann das Kind seine Handlungen noch nicht dekontextualisieren, d.h. es ist noch an konkretes Handeln und realistische Gegenstände gebunden (vgl. Bretherton et al., 1984; Cole & La Voie, 1985).
Bis zu diesem Zeitpunkt (17. bis 22. Monat) entwickeln sich auch verschiedene Ein-Wort-Äußerungen, die eine Vielzahl semantischer Beziehungen herstellen können. Die sensumotorischen Fähigkeiten der Mittel-Zweck-Relation, der Imitation und das symbolische Spiel hängen eng mit dem Erwerb dieser sogenannten referentiellen Sprache zusammen (Bates et al., 1979). Das Kind kann zu diesem Entwicklungszeitpunkt seine Wünsche und Absichten verbal mitteilen (Bates et al., 1979) und ist zur intentionalen d.h. absichtsvollen Kommunikation fähig (Harding, 1984; Sugarman, 1984).

Gegen Ende dieses Entwicklungsstadiums erweitern die Kinder das symbolisch-vorstellungsmäßige Spiel auf andere Personen oder auf Puppen. Sie können dann (19.-20. Lebensmonat) so tun, als ob sie ihre Mutter oder eine Puppe füttern, obwohl sie zu diesem Zeitpunkt nur als passiver Rezipient ihrer Spielhandlungen fungieren. Das Kind wird sich zunehmend der Beziehungen zwischen Objekten und Personen bewußt und beginnt Wortkombinationen, d.h. Zwei-Wort-Äußerungen zu verwenden (Dore, 1986; Casby & Ruder, 1983).
Die wesentliche Veränderung im symbolisch-vorstellungsmäßigen Spielverhalten findet vom 22. bis 30. Lebensmonat in der Organisation des Spielverhaltens statt. Die einzelnen vorstellungsmäßigen Schemata sind immer noch isoliert, d.h. das Kind zeigt nicht die Fähigkeit, verschiedene zusammenhängende Spielsequenzen zu spielen. Die einzelnen Schemata werden aber zunehmend ausgearbeitet und das Kind lernt sämtliche Materialien kennen, die für ein Spielereignis, z.B. Essen oder Kochen notwendig sind, und es verlangt nach ihnen. Das Kind setzt zum Beispiel verschiedene Puppen an einen Essenstisch und gibt jeder einen Teller, eine Tasse usw., und es kann sein Verhalten mit kurzen Sätzen kommentieren (Westby, 1988).
Die weitere Entwicklung des symbolisch-vorstellungsmäßigen Spiels ist von Westby (1988) beschrieben. Er sieht im Spielverhalten den Ausdruck der sozialen Kompetenz und die verschiedenen sensumotorischen, sprachlichen und kommunikativen Kompetenzen normaler Kinder repräsentiert.

Wir wollen im folgenden die intellektuellen Fähigkeiten und die Fähigkeiten der Informationsverarbeitung autistischer Kinder darstellen. Danach werden wir Studien zur sensumotorischen sowie symbolischen Entwicklung autistischer Kinder anführen.

4.1.2 Intelligenz autistischer Kinder

Kanner (1943) ging davon aus, daß dem Autismus keine besonderen intellektuellen Defizite zugrunde liegen. Nach seiner Beobachtung besitzen autistische Kinder gewöhnlich eine normale physische Erscheinung und eine wache, intelligent aussehende Physiognomie. Viele weisen ein exzellentes mechanisches Gedächtnis auf und einige sogar ungewöhnliche Talente in Bereichen wie Mathematik, Musik oder Zeichnen. Die meisten Eltern autistischer Kinder stammen nach Kanners Ansicht aus höheren sozialen Schichten. Diese Auffassungen Kanners (1943) sind bisher nur teilweise bestätigt, zumeist aber widerlegt worden. Verschiedene Studien bestätigen zwar, daß einige autistische Kinder sogenannte "Fähigkeits-Inseln" haben (Selfe, 1983; Frith & Snowling, 1983; Shah & Frith, 1983), jedoch scheint dies nur ausnahmsweise beobachtet zu werden. Die "intelligente Physiognomie" autistischer Kinder verändert sich im Verlauf der natürlichen Entwicklung und führt in der Jugend und im Alter häufig zu einem "Verfall" des intelligenten Aussehens (Links et al., 1980). Insbesondere die dritte Auffassung Kanners, der hohe soziale und intellektuelle Stand der Eltern autistischer Kinder, gilt als widerlegt (Schopler et al., 1979; Tsai, 1982).

Autistische Kinder zeigen in Intelligenzuntersuchungen mit standardisierten Intelligenztests überwiegend unterdurchschnittliche Intelligenzleistungen (De Myer et al., 1981; Wing & Gould, 1979; Bryson et al., 1988). Dies entspricht der Auffassung, daß autistische Störungen häufig zusammen mit einer geistigen Behinderung auftreten (Wing, 1981). Die Verteilung der Intelligenzwerte über die verschiedenen Intelligenzbereiche ist abhängig von der jeweils herangezogenen Stichprobe, so daß es uns nicht zweckmäßig erscheint, Aussagen über die prozentuale Verteilung der Intelligenzwerte zu geben (vgl. De Myer et al., 1981; Zahner & Pauls, 1987). Wichtiger ist die Tatsache, daß aus den Intelligenztest-Werten autistischer Kinder ähnliche Aussagen über die intellektuellen Kapazitäten und die Prognose entnommen werden können, wie bei normalen oder geistig behinderten Kindern (De Myer et al., 1973, 1974; Rutter, 1983). Die Leistungsschwankungen bei Testwiederholung entsprechen einander, so daß die Reliabilität gesichert ist. Die Leistungen sind während der Schulzeit relativ stabil und korrelieren zufriedenstellend mit denen des Erwachsenenalters. Die Intelligenztestwerte sind ein guter Prädiktor für den Verlauf der Störung und sie korrelieren zufriedenstellend mit der sozialen Kompetenz im Erwachsenenalter. Für die Gruppe der intelligenten autistischen Kinder sind diese Korrelationen nicht so hoch wie für die Gruppe der geistig behinderten autistischen Kinder.

Die Leistungen autistischer Kinder in der handlungsgebundenen Intelligenz sind häufig besser als die in der sprachgebundenen Intelligenz (De Myer et al., 1981). Die Unterschiede sind als bedeutsam zu betrachten, so daß häufig eine Sprachstörung als charakteristisch für den Autismus angenommen wurde (Rutter et al., 1971). In den einzelnen Intelligenzbereichen zeigen sich Leistungstiefs im "Allgemeinen Verständnis" (soziales Wissen) und "Bilderergänzen" (konzeptuelle Perspektivenübernahme); Leistungshochs liegen im "Zahlennachsprechen" (Aufmerksamkeit und Kurzzeitgedächtnis), im "Mosaik-Test" und dem "Figuren legen" (Wahrnehmungsorganisation). Vergleichsweise gute Leistungen erzielen autistische Kinder in Leistungstests zur visuo-motorischen Koordination. Autistische Kinder haben vor allem in der Informationsverarbeitung und im sozialen Wissen, in der Abstraktion und im logischen Schlußfolgern Schwierigkeiten, während sie im räumlich-motorischen Verhalten, der Wahrnehmungsorganisation und im Kurzzeitgedächtnis weniger beeinträchtigt sind (Lotter, 1978; Dawson, 1983). Die visuo-motorischen Fähigkeiten, wie sie im Frostig-Test erfaßt werden, scheinen bei autistischen Kindern unbeeinträchtigt von ihrer geistigen Behinderung zu sein (Waterhouse & Fein, 1984). Diese Fähigkeiten verbessern sich mit zunehmendem Alter und sind bei männlichen Autisten deutlicher ausgeprägt als bei weiblichen, die zudem generell schlechtere Intelligenzleistungen zeigen als männliche (Lord et al., 1982; Frith & Baron- Cohen, 1987). Die räumlich-visuellen und visuo-motorischen Fähigkeiten sind Leistungsbereiche, in denen autistische Personen die höchsten Leistungen erzielen, selbst dann, wenn sie in der sprachgebundenen Intelligenz nicht testbar sind (Lockyer & Rutter, 1970). Die guten visuo-motorischen Koordinationsfähigkeiten gehören einem der

Intelligenzbereiche an, in denen autistische Kinder keine Beeinträchtigungen aufweisen und die sie daher bevorzugt nutzen und entwickeln.

Lange Zeit wurde vermutet, daß motivationale Faktoren für die Leistungsminderungen bei autistischen Kindern verantwortlich sind (Rutter, 1983). Die Leistungsbereitschaft autistischer Kinder in standardisierten Tests wird jedoch nicht negativ von deren Motivation beeinflußt (Clark & Rutter, 1977). Sie hängt im wesentlichen von der Aufgabenschwierigkeit ab und ist insofern derjenigen normaler Kinder vergleichbar (Clark & Rutter, 1979). Es zeigt sich zudem, daß neben der Aufgabenstruktur auch die interpersonale Beziehung des autistischen Kindes zu dem Untersucher die Leistungsbereitschaft, wie bei anderen Kindern auch, beeinflussen kann (Clark & Rutter, 1981). Es ist bekannt, daß die mangelnde Bereitschaft zur Mitarbeit wesentlich vom Entwicklungsniveau autistischer Kinder abhängt (Volkmar et al., 1985) und zudem nicht typisch für sie ist (Volkmar et al., 1986).

Eine wichtige Frage bezieht sich auf die Zusammenhänge zwischen der Intelligenz und der Häufigkeit epileptischer Anfälle beim Autismus. Rutter & Bartak (1971) fanden bei 29% der autistischen Kinder, die während der Kindheit keinerlei epileptische Anfälle hatten, eine Entwicklung epileptischer Anfälle in der Adoleszenz. Während sich aber bei einem Drittel der geistig behinderten autistischen Kinder ein Anfallsleiden entwickelt, tritt dieses nur bei jedem 20. normal intelligenten autistischen Kind auf. Ob es nun die geistige Behinderung ist, die bei den autistischen Kindern ein Anfallsleiden begünstigt, bleibt unklar, da geistig behinderte Kinder ohne Autismus zumeist schon in der Kindheit zu epileptischen Anfällen neigen (Deykin & MacMahon, 1979). Ein IQ-Wert unterhalb von 50 prädisponiert für ein Anfallsleiden in der Jugend.

In der Autismusforschung sind in den letzten Jahren die Untersuchungen an intelligenten autistischen Kindern besonders wichtig geworden (Rutter, 1983). Intelligente autistische Kinder ohne zusätzliche geistige Behinderung können als "reine" Autisten angesehen werden, da deren Symptomatik nicht auf die intellektuellen Defizite zurückgeführt werden kann (Sigman et al., 1987; Bartak & Rutter, 1976; James & Barry, 1983; Rutter, 1978, 1983).

Verhaltenssymptome intelligenter und geistig behinderter autistischer Kinder

In einem Vergleich autistischer Kinder mit einem IQ-Wert unter bzw. über 70 fanden Bartak und Rutter (1976), daß sich die autismusspezifischen Merkmale beider Gruppen, die soziale und kommunikative Störung sowie die stereotypen Verhaltensmuster, nicht voneinander unterscheiden und somit unabhängig von einer bestimmten Intelligenzausprägung sind.

Verschiedene Verhaltensmerkmale hängen jedoch von dem Intelligenzniveau der Kinder ab:

- *In der Gruppe der geistig behinderten autistischen Kinder ist das Bild des Autismus ausgeprägter, da hier die sprachlichen Probleme größer sind; zudem sind die interpersonalen Beziehungen stärker gestört, und es kommt öfter zu sozial unangemessenem Verhaltten.*

- *Bei normal intelligenten autistischen Kindern ist die Symptomatik zuweilen schwach ausgeprägt. Hier finden sich häufiger sprachliche Symptome wie z.B. die pronominale Umkehr oder auch rituelles Verhalten und Sensibilität gegenüber Geräuschen.*
- *Wesentliche Unterschiede treten in den Begleitsymptomen der autistischen Störungen auf. So zeigen autistische Kinder mit einer zusätzlichen geistigen Behinderung häufiger selbstverletzendes Verhalten, abweichende soziale Reaktionen, Hand- und Fingermanierismen, eine verzögerte Sozialentwicklung, vermehrt neurologische Symptome und eine schlechtere Prognose. Diese Symptomatik entspricht eher geistig behinderten Kindern und ist weniger auf die autistische Störung der Betroffenen zurückzuführen.*

Die autismusspezifischen Symptome scheinen unabhängig von der intellektuellen Leistungsfähigkeit der autistischen Kinder zu sein, werden aber von dieser in ihrem Ausprägungsgrad beeinflußt (Shah & Wing, 1986; Cohen et al., 1987).
Dies wird auch von Langzeitstudien nahegelegt. In einer solchen Langzeitstudie fanden Rutter et al. (1967), daß sich bei autistischen Kindern, die im Verlaufe ihrer Entwicklung sozial kontaktfreudiger wurden, die Intelligenzleistungen nicht automatisch verbesserten. Auch eine intensive Therapie des Sozialverhaltens verbessert nicht automatisch die Intelligenzleistungen (Hemsley et al., 1978). Erst pädagogisch weitgefächerte langzeittherapeutische Förderprogramme führen neben einer generellen Symptomverbesserung auch zu intellektuellen Leistungssteigerungen (Lovaas, 1987).

Lange Zeit bestand Uneinigkeit darüber, ob die intellektuellen Defizite oder die Entwicklungsstörungen, d.h. die qualitativen Veränderungen, wesentlich für die autistischen Störungen sind. Schon früh konnten Simmons & Tymchuck (1973) zeigen, daß die Annahme eines primären sprachlichen Defizites bei autistischen Kindern nicht haltbar ist. Die Autoren fanden bei normal intelligenten Autisten, daß der häufig bestehende Unterschied zwischen der niedriger ausgeprägten sprachgebundenen und der besser ausgeprägten handlungsgebundenen Intelligenz durch Förderprogramme ausgeglichen und sogar zugunsten besserer sprachlicher Leistungen umgekehrt werden kann. Otha (1987) fand bei autistischen Kindern mit normalen Intelligenzleistungen in der handlungsgebundenen Intelligenz, daß diese räumliche Beziehungen aufgrund von verbalen Instruktionen herstellen können. Diese Leistungen entsprachen denen von normalen Kindern vor dem 3. Lebensjahr und waren unabhängig von der Intelligenz. Otha (1987) fand auch, daß die häufig beobachteten Beeinträchtigungen in der Imitation von Gesten (Curcio, 1978) ebenso unabhängig von der Intelligenz, dem Lebensalter und der sprachlichen Behinderung normal intelligenter Autisten sind und dem Entwicklungsniveau von normalen Kindern unterhalb des 3. Lebensjahres entsprechen. Er vermutet, daß weder eine sprachliche noch eine "intellektuelle" Störung den Autismus charakterisiert, sondern eine Beeinträchtigung in den symbolisch-repräsentationalen Funktionen, die sich vor dem 3. Lebensjahr bei normalen Kindern entwickeln.

Die wesentlichen Leistungsminderungen autistischer Kinder stehen eher im Zusammenhang mit deren generellem Entwicklungsniveau als mit deren Intelligenzniveau (Sigman & Ungerer, 1981, 1984; Dawson & Adams, 1984; Wetherby & Prutting, 1984). Die Unterschiede zwischen sprach- und handlungsgebundener Intelligenz können als eine Funktion der Entwicklungsstörung betrachtet werden. So kann der Erwerb der relativ guten handlungsgebundenen Intelligenz darauf zurückgeführt werden, daß die dazu notwendigen Fähigkeiten sich ohne soziale Einflüsse entwickeln können. Die Leistungen der sprachgebundenen Intelligenz hängen in einem viel stärkeren Ausmaß von Fertigkeiten ab, die durch soziale Faktoren vermittelt werden. Sigman et al. (1987) fanden, daß beim Autismus diejenigen Konzepte und Fertigkeiten stärker beeinträchtigt sind, die von sozialen Faktoren abhängen, wie symbolisches Spiel und Sprache, als solche, die ein autistisches Kind selbständig erwerben kann, wie Objektmanipulation und kategoriales Wissen. Natürlich lassen sich die Befunde der Entwicklungspsychologie nicht so ohne weiteres auf die Intelligenzleistungen übertragen. Dennoch zeigen autistische Kinder auf sensorisch-perzeptiver Ebene der Informationsverarbeitung keine wesentlichen Störungen (Hermelin, 1978) und auf kognitiv höherer Ebene der Informationsverarbeitung vor allem dann Beeinträchtigungen, wenn die Wahrnehmung "bedeutungsvoller" Informationen gefordert ist (Schwartz, 1981). Gerade aber der Bedeutungsgehalt einer Information kann nur über sozial-kognitives Wissen und soziales Lernen erworben werden (Sternberg, 1987). Dies wiederum sind wesentliche Bestandteile der sprachgebundenen Intelligenz (Kubinger, 1983; Tewes, 1983; u.a.).

Intellektuelle Kompetenzen autistischer Kinder:

- *Bei bis zu 70% der autistischen Kinder liegen die intellektuellen Fähigkeiten im Bereich der geistigen Behinderung (<70 IQ-Punkte).*
- *Die sprachgebundenen Fähigkeiten sind häufig stärker beeinträchtigt als die handlungsgebundenen. Dies kann auf die bei autistischen Kindern stärker beeinträchtigten sozial-kognitiven Informationsverarbeitungsprozesse, die im Zusammenhang mit den sprachgebundenen Fähigkeiten stehen, zurückgeführt werden (Sigman et al., 1987; Otha, 1987; Baron-Cohen, 1988).*
- *Intellektuelle Fähigkeiten zeigen sich bei autistischen Kindern vor allem dort, wo eine einfache räumlich-motorische oder räumlich-visuelle Wahrnehmungsorganisation und der Umgang mit konkreten Materialien gefordert werden. Intellektuelle Defizite finden sich im Umgang mit abstrakten, vor allem aber mit bedeutungsvollen Informationen.*
- *Die intellektuellen Kompetenzen scheinen zwar einerseits mit der Verhaltenssymptomatik autistischer Kinder zusammenzuhängen (Bartak & Rutter, 1976; Wing, 1981), können jedoch andererseits die meisten der autismusspezifischen Verhaltenssymptome nicht erklären (Shah & Wing, 1986; Fein et al., 1986).*

4.1.3 Informationsverarbeitung autistischer Kinder

Die Erhebung der intellektuellen Fähigkeiten autistischer Kinder mit standardisierten Intelligenztests erlaubt zwar Aussagen über Fähigkeiten und Defizite in verschiedenen Leistungsbereichen, jedoch keine Aussagen über den Prozeß, der zu einer Leistung führt. Dies wird vornehmlich mit psychologischen Experimenten untersucht, die sich einerseits auf den informationsverarbeitenden Prozeß selbst beziehen und andererseits auf den Aufbau des Wissens an sich. Es ist daher erforderlich, kognitive Leistungen danach zu unterscheiden, wie sie im Prozeß der Informationsverarbeitung entstehen und woraus diese inhaltlich bestehen. Nach Sigman et al. (1987) befassen sich die Untersuchungen zur Informationsverarbeitung und zum Lernen mit der Art, wie Personen Informationen entschlüsseln, während sich die Studien zu den Inhalten des Wissens mit dem befassen, was eine Person über die Welt weiß

(Konzepte) und mit dem, was eine Person über den Umgang mit der Welt weiß (Fähigkeiten).

Die Befunde der Intelligenzmessungen legen nahe, daß die Informationsverarbeitung autistischer Kinder entweder auf sensorisch-perzeptivem oder auf dem kognitiv höheren Niveau der Informationsverarbeitung beeinträchtigt ist. So scheinen autistische Kinder eine konkrete und einfache Wahrnehmungsorganisation der Abstraktion vom Konkreten vorzuziehen und vornehmlich an visuo-motorische Leistungen gebunden zu sein (vgl. auch: Abb. 7). Die relativ guten Leistungen in diesen Intelligenzbereichen legen jedoch nahe, daß es sich hauptsächlich um Besonderheiten in der Wahrnehmungsorganisation, nicht aber um Defizite handelt, welche den Autismus erklären könnten (De Myer et al., 1981). Solche Defizite werden auf höherer Ebene der Informationsverarbeitung vermutet (Hermelin, 1978). Die Unterteilung zweier Niveaus der Informationsverarbeitung, dem sensorisch-perzeptiven Niveau und der höheren Ebenen der kognitiven Verarbeitung, ist an den Aufbau des Zentralnervensystems angelegt (Frith & Baron-Cohen, 1987). Wegen der engen Relation kognitiver Prozesse zur Wahrnehmung und zum Zentralnervensystem ist die Beurteilung der Informationsverarbeitung autistischer Kinder nur auf dem Hintergrund von Befunden psychophysiologischer und neuropsychologischer Studien möglich (James & Barry, 1980; Ornitz, 1978).

Wir werden daher zuerst einige Befunde aus Studien zur Psychophysiologie und Neuropsychologie referieren und dann untersuchen, welche Störungen auf der Ebene der sensorisch-perzeptiven und auf der höheren Ebene der kognitiven Informationsverarbeitung vorliegen.

4.1.3.1 Psychophysiologische und neuropsychologische Studien

Die charakteristische Ausprägung intellektueller Leistungen autistischer Kinder in standardisierten Intelligenztests, mit geringer sprachgebundener Intelligenz und guten räumlich-motorischen Fähigkeiten, spiegelt ein Leistungsprofil wider, welches häufig bei bestimmten neuropsychologischen Störungen vorgefunden wird. So geht man davon aus, daß eine Schädigung in der linken Hirnhemisphäre die analytisch oder zeitlich-sequentiell organisierten Informationen und die verbalen Prozesse beeinflußt; während eine Schädigung der rechten Hirnhemisphäre vornehmlich nonverbale, räumlich-visuelle Informationen stört. Von Prior und Bradshaw (1979) wurde diesbezüglich die Hypothese einer links-hemisphärischen Funktionsstörung bei gleichzeitiger rechts-hemisphärischer Funktionstüchtigkeit vorgelegt. Die Autoren stützten ihre Hypothese insbesondere auf Untersuchungen zum "dichotischen Hören", wonach autistische Kinder Informationen, die sie im linken Ohr hören können, d.h. rechts-hemisphärisch verarbeiten, denen des rechten Ohres vorziehen, welches normale Kinder bevorzugen. Es scheint jedoch nicht generell für autistische Kinder zu gelten, daß sie die normale Präferenz des rechten Ohres nicht zeigen, sondern vor allem für autistische Kinder mit Echolalie (Wetherby et al., 1981), und neuere Studien sprechen eher gegen diese Hypothese (Arnold & Schwartz, 1983; Fein et al., 1984).

Einige EEG-Studien sprechen für eine Störung in der Hemisphärenlateralisierung (Small, 1975; Ogawa et al., 1982). Dawson et al. (1982) fanden, daß sieben von zehn älteren Au-

tisten in einer sprachbezogenen Aufgabe einen Mangel in der linkshemisphärischen EEG-Aktivierung haben. Dawson (1983) konnte bei einer Untersuchung mit einer neuropsychologischen Testbatterie zeigen, daß eher junge Autisten (unter 13 Jahren) ein typisches Muster der links-hemisphärischen Dysfunktion zeigen als ältere, was jedoch hauptsächlich auf Defizite in Sprachtests zurückgeht und in Wahrnehmungstests nicht nachzuweisen war. Bei der vermeintlichen Schädigung der linken Hirnhemisphäre handelt es sich eher um eine Störung der neuronalen Hirnfunktion als um eine strukturelle Störung. Dies legen Computertomographie-Untersuchungen nahe, die Substanzminderungen in den Hirnhemisphären nicht konsistent nachweisen konnten (Damasio et al., 1980; Hier et al., 1979; Tsai et al., 1982; Roosenbloom et al., 1984) bzw. nur bei 25% autistischer Kinder belegen (Campbell et al., 1982; Gillberg & Svendson, 1983).
Eine entwicklungsbedingte funktionale Dysfunktion in der Hemisphärenlateralisierung dagegen wird von verschiedenen Studien nahegelegt (Ogawa et al., 1982; James & Barry, 1983). Bezogen auf das in Intelligenztests gefundene Leistungsprofil kann festgehalten werden, daß dieses eher auf eine *entwicklungsbedingte* funktionale Störung der Hemisphärenlateralisierung generell als auf eine strukturelle Störung der linken Hirnhemisphäre zurückgeführt werden kann. Ob es sich bei diesem Leistungsverhalten um eine spezifische links-hemisphärische Funktionsstörung handelt, wie es Prior & Dawson (1979) annehmen, kann aufgrund der vorliegenden Befunde derzeit noch nicht beantwortet werden. Generell sprechen aber die Befunde für eine Störung auf höherer Ebene der kognitiven Informationsverarbeitung.

Für eine Störung auf sensorisch-motorischem Niveau der Informationsverarbeitung sprechen sich Ornitz (1974) und Ornitz und Ritvo (1968) aus. Häufig zeigen autistische Kinder eine veränderte Reaktion gegenüber Sinnesreizen, die als Hypersensibilität und Hyposensibilität bezeichnet wird. Auffällig ist, daß diese Über- und Unterempfindlichkeit abwechselnd ein und demselben Reiz gegenüber auftritt. Ebenso wie die veränderte Reaktion auf Reize, die alle Sinnesmodalitäten betreffen können, sieht Ornitz (1978, 1983) auch die frühzeitig bestehende gering ausgeprägte Orientierungsreaktion autistischer Kinder als eine entwicklungsbedingte Störung an. Ornitz (1974) bezeichnet auch einige der stereotypen Verhaltensweisen, wie z.B. die Fingermanierismen, als ein sensumotorisches Defizit, und er führt diese sensumotorischen Defizite autistischer Kinder auf eine Modulationsstörung der sensorisch-perzeptiven Ebene der Informationsverarbeitung zurück (Ornitz, 1978). Er weist darauf hin, daß die häufig entwicklungspsychologisch orientierten Untersuchungen diese von den Eltern autistischer Kinder oft berichteten Verhaltensbesonderheiten übersehen (Ornitz et al., 1977). Die sensumotorischen Defizite treten vor allem zwischen dem 2. bis 4. Lebensjahr auf (Ornitz et al., 1977).

James und Barry (1980) folgern aus ihrer Übersicht über verschiedene psychophysiologische Studien, die an geistig behinderten autistischen Kindern durchgeführt wurden, daß die autistischen Kinder eine abnorm hohe Sensibilität verschiedenen Reizen gegenüber zeigen, wenn sie nicht autistischen, geistig behinderten Kindern gegenübergestellt werden. Diese Hypersensitivität vergleichen James und Barry (1980) mit einer gestörten Orientierungsreaktion oder mit einer gestörten Reaktion auf Neuheit. Bei autistischen Kindern vermuten sie eine Störung in der Gewöhnung an neue Reize (Habituation). Normale Säuglinge habituieren, d.h. sie gewöhnen sich an neue Reize, wenn diese wiederholt dargeboten werden. Den Mangel an Habituation bei autistischen Kindern interpretieren James und Barry (1980) so, daß autistische Kinder auf normalerweise als bedeutsam erlebte Reize nicht reagieren, da sie diese nicht als wichtig wahrnehmen können. Infolgedessen gehen die Kinder dann auf Reize entweder zu stark oder überhaupt nicht ein, oder sie entwickeln Reaktionsmuster, die ungewöhnlich und abnorm erscheinen. Eine Störung auf sensorisch-perzeptivem Niveau als Resultat einer Habituationsstörung ist auf dem Hintergrund der guten visuo-motorischen Fertigkeiten selbst bei den geistig behinderten autistischen Kindern als fragwürdig kritisiert worden (Frith & Baron-Cohen, 1987), obwohl neuere psychophysiologische Studien eine weitere Klärung dieses Problembereiches erfordern (Fein et al., 1981; Gillberg et al., 1983; Frankel et al., 1984; Ornitz et al., 1985).

Neuropsychologische und psychophysiologische Studien allein können nicht klären, ob kognitive Störungen aus einer beeinträchtigten Informationsverarbeitung auf höherer (Frith & Baron-Cohen, 1987; Sigman et al., 1987) oder auf sensorisch-perzeptiver Ebene resultieren (Ornitz, 1985, 1987). Fein et al. (1984, 1986) finden jedoch auch Anzeichen dafür, daß eine Störung der neurologischen Organisation, die relativ unabhängig von kognitiven Funktionen ist, für die Beeinträchtigung auf der höheren Ebene der kognitiven Informationsverarbeitung verantwortlich sein könnte.

4.1.3.2 Aufmerksamkeitsverhalten

Hermelin & O'Connor (1970) waren die ersten, die mit methodisch gut aufgebauten psychologischen Experimenten zu erforschen versuchten, wie die Informationsverarbeitung autistischer Kinder im Vergleich zu anderen Kindern (normale, geistig behinderte, taube Kinder) organisiert ist. Seit diesen Anfängen ist eine unübersehbare Anzahl an Studien zur Informationsverarbeitung durchgeführt worden. Der interessierte Leser findet gute Übersichtsarbeiten über die Studien zur Informationsverarbeitung bei Innerhofer und Klicpera (1988), Frith und Baron-Cohen (1987), O'Connor und Hermelin (1978) und Prior (1979). Im folgenden wollen wir die Befunde der Studien zur Informationsverarbeitung überblicksartig darstellen und vor allem neuere Befunde hervorheben.

Autistische Kinder wenden ihre Aufmerksamkeit ebenso wie vergleichbare andere Kinder eher einem realen Gesicht zu als einem Gesicht auf einer Photographie und diesem wiederum eher als einem geometrischen Muster. Sie haben jedoch im Vergleich zu nicht-autistischen Kindern eine kürzere Aufmerksamkeitsspanne (Fixationszeit), und sie schauen zudem häufiger auf den Hintergrund eines Bildes oder von Objekten (O'Connor & Hermelin, 1967). Diesen Befunden zufolge werden autistische Kinder nicht von denjenigen Regeln beim Betrachten von Personen und Objekten geleitet wie andere Kinder. Sie besitzen jedoch die gleichen Wahrnehmungspräferenzen wie die nicht-autistischen Kinder. Die verkürzte Aufmerksamkeitsspanne zeigen autistische Kinder nicht nur visuellen Reizen gegenüber, sondern auch bei akustischen Reizen, was sich in der zu schnellen Habituation auf akustische Reizung zeigt (Hermelin & O'Connor, 1970). Beide Aspekte, die verkürzte visuelle Fixationszeit und die zu schnelle Habituation sind nicht als Anzeichen der Vermeidung oder des Widerstandes der Umwelt gegenüber zu werten (Hutt & Ounstedt, 1966; Richer, 1978), sondern stehen lediglich für eine generell verkürzte Aufmerksamkeitsspanne. Autistische

Kinder wenden nämlich einer Person mit offenen Augen die gleiche Aufmerksamkeit zu wie einer Person mit geschlossenen Augen, was gegen Vermeidungsverhalten oder Widerstand gegen Personen spricht (Hermelin & O'Connor, 1970). Es ist die verkürzte Zuwendung zu visuellen und akustischen Reizen, die autistische Kinder von anderen unterscheidet.
Zu fragen bleibt, ob diese Beeinträchtigung auf sensorisch-perzeptiver oder auf höherer Ebene der kognitiven Informationsverarbeitung besteht oder evtl. unabhängig von kognitiven Prozessen ist. Mirenda et al. (1983) untersuchten die Häufigkeit und Dauer des Blickkontaktes autistischer Kinder, während diese ein Zwiegespräch und einen Monolog führten. Mirenda et al. (1983) fanden, daß autistische Kinder ebenso lange wie normale Kinder im Blickkontakt mit einem erwachsenen Gesprächsteilnehmer verweilen. Die durchschnittliche Dauer des Blickkontaktes variierte jedoch stärker bei autistischen Kinder, d.h. sie schauten ihren Gesprächspartner vergleichsweise häufiger zu kurz oder zu lange an. Zudem nahmen autistische Kinder viel länger und viel häufiger Blickkontakt mit dem Gesprächspartner auf als normale Kinder, wenn dieser nicht aktiv am Gespräch teilnahm und das Kind einen Monolog führen konnte. Normale Kinder hatten dagegen während des Dialoges häufigeren und längeren Blickkontakt. Mirenda et al. (1983) gehen davon aus, daß es sich bei den Besonderheiten des Blickkontaktes um qualitative Veränderungen handelt und weniger um rein quantitative Unterschiede zum normalen Blickverhalten. Die Annahme eines Vermeidungsverhaltens ist jedoch ihrer Ansicht nach zurückzuweisen, da die funktionalen Schwierigkeiten des Einsetzens von Blickkontakt viel besser aus der sozialen und pragmatischen Funktion des Blickverhaltens zu erklären sind (vgl. Argyle, 1972). Die pragmatische Funktion des Blickverhaltens, d.h. der Einsatz des Blickkontaktes für die Zwecke der Gesprächsführung, läßt sich sowohl aus Prozessen erklären, die relativ unabhängig von der Kognition sind (Fein et al., 1986) oder aber aus sozial-kognitiven Defiziten (Frith & Baron-Cohen, 1987). Diese Defizite sind jedoch nicht mit einer Störung der sensorisch-perzeptiven Informationsverarbeitung erklärbar.

Eine autismusspezifische Störung in der Aufmerksamkeitszuwendung wurde von Lovaas et al. (1971) vermutet. Mit ihrer sogenannten *"Reiz-Überselektivitäts-Hypothese"* der Wahrnehmung leiteten Lovaas et al. (1971) zu Anfang der siebziger Jahre eine Reihe von Lernexperimenten mit autistischen Kindern ein, in denen sie nachweisen konnten, daß autistische Kinder nur auf einen bestimmten Teil (Reiz) aus einer Gesamtheit (Reizmuster) reagieren und andere, für die Lösung einer Aufgabe eventuell bedeutsamere Teile, außer Acht lassen. Die Hypo- bzw. Hyperaktivität und -sensibilität autistischer Kinder wäre auf dem Hintergrund gestörter Aufmerksamkeitsprozesse verständlich, wenn man berücksichtigt, daß autistische Kinder auf einen Reiz extrem reagieren können, anderen hingegen gar keine Beachtung schenken. Die Autoren konnten auch nachweisen, daß diese Überselektivität in der Sinneswahrnehmung unabhängig von verschiedenen Sinnesmodalitäten ist. Zudem findet man sie sowohl unbelebten Gegenständen wie Menschen gegenüber. Bei Menschen z.B. orientieren sich autistische Kinder viel häufiger an Kleidungsstücken, während sich normale Kinder am Gesicht einer Person orientieren, um diese zu erkennen (Schreibman & Lovaas, 1973). Die Überselektivität hat jedoch ihre Grenzen; sie ist abhängig von der Ähnlichkeit der Reizgegebenheit (Koegel & Lovaas, 1978). So reagieren autistische Kinder bei einem aus vielen Punkten bestehenden Kreis nicht auf einzelne Punkte, sondern auf die gesamte Gestalt des Kreises (Anderson & Rincover, 1982). Ebenso ist die Überselektivität abhängig von der "Nähe" der Reize zu demjenigen Reiz, auf welchen das autistische Kind seine Aufmerksamkeit legt. So ist z.B. ein durch eine Farbe hervorgehobener, relevanter Reiz für autistische Kinder leichter mitzulernen als das Erlernen dieses Reizes durch Hindeuten (Schreibman, 1975). Die Bedeutung dieser Befunde für die Förderung autistischer Kinder beschreiben Anderson und Rincover (1982).

Insbesondere die Auffassung, daß die "Überselektivitäts-Hypothese" spezifisch für den Autismus sei, wurde kritisiert (Lovaas et al., 1979), da die Überselektivität der Wahrnehmung ebenso bei nicht autistischen geistig behinderten Kindern auftritt (Anderson & Rincover, 1982; Lintrownik et al., 1978). Dennoch bleibt die Frage offen, ob sich die Reiz-Überselektivität auch bei anderen geistig behinderten Kindern auf multimodale Reize bezieht, d.h. unabhängig von den Sinnesmodalitäten ist. Weiterhin ist zu fragen, ob autistische Kinder auf dieselbe Art und Weise lernen wie geistig behinderte oder normale Kinder, d.h. ob ihr IQ-Wert auf die gleiche Weise zustande kommt (Koegel & Lovaas, 1978). Wenn autistische Kinder anders lernen, was ihre "Fähigkeitsinseln" (Shah & Frith, 1983) und ihre vergleichsweise besseren Leistungen in formalen Lernaufgaben nahelegen, so mag auch ihre Überselektivität andersartig sein. Sternberg (1985, 1987) kommt in seinen Überlegungen zum sozialen Lernen zu der Schlußfolgerung, daß autistische Kinder aufgrund einer Störung der Selektivität in allen Mechanismen des Wissenserwerbs andersartig lernen als andere Kinder. Zuletzt könnten besondere physiologische Bedingungen (Pulsrate, Orientierungsreaktion, Habituation) mit der Überselektivität zusammenhängen (Schreibman et al., 1977; vgl. auch: James & Barry, 1980), und eine andersartige Art und Weise des Lernens, aber auch eine andere Entwicklung der Lernfähigkeit bedingen.

Zu verschiedenen derartigen Fragestellungen führten Frankel et al. (1984) eine Studie bei autistischen und geistig behinderten Kindern durch. Entgegen früheren Studien fanden sie, daß autistische Kinder deutlich mehr Reiz-Überselektivität zeigen als geistig behinderte Kinder mit vergleichbaren IQ-Werten und gleichem Entwicklungsalter. Die psychophysiologischen Befunde der Studie legen nahe, daß autistische Kinder nur einen Reiz zu einer Zeit beachten können und, wenn sie diesen einmal gewählt haben, ihre Aufmerksamkeit an diesem "hängen" bleibt, unabhängig von dem Vorhandensein anderer Reize. So kann letztlich dieser Reiz Reaktionen auslösen, während andere, gleichzeitig vorhandene und relevante Reize von der Konditionierung ausgeschlossen bleiben (Koegel & Wilhelm, 1973). Da jedoch die Defizite im Diskriminationslernen autistischer Kinder durch dieses *"Einmal gesehen und verhaftetbleiben"* Modell nicht völlig geklärt werden können, muß die Suchstrategie autistischer Kinder beim Lernen zusätzlich berücksichtigt werden (Frankel et al., 1984). Sternberg (1987) geht ja gerade davon aus, daß autistische Kinder beim Neuerwerb von Wissen Strategien des selektiven Enkodierens-Kombinierens-Vergleichens verwenden, die den Reizanforderungen nicht gerecht werden. So kann ein autistisches Kind eher bei den weniger relevanten Kleidungsstücken einer Person nach Reizen suchen, mit welchen es die Person erkennen könnte. Es ist äußerst schwer zu klären, ob die fehlgeleiteten Suchstrategien durch gestörte Aufmerksamkeitsprozesse auf sensorisch-motorischer oder psychophysiologischer Ebene der Informationsverarbeitung zustandekommen, oder ob diese Ausdruck von gestörten Prozessen auf höherer Ebene der kognitiven Informationsverarbeitung sind (Frith & Baron-Cohen, 1987). Wahrscheinlich ist es beides, da wir in der Entwicklung diejenigen Prozesse und Strategien ausbilden, mit denen wir auch an unsere Lernumwelt herantreten.

Fein et al. (1979) zeigten, daß autistische Kinder erfolgreich Diskriminationsaufgaben an komplexen wahrnehmbaren Reizen erlernen und generalisieren konnten, dies aber von anderen Merkmalen als bei normalen Kindern abhängt. Demnach werden von normalen Kindern andere Merkmale als bedeutsam erlebt als von autistischen Kindern, sie verwenden andere Suchstrategien. Diese Suchstrategien sind jedoch nicht etwas Gegebenes, sondern ein Resultat früherer Lernerfahrungen, so daß die Bedeutsamkeit eines Merkmals letztlich von der gesamten Lerngeschichte im Umgang mit diesem Merkmal abhängt.

Die überselektive Aufmerksamkeit autistischer Kinder ist ein Phänomen, welches aus einer Störung der Informationsverarbeitung auf sensorisch-perzeptivem Niveau allein nicht erklärt werden kann. Es sind vornehmlich die Suchstrategien, die von höheren kognitiven Prozessen gesteuert werden, welche die Auswahl von Reizmaterial bestimmen. Diese Suchstrategien resultieren aus einem Lernprozeß und der Entwicklungsgeschichte eines Individuums, so daß die Informationsverarbeitung selbst auch nicht genügt, um zu erklären, warum bestimmte Reizmerkmale für autistische Kinder bedeutsamer sind als andere. Es ist zu vermuten, daß die geistige Behinderung bzw. die Intelligenz autistischer Kinder im wesentlichen die Komplexität der Reizmuster bestimmt, welche das Kind erlernen kann. Das Verhaftetsein an diesen Reizmustern und die Qualität der Reizmuster werden wahrscheinlich bestimmt von den Einschränkungen auf höherer Ebene der Informationsverarbeitung und von der Lern- und Entwicklungsgeschichte autistischer Kinder.

Shah und Frith (1983) weisen darauf hin, daß die "Fähigkeitsinseln" intelligenter autistischer Kinder daraus resultieren, daß sie ihre Aufmerksamkeit auf bestimmte Merkmale komplexer Reizmuster ausrichten können, andere Merkmale jedoch außer Acht lassen. Beispiele für "Fähigkeitsinseln" liegen in zeichnerischen (Selfe, 1983), in musischen und in bestimmten Gedächtnis- und Lernfähigkeiten sowie im Rechnen (Rimland, 1978). Gemeinsam all diesen Fähigkeiten ist, daß deren Erwerb unabhängig von sozialen Faktoren wie Kommunikation, Interaktion und sozialen Konventionen ist. Das autistische Kind benötigt für den Erwerb dieser Fähigkeiten keine anderen Personen. Ebenso benötigt das autistische Kind für diese Leistungen keine phantasievollen, kreativen Fähigkeiten, sondern lediglich Gedächtnisfähigkeiten und kombinatorische Fähigkeiten (vgl. Abb. 7). So ist z.B. die musische und zeichnerische Reproduktion von gehörten oder gesehenen Reizmustern bei autistischen Kindern an die möglichst originalgetreue Wiedergabe des Wahrgenommenen gebunden und erlaubt keine kreative Transformation des Reizmaterials (Frith, 1983).

4.1.3.3 Kognitive Informationsverarbeitung

Auf sensorisch-perzeptivem Niveau zeigen autistische Kinder keine spezifischen Besonderheiten. Diejenigen Auffälligkeiten, wie sie im Blickverhalten oder in der selektiven Aufmerksamkeitszuwendung beobachtet werden, können nicht ohne Zuhilfenahme der Informationsverarbeitung auf höherem kognitiven Niveau erklärt werden. Sämtliche experimentellen Studien zur Informationsverarbeitung legen die Annahme nahe, daß autistische Kinder Schwierigkeiten haben, bedeutungsvolle Informationen wahrzunehmen (Schwartz, 1981; Ramondo & Milech, 1984). Sie nehmen nicht automatisch einen Reiz als einen Teil eines strukturierten Ganzen wahr und müssen somit stets selbst Strukturen herstellen (Frith, 1970, 1972,

1983). Die Probleme autistischer Kinder, Reizmaterial zu bearbeiten, können zum Teil darauf zurückgeführt werden, daß ihnen nur ungenügende kognitive Ordnungsschemata zur Verfügung stehen.
Autistische Kinder verwenden zur Lösung von Aufgaben selten die Informationen aus verschiedenen Sinnesmodalitäten (Hermelin & O'Connor, 1970). Sie ordnen kinästhetische Informationen nicht in ein Raumschema ein (Hermelin & O'Connor, 1975) und nehmen auch keine weitere Verarbeitung von kinästhetischen Informationen vor, wenn sie bestimmte Aufgaben aufgrund der kinästhetischen Informationen allein lösen können (O'Connor & Hermelin, 1978). Wenn die autistischen Kinder die Möglichkeit haben, Reize mit sowohl zeitlichem als auch räumlichem Bezug zu ordnen, so bevorzugen sie ein räumliches Bezugssystem (O'Connor & Hermelin, 1973). Die Übertragung von Informationen aus einer Sinnesmodalität in eine andere ("intermodaler Transfer"), welche notwendig ist, um ein einheitliches Bild der Realität herzustellen, ist gestört (O'Connor & Hermelin, 1978). Diese Störung zeigt sich vor allem in der Verarbeitung von auditiven und visuellen Eindrücken (Frith, 1970, 1971, 1972), insbesondere aber im auditiv-visuellen und auditiv-haptischen intermodalen Lernen, die Herbert (1978) auf Probleme der Verarbeitung auditiver Informationen zurückführt.

Normale Kinder können visuelle und auditive Reize sowohl in zeitlich als auch in räumlich-geordnete Informationen umwandeln und machen sich somit unabhängiger von der konkreten Anschauung. Sie bevorzugen aber die Umsetzung von visuellen Reizen in räumlich- und von auditiven Reizen in zeitlich-geordnete Informationen. Autistische Kinder haben dagegen Schwierigkeiten in der Umsetzung und verbleiben daher abhängiger von den sensorischen Ausgangsinformationen. Sie scheinen aber ein Repräsentationssystem und damit eine Abbildung der Realität zu haben (Hermelin, 1978), sind jedoch im Gebrauch dieses Systems beeinträchtigt. Ein Repräsentationssystem ist nur dann voll funktionsfähig, wenn die sinnesmodalitätsspezifischen Informationen sowohl räumlich als auch zeitlich geordnet werden, d.h. wenn der intermodale Transfer funktioniert. Kinder, die ein funktionsfähiges Repräsentationssystem besitzen, können z.B. das, was ihnen berichtet wird, aufmalen oder durchführen und darüber berichten, was sie sehen. Blinde oder taube Kinder besitzen dagegen spezifische Störungen ihrer Repräsentationssysteme (O'Connor & Hermelin, 1978). Autistische Kinder scheinen Informationen eher in ein räumliches als ein zeitliches Bezugssystem zu ordnen, und kinästhetische Informationen nach Möglichkeit gar nicht zu bearbeiten. Diese Probleme in der Informationsverarbeitung zeigen sich nicht nur in der Bearbeitung von Informationen, sondern ebenso in deren Speicherung. Autistische Kinder scheinen sowohl die zeitlich als auch die räumlich verarbeiteten Informationen als Bilder, d.h. als unanalysierte Ganzheiten zu speichern und weniger als Regeln. Prizant (1983) geht davon aus, daß die global-gestalthafte Informationsverarbeitung viele der kognitiven und sprachlichen Probleme, wie z.B. die guten mechanischen Gedächtnisleistungen, die gute Reproduktion von Melodien oder die Echolalie erklären kann. Die gestörte analytische Informationsverarbeitung und -speicherung zeigt sich darin, daß autistische Kinder sich rigide an Regeln halten, die sie sich selbst gegeben haben (Frith, 1971) oder die sie einmal verstanden haben und darüber hinaus auch in stereotypen, sich ständig wiederholenden Verhaltensweisen. Autistische Kinder verwenden auch bei Gedächtnisaufgaben weniger die Sprache, die im wesentlichen eine zeitliche und analytische Informationsverarbeitung erfordert (Frith, 1982).

Ausgehend von den Aufgaben zur Informationsverarbeitung läßt sich folgendes Modell darstellen. Autistische Kinder ziehen auf sensorisch-perzeptivem Niveau der Informationsverarbeitung die Informationen aus proximalen (z.B. kinästhetische oder haptische Informationen) denen aus distalen Sinnesmodalitäten vor (wie visuelle und akustische Informationen). Innerhalb der distalen Sinnesmodalitäten bevorzugen sie wiederum visuelle Informationen. Autistische Kinder neigen eher zu einem Transfer von visuellen und haptischen bzw. taktilen Informationen als von auditiv-visuellen oder auditiv-haptischen Informationen. Nach Möglichkeit verarbeiten sie jedoch die Informationen in derjenigen Sinnesmodalität, in welcher sie die Informationen empfangen, oder sie verarbeiten die sinnesmodalitätsspezifischen Informationen nicht. Autistische Kinder ziehen das räumliche Repräsentationssystem dem zeitlichen vor. Die weitere Informationsverarbeitung und -speicherung ist dementsprechend gestalthaft und weniger analytisch, d.h. autistische Kinder denken eher in Abfolgen unanalysierter Ganzheiten als in logischen Gesetzmäßigkeiten oder Regeln. Die Auswirkungen einer solchen Informationsverarbeitung und eines solchen Denkens sind ausführlich bei Innerhofer und Klicpera (1988) beschrieben.

4.1.4 Kognitive Konzepte und Fertigkeiten

Die Studien zur Informationsverarbeitung haben gezeigt, daß die autistischen Kinder aus einem gegebenen Reizmuster andere Informationen herausfiltern als normale Kinder. Dieser andersartige Umgang mit Informationen führt dazu, daß bei autistischen Kindern die Wahrnehmung bedeutungsvoller Informationen gestört ist (Schwartz, 1981), während die Verarbeitung nicht-bedeutungsvoller Reizmuster hervorragend sein kann (Frith, 1983; Frith & Snowling, 1983). Der Prozeß, in welchem eine sensorische Reizgegebenheit zu einer bedeutungsvollen organisierten Information verarbeitet wird, ist auf höherer Ebene der kognitiven Informationsverarbeitung zu suchen, und er kann nur verstanden werden, wenn man sich damit befaßt, was autistische Kinder bereits über ihre Welt und den Umgang mit ihr wissen.

Die Modelle der kognitiven Informationsverarbeitung heben ein Zusammenspiel von externen sensorischen Informationen und internen konzeptuellen Strukturen oder Schemata hervor (Norman & Rummelhart, 1978). Das Konzept des Schemas (Bartlett, 1932) bezieht sich auf eine kognitive Struktur von organisiertem Wissen, welches von konkreten Erfahrungen abstrahiert ist (Fiske & Linville, 1980). Dieses Wissen ist keine Kopie der Wahrnehmung, sondern ein Resultat eines aktiven Konstruktionsprozesses (vgl. Sternberg, 1987). In diesem wird während der Wahrnehmung ein angemessener Bezugsrahmen bzw. ein bereits existierendes Schema ausgewählt, und in diesem Kontext werden die neuen Informationen bearbeitet. Unter normalen Umständen ist das einer Wahrnehmung zugehörige Wissen aktiv, welches einen Großteil der sensorischen Informationen automatisch organisiert. Bei neuen sensorischen Informationen, d.h. wenn das vorliegende Wissen nicht genügt, um die gegebene sensorische Information zu bearbeiten, wird ein komplexerer Verarbeitungsprozeß erforderlich, der auf drei Ebenen stattfindet:

- Erstens werden die internen Schemata aktiviert, d.h. das vorhandene Wissen. Dieses dient als innerpsychische Grundlage der Informationsverarbeitung (interner Kontext).

- Zweitens wird die gesamte sensorische Reizgegebenheit in bezug zum vorhandenen Wissen gebracht. Dies dient einem übergeordneten Verständnis für die Situation (externer Kontext).
- Drittens werden die wichtigen Details der Reizgegebenheit in Abhängigkeit von den internen Schemata und dem übergeordneten Verständnis analysiert.

Geht man von einem *kontext-bezogenen kognitiven Defizit* beim Autismus aus (Frith, 1983), so meinen Shah und Wing (1986), daß dieses in jedem Teil der dargestellten Prozesse lokalisiert sein könnte. Da autistische Kinder den bedeutungsvollen Wahrnehmungskontext ignorieren, werden während der Wahrnehmung die angemessenen internen Schemata nicht effektiv aktiviert, um eine Interpretation aufgrund der globalen Aspekte der Situation bzw. eines Ereignisses zu treffen. Die Wahrnehmung bleibt letztlich von den spezifischen Details des Reizes abhängig (vgl. auch: Sternberg, 1987). Die guten räumlich-visuellen Fähigkeiten autistischer Kinder bei der Lösung konkreter Aufgaben unter Vernachlässigung des übergeordneten Wahrnehmungskontextes sind hierfür ein Beispiel.
Eine andere Störung könnte in den internen Schemata selbst liegen. Das autistische Kind kann Probleme haben, seine internen Schemata konstant durch Modifikation und Erweiterung an die Erfahrungen anzupassen und so ein kohärentes kognitives Abbild der Welt und seiner Möglichkeiten herzustellen und sein Wissen in einer flexiblen und interaktiven Weise mit den Informationen, die gegenwärtig verfügbar sind, einzusetzen (vgl. auch: Sternberg, 1987). Die Schwierigkeiten, die ein sprachfähiges autistisches Kind hat, bedeutungsvolle Sätze in Abhängigkeit von dem Zusammenhang, in welchem diese gewöhnlich gebraucht werden, zu verstehen oder zu gebrauchen, kann in dem Problem bestehen, einen internen Kontext aufzubauen oder zu gebrauchen.

Shah und Wing (1986) sehen die Schwierigkeiten autistischer Kinder nicht so sehr darin, daß sie keine Schemata aufbauen, sondern eher darin, daß sie diese nicht in dem angemessenen Wahrnehmungskontext verwenden können (vgl. auch: Sternberg, 1987). Es ist daher zu fragen, was autistische Kinder von Ereignissen in ihrer Umwelt wissen und was nicht.
Mit der Frage nach den Inhalten des Wissens beim Autismus beschäftigen sich vor allem entwicklungspsychologische Studien zur sensumotorischen Entwicklung und zur Symbolbildung.

4.1.4.1 Sensumotorische Entwicklung autistischer Kinder

Das wichtigste Modell zur Entwicklung der sensumotorischen Intelligenz stammt von Piaget (1975). Piaget geht davon aus, daß sich die sensumotorische Intelligenz in den ersten zwei Lebensjahren in sechs aufeinanderfolgenden und aufeinander aufbauenden Stufen entwickelt.

Tabelle 6: Überblick über die Stufen der sensumotorischen Entwicklung (nach Piaget, 1975).

Alter (in Monaten)	Stufe	Stufenbezeichnung	Merkmale
0 bis 1	Stufe I	Übung angeborener Reflexmechanismen	Konsolidierung und erste Differenzierung des angeborenen Verhaltensrepertoires
1 bis 4	Stufe II	Primäre Kreisreaktionen	Wiederholung von Handlungen aus Funktionslust
4 bis 8	Stufe III	Sekundäre Kreisreaktionen	Differenzierung zwischen Mittel und Zweck
8 bis 12	Stufe IV	Koordination sekundärer Kreisreaktionen und Anwendung auf neue Situationen	Differenzierte Exploration und intentionale Handlungen
12 bis 18	Stufe V	Tertiäre Kreisreaktionen	Entdeckung neuer Handlungsschemata durch aktives Experimentieren
18 bis 24	Stufe VI	Übergang zur symbolischen Repräsentation	Verinnerlichung von Handlungen, Sprache, symbolisches Spiel und verzögerte Imitation

Die Entwicklung der sensumotorischen Intelligenz findet in sieben Bereichen statt: der Objektpermanenz, dem Problemlösen, der Wahrnehmung räumlicher Zusammenhänge, der Wahrnehmung kausaler Zusammenhänge, der Laut- und der Gestenimitation sowie dem Spielverhalten. Diese sieben Bereiche sind strukturell miteinander verbunden, d.h. bei normalen Kindern entwickeln sie sich jeweils in der gleichen Stufe der aufeinanderfolgenden Sequenzen. Dabei kann eine zeitweilige sogenannte horizontale Verschiebung (Piaget, 1975) von zwei oder drei Stufen zwischen den verschiedenen Bereichen durchaus noch im Bereich einer normalen Entwicklungsabfolge beobachtet werden (Uzgiris, 1983).

In den letzten Jahren wurden vermehrt Studien zur sensumotorischen Entwicklung autistischer Kinder durchgeführt. Danach weisen autistische Kinder keine spezifischen Entwicklungsverzögerungen in dem Bereich ***Objektpermanenz*** auf (Curcio, 1978; Dawson & Adams, 1984). Wie geistig behinderte und normale Kinder entsprechenden Entwicklungsalters zeigen autistische Kinder Fähigkeiten der Objektpermanenz auf Stufe V, zuweilen auch auf Stufe VI (Sigman & Ungerer, 1981). Sie finden Objekte, die an verschiedenen Orten nacheinander versteckt werden oder können sich an die verschiedenen Verstecke erinnern, wenn sie ein Objekt suchen. Diese Fähigkeit zeigt, daß autistische Kinder bestimmte Formen des repräsentationalen Denkens ausbilden können.

In dem Bereich der *Wahrnehmung räumlicher Beziehungen* und der *Wahrnehmung kausaler Zusammenhänge* zeigen autistische Kinder ebenfalls Leistungen, die ihrem generellen Entwicklungsniveau entsprechen (Sigman & Ungerer, 1981). Während die Leistungen in dem Bereich der "Wahrnehmung räumlicher Zusammenhänge" auf Stufe V und auf Stufe VI liegen, variieren die Leistungen im Bereich der "Wahrnehmung von kausalen Zusammenhängen" zwischen Stufe III und Stufe VI (Curcio, 1978; Dawson & Adams, 1984). Nach diesen Befunden können autistische Kinder Objekte in verschiedenen räumlichen Beziehungen kombinieren und verbinden oder diese räumlichen Beziehungen in der Vorstellung repräsentieren. Die Herstellung kausaler Zusammenhänge gelingt autistischen Kindern dagegen unterschiedlich gut. Manche können nur unspezifische Methoden, wie z.B. allgemeine Erregung, Schreien, Weinen einsetzen, um einen Erwachsenen zu einer Handlung zu bewegen; andere können die Ursache einer Handlung erschließen, wenn nur die Wirkung der Handlung sichtbar ist, d.h. sie können einen gesamten Handlungsablauf verzögert imitieren, obwohl sie nur die Wirkung kennen, oder sie können die Wirkung einer Handlung antizipieren.

Im Vergleich zu ihrem generellen Entwicklungsniveau besitzen autistische Kinder in der *gestischen* und *lautlichen Imitation* deutliche Entwicklungsrückstände (De Myer et al., 1972). In der Imitationsfähigkeit zeigen sich auch die deutlichsten Unterschiede der autistischen Kinder zu den geistig behinderten und den sprachgestörten Kindern (Sigman & Ungerer, 1984). Viele autistische Kinder zeigen gar keine Imitation (Curcio, 1978). Dawson & Adams (1984) fanden bei 50% ihrer untersuchten autistischen Kinder geringe Leistungen der Imitation (Stufe II und III), bei den anderen 50% dagegen gute Leistungen (Stufe V und VI). Der Mangel in der Imitationsfähigkeit scheint bei Autisten unabhängig von der Intelligenz zu sein (Ohta, 1987), obwohl das generelle Entwicklungsniveau einen wichtigen Faktor in der Entwicklung der Imitationsleistungen darstellt (Curcio & Piserchia, 1978). Je nachdem, auf welchem generellen Entwicklungsniveau sich ein autistisches Kind befindet, kann es gar nicht imitieren, oder es imitiert nur bekannte Laute und Gesten, die es gerade bei einem Erwachsenen beobachtet hat (direkte Imitation), oder es imitiert Laute und Gesten, die es nicht kennt.
Ein wesentlicher Fortschritt für autistische Kinder (Stufe VI) stellt die verzögerte Imitation dar, bei welcher das Kind komplexe verbale und motorische Verhaltensweisen, die es früher gesehen oder gehört hat, aus dem Gedächtnis reproduziert. Hier muß jedoch berücksichtigt werden, daß eine Imitation unabhängig vom Verstehen der Intentionen einer imitierten Person (Volkmar, 1987), sondern lediglich aufgrund der gut ausgeprägten räumlich-visuellen Perspektivenübernahmefähigkeiten erfolgen kann, welche bei autistischen Kindern, im Vergleich mit anderen Kindern gleichen Entwicklungsniveaus, nicht beeinträchtigt sind (Hobson, 1984).

Die Leistungen im Bereich des *Spiels* schwanken bei autistischen Kindern ebenso wie die Imitationsfähigkeiten. In Abhängigkeit vom Entwicklungsniveau finden sich die höchsten Leistungen auf Stufe IV oder auf Stufe V (Wetherby & Prutting, 1984). Das autistische

Kind kann bei einem Problem plötzlich die Lösung des Problems außer Acht lassen und sich mit bestimmten Mitteln der Problemlösung befassen. Wenn es z.B. etwas aus einer Dose herausholen möchte, und die Dose zu diesem Zweck gegen einen anderen Gegenstand klopft, kann es plötzlich an diesem Klopfen selbst Interesse finden. Das Kind kann bestimmte soziale Handlungsabfolgen ritualisieren und dabei ein Objekt durch ein anderes ersetzen. So kann es z.B. eine Gabel benutzen, um damit eine Puppe zu füttern. Vollständiges symbolisches Spiel wird jedoch bei autistischen Kindern nicht beobachtet, sondern ist nur in einzelnen Aspekten nachzuweisen (Ungerer & Sigman, 1981). Beim symbolischen Spiel benutzt ein Kind ein Objekt, um mit diesem ein anderes Objekt zu repräsentieren; das Spiel mit den Objekten wird völlig unabhängig von dem, was mit diesem Objekt normalerweise getan werden kann, also von den physikalischen Merkmalen der Spielgegenstände (Rubin et al., 1983).

Die Studien zur sensumotorischen Entwicklung zeigen, daß die Leistungen vor der Stufe VI der sensumotorischen Intelligenz von dem generellen Entwicklungsniveau der autistischen Kinder abhängen. Je nach Grad der häufig mitbeteiligten geistigen Behinderung, liegen höhere oder niedrigere Niveaus der sensumotorischen Intelligenz vor. In der sensumotorischen Entwicklung zeigen sich gute Fähigkeiten in dem Bereich der Objektpermanenz und geringe in den Bereichen der Imitation. Verschiedene Therapiestudien konnten jedoch belegen, daß die Imitationsfähigkeiten autistischer Kinder verbessert werden können (Lovaas, 1977; Charlop et al., 1983). Die Entwicklung derjenigen sensumotorischen Fertigkeiten, die operationales Denken und Objektpermanenz erfordern, ist bei autistischen im Vergleich zu anderen Kindern gleichen Entwicklungsniveaus nicht beeinträchtigt, während die Entwicklung anderer Fähigkeiten, wie Imitation und Spielverhalten, vergleichsweise stärker gestört ist (Sigman & Ungerer, 1981; Dawson & Adams, 1984). Aus diesen Befunden läßt sich entnehmen, daß die Entwicklung der sensumotorischen Intelligenz autistischer Kinder eine andere Abfolge hat *(d.h. verändert ist)* als diejenige, die bei normalen Kindern vermutet wird.
Bei normalen und geistig behinderten Kindern scheinen sich die sensumotorischen Fähigkeiten mit einer gewissen horizontalen Verschiebung (Uzgiris, 1983) relativ gleichzeitig zu entwickeln (Dunst, 1981; Sarimski, 1984). Bei autistischen Kindern dagegen ist diese Gleichzeitigkeit nicht in diesem Maße gegeben. Autistische Kinder scheinen zuerst die Fähigkeiten der Objektpermanenz, gefolgt von den räumlich-visuellen und den kausalen Fähigkeiten zu entwickeln und erst später dann die Fähigkeiten des Spiels sowie der gestischen und der lautlichen Imitation. Diese *vertikale Verschiebung* scheint dadurch bedingt zu sein, daß die zuerst genannten Fähigkeiten relativ unabhängig von dem Einfluß sozialer Faktoren erworben werden können, während die zuletzt genannten ein irgendwie geartetes soziales Engagement erfordern (Sigman et al., 1987) oder für ihre Ausbildung eher sozial-kognitive Fähigkeiten erforderlich sind (Baron-Cohen et al., 1985; Leslie, 1987).
Die Fähigkeiten der Imitation z.B. hängen eng mit dem interpersonalen Austausch von Kind und Bezugsperson (Uzgiris, 1981) bzw. mit nonverbalen sozial-kommunikativen Prozessen zusammen (Seibert et al., 1982). Autistische Kinder mit geringen Fähigkeiten der Imitation (Piaget's Stufen II und III) reagieren eher, wenn der Untersucher ihre Aktionen imitiert, als wenn er ein bekanntes oder neues Handlungsmuster vormacht. Wenn der Untersucher die Kinder imitiert, so ist ihr Sozialverhalten kompetenter. Die Kinder zeigen dann mehr Augenkontakt und gehen mit ihrem Spielzeug flexibler um. Autistische Kinder mit höher ent-

wickelten Imitationsfähigkeiten (Piaget's Stufe V und VI) reagieren auf alle Arten der Imitation angemessener. Sie sind sozial kompetenter und gehen eher verbal auf den Untersucher ein (Dawson & Adams, 1984). Dennoch, die Fähigkeiten der Imitation verschwinden, wenn statt einem konkreten Modell symbolische Modelle nachgeahmt werden sollen (Morgan, 1986).

In zwei Experimenten, die sich mit den kognitiven Funktionen der Stufe V und VI der sensumotorischen Entwicklung auseinandersetzen, untersuchten Hammes und Langdell (1981) autistische und geistig behinderte Kinder in ihrer Fähigkeit Vorstellungen auszubilden, zu imitieren sowie zu antizipieren und in der Objektpermanenz.

Im ersten Experiment sahen die Kinder einen Videofilm und beobachteten einen Jungen, der verschiedene Handlungen zeigte. Der Junge führte die Handlungen einmal mit realen Gegenständen durch, ein zweites Mal mit Gegenständen, die nicht den Handlungen entsprachen, und ein drittes Mal pantomimisch. Solange die autistischen Kinder die realen Dinge für ihre Imitationsleistungen einsetzen konnten, hatten sie keine Probleme zu imitieren. Hatten sie dagegen nicht die richtigen Objekte zur Verfügung, so imitierten sie nicht den Jungen, sondern machten das, was den Gegenständen, die sie erhielten, entsprach. Bei der rein pantomimischen Imitationsaufgabe versagten die autistischen Kinder deutlich eher als die geistig behinderten Kinder. Zwar haben die autistischen Kinder eine vorstellungsmäßige Repräsentation des Modellverhaltens des Jungen entwickelt und konnten daher seine Handlungen auch zeitlich verzögert imitieren, sie waren jedoch nicht fähig, sein pantomimisches Verhalten zu imitieren, was eine symbolische Repräsentation und rein vorstellungsmäßigen Objektgebrauch erfordern würde.
In ihrem zweiten Experiment verwendeten Hammes und Langdell (1981) Piaget's "Tunneleffekt-Paradigma" (Piaget & Inhelder, 1969) zur Untersuchung des Konzeptes der Objektpermanenz und der Antizipation. Im Tunneleffekt-Paradigma wird untersucht, wie Kinder reagieren, wenn ein Gegenstand in einem Tunnel verschwindet und wieder auftaucht bzw. nicht auftaucht. An den antizipatorischen Augenbewegungen der autistischen und geistig behinderten Kinder konnte man feststellen, daß autistische Kinder zwar weniger diese Augenbewegungen zeigten, um ein Objekt zu verfolgen, jedoch eine innere Vorstellung des Objektes ausbilden konnten. Sie konnten dieses Wissen aber nicht anwenden, um das zukünftige Verhalten des Objektes vorherzusehen.

Aus ihren Experimenten ziehen Hammes und Langdell (1981) den Schluß, daß autistische Kinder Mängel in der Fähigkeit haben, innere Vorstellungen in einer absichts- und bedeutungsvollen Weise zu verändern. Entsprechend den Befunden zur Informationsverarbeitung können autistische Kinder zwar aus den visuellen Eindrücken ein Raumschema bilden und die Informationen global bzw. gestalthaft speichern, sie haben aber Probleme, diese Informationen nach bestimmten Regeln zu verändern, um darüber zukünftige Ereignisse vorherzusehen oder vorherige Ereignisse zu beachten. Autistische Kinder können konkrete, d.h. an die Anschauung gebundene Handlungen imitieren, sind aber nicht dazu in der Lage so *zu tun, als ob* sie eine konkrete Handlung ausführen. Das pantomimische Verhalten, in dem die Kinder so tun als ob sie mit konkreten Gegenständen umgehen, erfordert eine symbolisch- vorstellungsmäßige Abbildung der Realität. Gerade die symbolische Vorstellungskraft ist bei autistischen Kindern, unabhängig von deren Intelligenz, beeinträchtigt (Ohta, 1987).

Alle sensumotorischen Fähigkeiten unterhalb der Stufe VI der sensumotorischen Entwicklung scheinen bei autistischen Kindern in Abhängigkeit von deren Intelligenzniveau und je nach dem Grad der geistigen Behinderung beeinträchtigt zu sein. Intelligente autistische Kinder können in allen Entwicklungsbereichen der sensumotorischen Intelligenz früher oder später oder mit geeigneter Förderung nahe an den Bereich der Stufe VI, der symbolisch-vorstellungsmäßigen Fähigkeiten, herankommen. Sie können auch die für sinnvollen Sprachgebrauch notwendigen Fähigkeiten wie Intentionalität, Werkzeuggebrauch, Imitation und funktionales Spielverhalten erreichen (Bates, 1979; Bates et al., 1979; Wetherby & Prutting, 1984; Tager-Flusberg, 1981, 1985). Wahrscheinlich setzen sie jedoch andere kognitive Fähigkeiten für den Spracherwerb ein als normale Kinder. So können autistische Kinder z.B. ihre Mängel im intentionalen Verständnis durch ihre räumlich-visuellen Fähigkeiten der Perspektivenübernahme teilweise ausgleichen. Sie können ebenso einen Teil ihres eigenen Körpers verwenden, um somit einen vorstellungsmäßigen Gegenstand konkret darzustellen (Curcio & Piserchia, 1978). Dennoch verbleiben autistische Kinder auf einem Entwicklungsstadium vor der Fähigkeit vollständiger geistiger Repräsentation bzw. vor dem Stadium des symbolisch-vorstellungsmäßigen Denkens.

Es gibt aber wahrscheinlich eine Subgruppe autistischer Kinder, die zu gewissen symbolisch-vorstellungsmäßigen Leistungen fähig sind und die Stufe VI der sensumotorischen Entwicklung erreichen (Baron-Cohen, 1989; Sigman et al., 1987; Curcio & Piserchia, 1978; Wing & Attwood, 1987). Derzeit ist aber noch völlig unklar, ob diese autistischen Kinder sämtliche Fähigkeiten besitzen, die notwendig sind, um den Kriterien der Stufe VI der sensumotorischen Entwicklung gerecht zu werden. Neuere Konzeptionen der Entwicklung symbolisch-vorstellungsmäßiger Fähigkeiten beachten z.B. den Einfluß sozialer Faktoren auf das symbolische Spiel (Westby, 1988), oder sie beachten unterschiedliche Aspekte der Entwicklung des symbolisch-vorstellungsmäßigen Verhaltens, wie die *Dezentrierung*, d.h. den Übergang von selbstgerichtetem Verhalten zu solchem, welches sich auf andere ausrichtet (McCune-Nicolich, 1981; Belsky & Most, 1981), die *Dekontextualisierung*, d.h. der Einsatz von zunehmend unrealistischen Materialien als Symbole (Bretherton et al., 1984; Ungerer et al., 1981) und die *Integration*, d.h. die Fähigkeit, einzelne Handlungen in ganze Handlungssequenzen einzubauen (McCune-Nicolich & Fenson, 1984).
Wenn autistische Kinder in verschiedenen an Piaget's Modell orientierten Entwicklungsskalen symbolisch-vorstellungsmäßige Fähigkeiten zeigen, so bedeutet dies nicht, daß sie sämtliche Fähigkeiten des symbolisch-vorstellungsmäßigen Denkens besitzen. Wir werden daher etwas näher auf die Entwickung des symbolisch vorstellungsmäßigen Spiels eingehen.

4.1.4.2 Das Spielverhalten und die Entwicklung des symbolisch-vorstellungsmäßigen Spielens

Den besonderen Stellenwert erhält die Entwicklung des Spielverhaltens dadurch, daß sich in ihr die anderen sensumotorischen Fähigkeiten widerspiegeln, und das Kind im Spielverhalten soziale Kompetenzen einüben und erwerben kann (Bates, 1979; Westby, 1988; Bretherton, 1984). In der normalen Entwicklung des Spielverhaltens findet man eine charakteristische Abfolge: einfaches Manipulieren an Gegenständen, kombinatorisch-relationales Spiel, funktional-konventionelles und symbolisch-vorstellungsmäßiges Spielen. Das symbolisch-

vorstellungsmäßige Spiel kann am ehesten dadurch charakterisiert werden, daß hierbei ein Kind sich verhalten kann *"als ob"*. Es kann z.B. ein leeres Glas so benutzen, als ob es daraus trinkt; es kann so tun, als ob es krank ist oder als ob sein Zimmer eine Höhle wäre. Die Anfänge des echten symbolisch-vorstellungsmäßigen Spiels findet man vom 18. bis zum 24. Lebensmonat, jedoch reicht die Entwicklung bis weit in das Vorschulalter hinein (Westby, 1988). In den Anfängen werden die Spielgegenstände völlig unabhängig von ihrem konkreten Gebrauch verwendet (Rubin et al., 1983).
Die Entwicklung des Spielverhaltens autistischer Kinder ist derzeit noch nicht völlig erforscht, so daß wir im folgenden nur einige Aspekte ihres symbolisch-vorstellungsmäßigen Spielverhaltens darstellen können.

Das Spielverhalten autistischer Kinder unterscheidet sich vom kreativen und phantasievollen Spiel normal entwickelter Kinder. Es ist charakterisiert durch einen Mangel an sozialem Engagement, sich ständig wiederholenden, stereotypen Objektmanipulationen und unzweckmäßigem Objektgebrauch (Black et al., 1975; Wing et al., 1977). Autistische Kinder interessieren sich z.B. stärker für die sich drehenden Räder eines Spielzeugautos als dafür, mit dem Auto ein Spiel zu spielen. Dennoch sind im Spielverhalten autistischer Kinder individuelle Unterschiede nachweisbar (Mc Hale, 1983). Die Mängel im symbolisch-vorstellungsmäßigen Spiel autistischer Kinder unterscheiden sich von denjenigen geistig behinderter Kinder und denen, welche normale Kinder in ihrem Entwicklungsverlauf zeigen (Riguet et al., 1983).

Ungerer und Sigman (1981; Sigman & Ungerer, 1984) führten als erste entwicklungspsychologisch orientierte Studien zum Spielverhalten an 16 autistischen Kindern mit einem Entwicklungsalter von 24,8 Monaten durch. Sie untersuchten autistische Kinder, welche von ihrem generellen Entwicklungsniveau her zu symbolisch-vorstellungsmäßigem Spiel fähig sein sollten. In einer unstrukturierten Situation erhoben sie das spontane Spielverhalten der Kinder, und in einer strukturierten Situation ermittelten sie die optimalen Spielfähigkeiten. Ungerer und Sigman (1981) fanden, daß die autistischen Kinder eine große Bandbreite an verschiedenen Spielhandlungen in beiden Situationen zeigten. Zusätzlich zu den einfachen Objektmanipulationen und dem relationalen Objektgebrauch, wozu alle Kinder fähig waren, zeigten diese autistischen Kinder auch funktionales und in gewisser Weise auch symbolisches Spielverhalten. Neben diesen Spielfähigkeiten weisen autistische Kinder aber ein deutlich verändertes Spielverhalten im Vergleich zu normalen und geistig behinderten Kindern gleichen Entwicklungsalters auf. So verteilten die autistischen Kinder ihre Spielzeit anders als die Vergleichsgruppen, indem sie mit den einfachen Objektmanipulationen und dem relationalen Spiel ebensoviel Zeit verbrachten wie mit dem funktionalen Spiel. Bei den geistig behinderten und den normalen Kindern findet man dagegen die höher entwickelten Formen des Spielverhaltens wie funktionales und symbolisches Spiel gehäufter und über längere Zeit andauernd.

Neben den quantitativen Unterschieden liegt auch ein qualitativ anderes funktionales und symbolisches Spiel vor. Insgesamt registrierten Sigman und Ungerer (1984) vier Arten des funktionalen Spiels:

Tabelle 7: Arten funktionalen Objektgebrauches im Spiel.

Objektgerichtetes Spiel	(z.B. den Teedeckel auf die Teekanne setzen oder das Auto in die Garage schieben)
Selbstgerichtetes Spiel	(z.B. das eigene Haar kämmen)
Puppengerichtetes Spiel	(z.B. die Puppe mit einem Löffel füttern)
Auf-andere-gerichtetes Spiel	(z.B. den Telefonhörer an das Ohr des Erwachsenen halten)

Die durchschnittliche Häufigkeit der verschiedenen "puppengerichteten" Spielhandlungen war bei den autistischen Kindern geringer als bei den normal entwickelten Kindern. In der strukturierten Situation variierte das spontane Spielverhalten der drei Gruppen am deutlichsten, wobei autistische Kinder eher die einfacheren Formen des Spielverhaltens zeigten. Bei Hilfestellungen waren die autistischen Kinder jedoch in der Lage, ihre funktionalen Spielfähigkeiten zu verbessern, so daß die Leistungen der drei Gruppen vergleichbarer wurden; aber auch dann besitzen autistische Kinder immer noch eingeschränktere Spielfähigkeiten als die Kinder der Vergleichsgruppen. Diese Befunde verdeutlichen ein spezifisches Defizit im Spielverhalten autistischer Kinder, welches auch Wing et al. (1977) an einer größeren und heterogenen Gruppe autistischer Kinder nachweisen konnten. Danach weisen autistische Kinder einfache, häufig stereotype Wiederholungen einzelner symbolischer Spielhandlungen auf, die sie entweder gelernt, d.h. aktiv erworben, oder lediglich passiv beobachtet haben.

Wie wir bereits an anderer Stelle ausgeführt haben, verwenden die autistischen Kinder wahrscheinlich ihre vorhandenen Kompetenzen, um die Mängel, z.B. im symbolisch-vorstellungsmäßigen Spielverhalten, zu kompensieren. Diese Mängel scheinen nicht auf einem "rein" kognitiven Defizit zu beruhen. Ein solches wurde häufig in der Unfähigkeit gesehen, Konzepte zu abstrahieren und diese Abstraktionen zu repräsentieren. Ungerer und Sigman (1987) belegten jedoch, daß die Mängel im symbolisch-vorstellungsmäßigen Spiel autistischer Kinder nicht Ausdruck der Fähigkeit, Objektkategorien zu bilden und diese in abstrakter Form zu speichern, sind. Um solche Kategorien zu bilden, müssen Kinder neben dem Erwerb von Objektpermanenz und Objektgebrauch auch lernen, aus bestimmten Teilen der Objekte Konzepte abzuleiten und diese zu generalisieren. So erstellen die Kinder z.B. Ähnlichkeiten zwischen Objekten und lassen dabei die vorhandenen Unterschiede unberücksichtigt, um Kategorien oder Gruppen ähnlicher Objekte oder Objekteigenschaften zu bilden, die dann wiederum ihr Denken über Umweltgegebenheiten strukturieren (Rosch, 1973). Um den 12. bis 24. Lebensmonat findet man bei Kleinkindern die Fähigkeit, Objekte nach verschiedenen Gesichtspunkten zu ordnen (Ricciuti, 1965). Verschiedene Autoren konnten nachweisen, daß autistische Kinder sowohl die kognitiven als auch die perzeptiven und sensumotorischen Fähigkeiten besitzen, die zur Kategorisierung von Objekten notwendig sind (Lancy & Goldstein, 1982; Slotnick, 1983; Ungerer & Sigman, 1987). Autistische Kinder sind nicht generell in der Bildung von Objektkonzepten beeinträchtigt, sondern vor allem in denjenigen, die frühe Formen des Symbolisierens erfordern. Diese frühen Formen des Symbolisierens basieren jedoch nicht auf "rein" kognitiven Fähigkeiten, d.h. auf Fähigkeiten, welche ein Kind unabhängig von anderen Personen erwerben kann (Sigman et al., 1987). Sie bedürfen entweder sozial-kognitiven Fähigkeiten wie z.B. der "Metarepräsentation" (Leslie, 1987), d.h. kognitiven Fähigkeiten, die eine Person im Umgang mit anderen Personen erwirbt, oder sie bedürfen einer Berücksichtigung des sozialen Kontextes, d.h. der gesamten sozialen Situation, z.B. der sozialen Interaktion, in der die Fähigkeiten zum Symbolisieren und zum symbolisch-vorstellungsmäßigen Spiel erworben werden (Sigman et al., 1987). Wir wollen im folgenden die beiden Aspekte der frühen Formen des Symbolisierens darstellen.

4.1.4.3 Metarepräsentationale Fähigkeiten und kognitive Entwicklung

Leslie (1987, 1988) meint, daß eine metarepräsentationale Theorie des Spiels voraussetzt, daß der Spielende fähig ist, etwas nur so zu tun *als ob* bzw. etwas vorzutäuschen. Diese Fähigkeit erfordert eine "Repräsentation zweiter Ordnung" (Dennett, 1978). Die Fähigkeit zu Repräsentationen zweiter Ordnung grenzt Dennett von Repräsentationen erster Ordnung ab. Letztere befähigen eine Person, die Zustände der materiellen Umwelt geistig abzubilden. Repräsentationen zweiter Ordnung befähigen sie, die geistigen Zustände anderer Personen abzubilden, d.h. eine Repräsentation *deren* Repräsentationen herzustellen. Dies bezeichnet Leslie (1985) als "Metarepräsentation". Sie ermöglicht es einem Kind, sich von dem funktionalen Objektgebrauch oder von der Objektpermanenz zu lösen, d.h. von den Konzepten, welche es selbst über die physikalische Welt gebildet hat. Das Kind kann "Abstand" von der materiellen Welt gewinnen und eine eigene Einstellung zu dieser entwickeln. Voraussetzung dafür ist, daß die Einstellungen anderer Personen zu der physikalischen Welt berücksichtigt werden, und daß das Kind fähig wird, die Absichten, Wünsche, Einstellungen anderer Personen aus deren Verhalten zu erschließen. Nur so kann das Kind erleben, daß es selber auch eine eigene Einstellung zu den Dingen besitzt, die sich von derjenigen anderer unterscheidet. Leslie (1987) bezeichnet die Entwicklung der spezifischen, sozialen und kognitiven Fähigkeiten, die ein Kind z.B. dazu befähigen, die Konzepte anderer Personen zu erfassen, als metarepräsentationale Entwicklung. Er geht davon aus, daß ein Kind in diesem Entwicklungsprozeß eine sogenannte *"Theory of Mind"* (Premack & Woodruff, 1978) entwickelt und fähig wird, die eigenen geistigen Zustände bzw. die eigenen Einstellungen zu den Objekten anderen Personen mitzuteilen. Man denke hierbei an das Spiel: "Ich sehe was, was du nicht siehst und das ist .....grün!" Ein Kind kann mit Hilfe der "Theory of Mind" Rückschlüsse darüber ziehen, was andere Personen von einer bestimmten Situation denken und es kann Schlußfolgerungen über vergangenes und zukünftiges Verhalten dieser Person ziehen. Diese Rückschlüsse ziehen zu können, ist eine wesentliche Komponente sozialen Handelns.

Die Fähigkeiten, anderen Personen eine eigene "Geisteshaltung" zuzuschreiben, ist häufig untersucht worden, und man geht im allgemeinen davon aus, daß ihre Entwicklung etwa um den 24. Lebensmonat beginnt (Bretherton et al., 1981; Mac Namara et al., 1976; Shantz, 1983; Schultz et al., 1980; Leslie, 1987).

Bei autistischen Kindern scheinen die Fähigkeiten der Repräsentation erster Ordnung nicht spezifisch beeinträchtigt, da diese Fähigkeiten wie Objektpermanenz, Mittel-Zweck-Relation, Objektkategorien, Kausalität und funktionaler Objektgebrauch bei ihnen entsprechend ihrem generellen Entwicklungsalter und ihren intellektuellen Kapazitäten entwickelt sind (Baron-Cohen et al., 1986; Curcio, 1978; Dawson & Adams, 1984; Hobson, 1984; Ungerer & Sigman, 1981, 1987; Shah & Wing, 1986). Eine autismusspezifische Störung wird auf der Ebene des symbolisch-vorstellungsmäßigen Denkens (Otha, 1987) beziehungsweise des symbolisch-vorstellungsmäßigen Spiels vermutet (Sigman et al., 1987). Diese Störung scheint insofern autismusspezifisch zu sein, da sie bei allen autistischen Kindern anzutreffen ist.

Wing et al. (1977) fanden in einer epidemiologischen Studie bei 108 Autisten, daß die Mängel im symbolisch-vorstellungsmäßigen Spiel bei allen Kindern mit dem vollständigen Bild der autistischen sozialen Dysfunktion vorhanden waren. Zudem kann man davon ausgehen, daß Kinder mit einem Down-Syndrom die Fähigkeit zum symbolisch-vorstellungsmäßigen Spielen haben, obwohl ihre anderen kognitiven Fähigkeiten wie Objektpermanenz und Objektkategorien beeinträchtigt sind (Hill & McCune-Nicolich, 1981). Diese Kinder sind ihrem Entwicklungsalter entsprechend sozial kompetent (Coggins et al., 1983). Bezogen auf die sozial-kognitiven bzw. metarepräsentationalen Fähigkeiten kann man davon ausgehen, daß die sozial kompetenten geistig behinderten Kinder eher Schwierigkeiten mit den Repräsentationen erster Ordnung haben, und ihre kognitiven Funktionen, die sie unabhängig vom Umgang mit anderen Personen erwerben beeinträchtigt sind. Dagegen die autistischen Kinder, sofern keine zusätzliche geistige Behinderung vorliegt, hauptsächlich metarepräsentationale Schwierigkeiten haben, d.h. in den sozial-kognitiven Fähigkeiten beeinträchtigt sind, die im Umgang mit anderen Personen erworben werden.

Eine Fragestellung im Zusammenhang mit den metarepräsentationalen Fähigkeiten bezieht sich darauf, ob autistische Kinder die "Theory of Mind" entwickeln, d.h. ob sie in der Lage sind, in ihrem Denken zu berücksichtigen, was eine andere Person denkt, weiß, fühlt oder beabsichtigt. Baron-Cohen, Leslie und Frith (1985) beschäftigen sich mit dieser Fähigkeit, indem sie autistische, geistig behinderte (Down-Syndrom) und normale Kinder daraufhin untersuchten, ob sie zur "konzeptuellen Perspektivenübernahme" fähig sind. Sie wollten herausfinden, ob autistische Kinder das Konzept, welches eine andere Person von einer Situation herstellt, in ihrem Handeln berücksichtigen können. Die wesentlichen Angaben zu den Vergleichsgruppen finden sich in Tabelle 8.

Tabelle 8: Angaben zu den Vergleichsgruppen.

	N	Lebensalter	Entwicklungsalter nonverbal	Entwicklungsalter verbal	Intelligenz
Autisten	20	11.11	9.3	5.5	82 (70-108)
Down-Syndrom	14	10.11	5.11	2.11	64 (42-89)
Normale	27	4.5	-	-	-

Die Untersuchung orientierte sich an den Puppenspiel-Szenen von Wimmer und Perner (1983). Den Kindern wurde wie folgt eine Puppenspiel-Szene vorgespielt:

Eine Puppe (Sally) besitzt einen Korb, in dem sich eine Murmel befindet; die andere Puppe (Anne) hat eine verschlossene und leere Schachtel, die nicht einsehbar ist. Während der Szene geht Sally aus dem Puppenzimmer, und Anne nimmt aus Sallys Korb die Murmel und versteckt diese in ihrer Schachtel. Nachdem Sally ins Puppenzimmer wieder zurückkommt, wird die Spielszene unterbrochen, und die Kinder werden gefragt, wo Sally ihre Murmel wohl suchen würde (Glaubensfrage). Der Spielverlauf wird in drei verschiedenen Durchgängen gespielt, wobei sich die Murmel einmal in Anne's Schachtel, einmal in Sally's Korb und einmal in der Tasche des Untersuchers befindet. Zeigte ein Kind nach der Glaubensfrage auf denjenigen Ort, an welchem Sally in der dargestellten Spielszene suchen würde, nachdem sie wieder in das Spielzimmer zurückkommt (Sally's Korb), so wurde dieser Glaubensfrage eine Realitätsfrage (Wo ist denn die Murmel wirklich?) und eine Gedächtnisfrage (Wo war die Murmel am Anfang des Spiels?) nachgeschoben. Zu Beginn des Spiels vergewisserte sich der Untersucher, ob alle Kinder die Puppen voneinander unterscheiden konnten.

Die Untersuchungsergebnisse fielen wie folgt aus:

- Alle Kinder konnten die beiden Puppen voneinander unterscheiden.
- Alle Kinder konnten auf die Realitäts- und die Gedächtnisfrage korrekt antworten.
- Fast alle der normalen und der geistig behinderten Kinder beantworteten die Glaubensfrage korrekt, während diese nur von vier der 20 autistischen Kinder korrekt beantwortet wurde. Der Unterschied ist hochsignifikant ($p = 0.001$).
- Alle autistischen Kinder, die die Glaubensfrage falsch beantworteten, zeigten auf die Schachtel, d.h. auf den Ort, an dem die Murmel tatsächlich lag und nicht auf irgendeinen anderen Ort ($p = 0.006$).

Alle Kinder wußten zu den Kontrollfragen die richtige Antwort, so daß es ihnen klar war, daß die Murmel von dem Korb in die Schachtel gelegt wurde, nachdem die Puppe Sally den Raum verließ (Repräsentation erster Ordnung). Zur kritischen Frage "Wo wird *Sally* die Murmel suchen?" gaben die autistischen Kinder eine andere Antwort als die geistig behinderten und die normal entwickelten Kinder. Die geistig behinderten und die normalen Kinder beantworteten die Glaubensfrage, indem sie auf diejenige Stelle zeigten, an welcher sich die Murmel anfänglich befand (Korb), bevor Sally das Puppenzimmer verlassen hatte. Diese Kinder müssen Annahmen darüber entwickelt haben, daß ihr eigenes Wissen über den gegenwärtigen Ort, an dem die Murmel tatsächlich lag, als Sally wieder in das Puppenzimmer kam (Schachtel), von dem, was die Puppe Sally wissen konnte (Murmel liegt im Korb) zu unterscheiden ist. Dies bedeutet aber, daß diese Kinder das Verhalten der Puppe Sally auf Grundlage dessen voraussagten, was die Puppe annahm und nicht aufgrund dessen, was sie selbst wußten. Die autistischen Kinder hingegen zeigten auf den Ort, an dem die Murmel sich tatsächlich befand (Schachtel). Wesentlich ist, daß die autistischen Kinder dies in konsistenter, d.h. überzufälliger Weise machten. Auch im zweiten Versuch, als die Murmel in der Tasche des Untersuchers verschwand, deuteten sie auf diese, als sie nach dem Ort, wo

Sally die Murmel suchen würde, befragt wurden. Dies bedeutet, daß die autistischen Kinder nur ein Abbild dessen herstellten, was sie beobachten konnten (Repräsentation erster Ordnung).
Die konsistente Reaktion auf die kritische Frage sowie die korrekten Antworten auf beide Kontrollfragen lassen darauf schließen, daß die autistischen Kinder den Unterschied zwischen dem, was sie wußten und dem was die Puppe Sally "wußte", nicht machten oder nicht kannten. Diese Befunde sprechen nach Baron-Cohen et al. (1985, 1986) für die Annahme, daß autistische Kinder keine "Theory of Mind" besitzen. Sie erklären diesen Mangel als die Unfähigkeit, Geisteshaltungen anderer zu repräsentieren. Als ein Effekt dieser Unfähigkeit gelingt es autistischen Kindern nicht, anderen Personen Annahmen oder Absichten zuzuschreiben, und sie haben daher besonders in denjenigen Verhaltensweisen Schwierigkeiten, die eine Vorhersage des Verhaltens anderer Menschen erfordern. Die von Baron-Cohen et al. (1985) untersuchte Fähigkeit wird als konzeptuelle Perspektivenübernahme bezeichnet (Schantz, 1983). Diese Fähigkeit ist von der perzeptiven Perspektivenübernahme zu unterscheiden, welche bei autistischen Kindern nicht besonders beeinträchtigt ist (Hobson, 1984). Eine neuere Studie von Dawson und Fernald (1987) bestätigte diese Befunde, belegte aber auch, daß autistische Kinder in der affektiven Perspektivenübernahme beeinträchtigt sind.

In einer weiteren Studie an denselben Kindern verwendeten Baron-Cohen et al. (1986) Bild-Sequenz-Aufgaben zur Untersuchung des Verständnisses bestimmter Ereignisabfolgen. Die Befunde bestätigten die Überzeugung der Autoren, daß autistische Kinder nur ein geringes Wissen über Ereignisse haben, die Annahmen über Geisteshaltungen anderer Menschen erfordern. Bei Aufgaben, die sich mit mechanistischen Ereignissen befassen, zeigen die autistischen Kinder dagegen deutlich bessere Leistungen als geistig behinderte und normale Kinder vergleichbaren Entwicklungsniveaus.

Die Unfähigkeit eine "Theory of Mind" zu entwickeln, ist ein spezifisches Defizit autistischer Kinder; sie entwickelt sich normalerweise zu Beginn des zweiten Lebensjahres. Diese Störung tritt nicht bei Kindern mit Down-Syndrom auf und ist bei allen autistischen Kindern unabhängig vom Intelligenzniveau. Die Schwierigkeit, die Intentionen anderer Menschen zu verstehen, und sein eigenes Verhalten darauf abzustimmen, bedingt einen wesentlichen Teil der Störungen im Sozialverhalten, in der Gesprächsführung und im symbolisch-vorstellungsmäßigen Spiel (Baron-Cohen, 1988). Wenn ein Kind seiner Mutter einen Gegenstand zeigt, so muß es von der Wirkung seines Verhaltens auf die Mutter wissen, es muß wissen, daß die Mutter Absichten hat, die es beeinflussen kann. Wenn ein Kind im Gespräch ein Thema wechselt, so muß es sich vergewissern, daß die andere Person dem Themenwechsel folgt. Wenn ein Kind symbolisch-vorstellungsmäßig spielt, so muß es sich in der Vorstellung von den Repräsentationen erster Ordnung lösen und die Eigenschaften von Gegenständen, unabhängig von deren realen Funktionen, neu miteinander kombinieren. Nur so kann aus einem Spielzeugauto ein Raumschiff werden.

Leslie (1987) führt die Störungen autistischer Kinder in der Ausbildung einer "Theory of Mind" auf die Unfähigkeit zurück, die Repräsentationen erster Ordnung von denen der zweiten Ordnung (Metarepräsentation) zu trennen. Diese Störung der *"Entkoppelung"* beider Repräsentationssysteme verdeutlicht er am Beispiel des symbolisch-vorstellungsmäßigen oder

"So-tun-als-ob-Spiels".

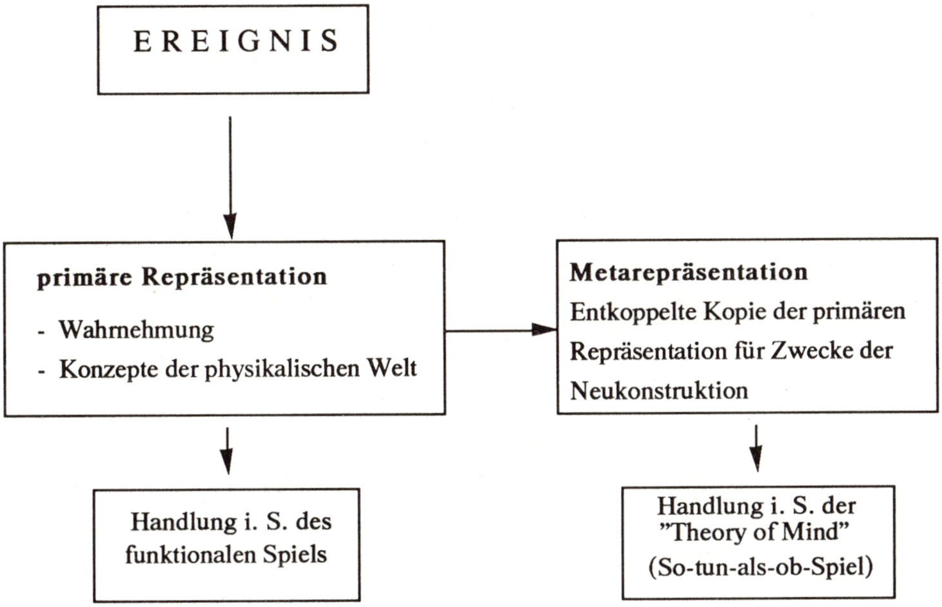

Abbildung 7: Ein Modell des So-tun-als-ob-Spiels.

Normale und geistig behinderte Kinder können primäre Repräsentationen in Metarepräsentationen überführen und sich somit unabhängiger von der direkten Erfahrung machen; eine Einstellung zu ihren Erfahrungen und zu denen anderer entwickeln und infolge dessen sich vorstellen, daß andere Personen Vorstellungen und Absichten haben, die unabhängig von ihren eigenen sind. Autistische Kinder dagegen sind zu einer solchen Entkoppelung nicht fähig und sind deshalb auch viel abhängiger von den häufig widersprüchlichen konkreten Erfahrungen mit der Welt.

Leslie und Frith (1987) sehen eine wichtige Implikation dieses Entkoppelungs-Phänomens darin, daß bei autistischen Kindern eine Störung in der neuronalen Entwicklung die ursprünglichen organischen Komponenten der Entkoppelung betreffen könnte. Eine solche neurologische Störung in der frühen prä- und/oder postnatalen Entwicklung des Zentralnervensystems ist auch aus biologischer Sicht denkbar (Ciaranello et al., 1982; Coleman & Gillberg, 1985) und wird derzeit in bezug auf die möglichen Zusammenhänge zwischen neurobiologischen und psychologischen Annahmen diskutiert (Gillberg, 1988).

4.1.4.4 Soziale Faktoren und kognitive Entwicklung

Sigman et al. (1987) sehen neben der metarepräsentationalen Fähigkeit einen wichtigen Unterschied zwischen dem sensumotorischen und kategorialen Wissen und der symbolischen Repräsentation von Objekten im Spiel in dem Ausmaß, zu welchem beide Formen des Objektwissens von sozialen Faktoren abhängen. Es ist möglich, so die Autoren, daß sich sensumotorische Fertigkeiten lediglich aus dem Umgang mit und der Beobachtung von Objekten entwickeln, ohne daß soziale Einflüsse vonnöten sind. Obwohl diese Fähigkeiten sich normalerweise innerhalb eines sozialen Kontextes, wie der Mutter-Kind-Interaktion, entwickeln, können autistische Kinder vermutlich auf diese sozialen Hilfestellungen (Bruner & Sherwood, 1983) verzichten und Objektpermanenz und Werkzeuggebrauch allein durch die Manipulation von Objekten erwerben. Symbolisches Spiel dagegen entwickelt sich nur innerhalb eines sozialen Kontextes (Schaffer, 1984; Fein, 1981). Selbst bei dem einfachen objekt-gerichteten funktionalen Spielverhalten muß das Kind den konventionellen Umgang mit diesen Objekten bei anderen Personen beobachtet haben. Wenn z.B. ein autistisches Kind eine Puppe mit einer Gabel füttert, oder versucht, sich mit einer Spielzeug-Holzschere die Haare zu schneiden, so muß es dieses konventionelle Verhalten von anderen Personen her kennen. Die Ausrichtung des Spielverhaltens auf eine Puppe oder auf eine andere Person erfordert soziale Interaktionen. Sigman et al. (1987) nehmen daher an, daß die soziale Komponente wichtiger für den Erwerb symbolisch-vorstellungsmäßigen Spielverhaltens ist als für den Erwerb anderer sensumotorischer Fähigkeiten oder der Fähigkeit zur Kategorienbildung. Bei autistischen Kindern müßten demnach generell diejenigen Fähigkeiten am stärksten beeinträchtigt sein, die sozialen Einflüssen unterliegen. Selbst die metarepräsentationale Entwicklung setzt gelungene soziale Interaktionen voraus (Leslie, 1987) .

McHale et al. (1981; McHale, 1983) betrachteten in mehreren Studien die qualitativen Aspekte des kindlichen Spiel- und Sozialverhaltens. Sie beobachteten autistische Kinder von 5 bis 8 Jahren, die miteinander, mit nicht-behinderten Gleichaltrigen und mit ihren Erziehern spielten. Spielten die autistischen Kinder miteinander, so bestand ihr Verhalten aus stereotypen Aktivitäten, und es kam selten zu Kontakten zwischen ihnen. Spielten sie dagegen mit den nicht-behinderten gleichaltrigen Kindern, so wurde vermehrt kooperatives Spielverhalten beobachtet, die Häufigkeit der sozialen Interaktionen stieg während der Beobachtungszeit an und die Anzahl der zurückgezogenen Spielaktivitäten sank ab. Das verbal-kommunikative Verhalten und angemessene, d.h. normalen Kindern vergleichbare Spielaktivitäten wurden hingegen nicht beobachtet. Überraschend war jedoch, daß die autistischen Kinder deutlich mehr mit den nicht-behinderten Kindern zusammen spielten als erwartet und von diesen auf Dauer profitierten, d.h. ihre Verhaltenskompetenzen erweiterten. In dem Spiel mit ihren Erziehern kommunizierten autistische Kinder besser und neigten dazu, mit diesen am ehesten von sich aus zu spielen. Dies mag daran liegen, daß bestimmte Arten des sozialen Spielverhaltens nur möglich sind, wenn nonverbalen und verbalen kommunikativen Fertigkeiten von seiten des (erwachsenen) Interaktionspartners Rechnung getragen wird (vgl. Abschnitt 4.2.2.3). So dreht sich das gemeinsame Spiel nicht-behinderter Kinder um den Objektgebrauch, wobei es häufig zur Imitation, zum Austausch der Objekte zwischen den Spielpartnern sowie zum gemeinsamen Objektgebrauch kommt (Rubin et al., 1983). Im Verlaufe der Entwicklung des sozialen Spielverhaltens wird dann die nonverbale und später die verbale Kommunikation zu dem wichtigsten Bestandteil (Holmberg, 1980).

Die vermuteten Zusammenhäng zwischen dem symbolischen Zeichensystem der Sprache bzw. der verbalen Kommunikation und dem symbolischen Objektwissen im Spielverhalten von 2- bis 3jährigen Kindern (Bates & Snyder, 1983; Corrigan, 1981; McCune-Nicolich, 1981; Shore et al., 1984; Casby & Corte, 1987) legen die Frage nahe, ob die sprachlichen Defizite autistischer Kinder deren Mängel im symbolisch-vorstellungsmäßigen Spielverhalten erklären können. Sigman et al. (1987) fanden, daß autistische Kinder mit relativ gutem Sprachverständnis immer noch geringere funktionale und symbolische Spielfertigkeiten haben als geistig behinderte Kinder mit nur geringem Sprachverständnis. Demnach scheint bei autistischen Kindern die Störung des Spielverhaltens grundlegender zu sein als die Sprachstörung. Auch im Vergleich mit normalen und geistig behinderten Kindern gleichen Sprachentwicklungsniveaus zeigen autistische Kinder das geringste Niveau des Spielverhaltens. Zwar können die Störungen im Sprachverständnis und in gewissem Grade auch diejenigen in der expressiven Sprache nicht die Beeinträchtigungen im funktionalen und symbolischen Spielverhalten erklären, jedoch weisen verschiedene Studien enge Zusammenhänge zwischen dem Sprachentwicklungsniveau und dem Niveau des Spielverhaltens nach (McHale et al., 1980; Sigman & Ungerer, 1984; Mundy et al., 1987; Dadds et al., 1988). Wie in der Entwicklung normaler Kinder scheinen demnach auch bei autistischen Kindern Zusammenhänge zwischen dem Spiel und der Sprache zu bestehen, d.h. den beiden wichtigen Aspekten des symbolisch-vorstellungsmäßigen Denkens (Bates, 1979; McCune-Nicolich, 1981; Sigman & Ungerer, 1984). Sugarman (1984) konnte in einer Einzelfallstudie bei einem autistischen Kind nachweisen, daß die Entwicklung nonverbaler kommunikativer Fertigkeiten, mit welchen sich die Kommunikationspartner über Objekte austauschen, eine Voraussetzung der Sprachentwicklung ist. Gleiches wird in der Entwicklung normaler Kinder vorgefunden, d.h. auch hier finden sich ebenso Zusammenhänge zwischen dem Spielverhalten und nonverbalen kommunikativen Fertigkeiten (Bates, 1979).

Wichtig ist demnach, ob bestimmte nonverbale kommunikative Fertigkeiten notwendig sind, um das symbolisch-vorstellungsmäßige Denken zu entwickeln, welches sich in der Sprache und im symbolischen Objektgebrauch zeigt. Eine neuere Studie von Mundy et al. (1987) konnte bestätigen, daß bei autistischen Kindern das funktionale Spielverhalten mit dem Sprachverständnisniveau und das symbolische Spielverhalten mit beidem, dem Sprachverständnis und der expressiven Sprache, zusammenhängt. Beide Spielfertigkeiten korrelieren stark miteinander und bilden somit einen Aspekt der Sprachentwicklung. Außer dem geringen Zusammenhang zwischen der nonverbal-kommunikativen Fähigkeit, auf einen Erwachsenen aufmerksam zu reagieren, und dem symbolischen Spielverhalten, gab es bei den autistischen Kindern jedoch keine Zusammenhänge zwischen dem Spielverhalten und der nonverbalen sozialen Kommunikation. Bei autistischen Kindern bilden demnach das Spielverhalten und bestimmte Arten der nonverbalen sozialen Kommunikation zwei voneinander unabhängige Faktoren des Spracherwerbs, während diese beiden Faktoren in der Sprachentwicklung normaler Kinder eng miteinander verbunden sind (Shore et al., 1984; Casby & Corte, 1987). Eine genauere Klärung dieser Besonderheiten im Spielverhalten und der sozialen Kommunikation steht derzeit noch aus. Wahrscheinlich ist es aber so, daß gewisse Mängel in der sozialen Interaktion für diese beiden Aspekte (symbolisches Spiel und verbale Kommunikation) verantwortlich sind (Mundy et al., 1986; Sigman & Mundy, 1989).

4.2. Soziale und kommunikative Entwicklung

4.2.1 Sozialentwicklung

Obwohl soziale Probleme bei autistischen Kindern von zentraler Bedeutung sind, gibt es hierzu erst in jüngster Zeit einige entwicklungspsychologisch fundierte Studien (Schopler & Mesibov 1986). Ein wesentlicher Grund hierfür liegt in der Vielzahl der Variablen, aus denen soziale Beziehungen bestehen (Lord, 1984; Volkmar, 1987). Schon Kanner (1943) hatte beobachtet, daß autistische Kinder besser mit Gegenständen umgehen konnten als mit Personen. Er bemerkte aber auch, daß die autistischen Kinder ein Bewußtsein anderer haben, jedoch dazu neigen, sich von Sozialkontakt zurückzuziehen bzw. nur mit einem bestimmten Teil anderer Personen (z.B. Hand, Kleidung) in Kontakt zu treten. Später konnten Kanner und seine Mitarbeiter (Kanner et al., 1972) nachweisen, daß sich das soziale Verhalten der autistischen Kinder im Verlaufe ihrer Entwicklung verändert, und die Kinder "sozialer" werden.

Rutter (1970) fand in einer Langzeituntersuchung, daß autistische Kinder, die sich günstig sozial entwickelt haben, ein starkes Interesse an anderen Menschen besitzen und häufig Freundschaftsbeziehungen wünschen, obwohl ihnen die notwendigen Fertigkeiten dazu fehlen. Viele adoleszente Autisten leiden gerade darunter, daß sie einerseits ein Interesse an anderen Menschen entwickeln können, sich jedoch andererseits ihrer sozialen Unfähigkeit bewußt sind. Ende der siebziger und Anfang der achtziger Jahre entstanden zwei Forschungsrichtungen, die den sozialen Beeinträchtigungen autistischer Kinder einen zentralen Stellenwert einräumen. Zum einen hat die Arbeitsgruppe um Wing (1981, 1988; Wing & Gould, 1979; Wing & Attwood, 1987) eine Klassifikation autistischer Kinder auf Grundlage deren sozialer Probleme erarbeitet, die eine immer größere Bedeutung erhält (Mesibov & Schopler, 1986). Zum anderen summieren sich die Belege für die Annahme, daß die sozialen Störungen autistischer Kinder von primärer Bedeutung für das Verständnis des Autismus sind (Fein et al., 1985, 1986; Rutter, 1983; Hermelin & O'Connor, 1985; Cohen et al., 1988; Lord, 1985).

Verschiedene Autoren haben sich um ein Verständnis des Sozialverhaltens auf dem Hintergrund der normalen Entwicklung bemüht. Hierbei standen ihnen anfänglich zwei Aspekte im Wege.
Zum einen gab es lange Zeit die unterschiedlichsten Definitionen dessen, was soziale Interaktion sei (Baron-Cohen, 1988) und wie diese untersucht werden sollte (Lord, 1984). Eine Definition dessen, was soziale Interaktion ausmacht, kann aus der Literatur zur normalen Sozialentwicklung entnommen werden und als *"wechselseitige intentionale Beziehung"* (Damon, 1979; Freye, 1981) bestimmt werden. Im Bereich der Autismusforschung spricht man neuerdings von ähnlichen Bezeichnungen, um die sozialen Defizite autistischer Kinder zu charakterisieren. Das DSM-III-R (1989; APA 1987) spricht von einer "qualitativen Beeinträchtigung der (reziproken) zwischenmenschlichen Beziehung"; Rutter und Schopler (1987) von einem Mangel an "sozio-emotionaler Reziprozität" und Mundy et al. (1986) von einer Störung der "gemeinsamen Aufmerksamkeit". All diesen Bezeichnungen ist die Ausrichtung auf einen Bereich der sozialen Interaktion gemeinsam, der zwischen den Interak-

tionspartnern liegt. Es wird in immer stärkerem Ausmaß auf das "Hin und Her" oder die Wechselseitigkeit (Reziprozität) zwischen Agent und Rezipient in einem interaktiven Prozeß Wert gelegt.
Zum anderen wurde die Forschung lange Zeit durch die experimentelle Untersuchungsmethodik behindert, die keine adäquaten Mittel besaß, diesen interaktiven Prozeß abzubilden (Howlin, 1986). Neben rein quantitativen oder qualitativen Maßen verwendet man zunehmend interaktive Messungen des Sozialverhaltens (Lord, 1984; Frankel, 1982; Frankel et al., 1987). Interaktive Messungen berücksichtigen nicht nur die Häufigkeit und die Qualität des Verhaltens, sondern zudem, wie sich diese Aspekte in der Reaktion und Initiierung der an einem interaktiven Prozeß beteiligten Interaktionspartner äußern, und wie die wechselseitige Abfolge von Reaktion-Initiation-Reaktion in diesem Prozeß verläuft (Lord, 1984). Ein nicht länger verzichtbares Hilfsmittel zur Erfassung dieser hochkomplexen Interaktionsmuster ist die audio-visuelle Aufzeichnung und die Videoanalyse, d.h. die Trennung von Datenerhebung und Datenauswertung (Frankel, 1982; Kusch, 1988). Der Verzicht auf derartige Hilfsmittel führt dazu, daß wesentliche Informationen des Verhaltens unberücksichtigt bleiben (Volkmar et al., 1986; Frankel & Beckman, 1982).

4.2.1.1 Normale Sozialentwicklung

Bereits im ersten Lebensmonat ist die Aufmerksamkeit des Säuglings vornehmlich auf soziale Reize ausgerichtet, von denen das menschliche Gesicht die größte Bedeutung für den Säugling besitzt (Bowlby, 1969). Verschiedene Gesichtsausdrücke unterscheiden Säuglinge bereits mit dem 3. Lebensmonat (Spitz, 1965), und ab dem 5. Lebensmonat ist diese Unterscheidungsfähigkeit durchgängig bei allen Säuglingen nachzuweisen (La Barbara et al., 1976; Young-Browne et al., 1977). Neuere Studien vermuten diese Fähigkeiten schon bei Neugeborenen (Field, 1982). Es ist jedoch nicht nur das Kind, welches von Geburt an vor allem an sozialen und menschlichen Kontakten interessiert ist. Auch die Mutter ist in besonderer Weise auf ihren Säugling vorbereitet. So ahmt die Mutter vom ersten Kontakt mit ihrem Kind die kindlichen Verhaltensäußerungen nach und fungiert als eine Art "biologischer Spiegel" ihres Kindes (Papousek & Papousek, 1984). In diesen frühen Mutter-Kind-Interaktionen wird bereits soziales Lernen des Säuglings nachgewiesen (Papousek et al., 1986), in welchem die Eltern das Verhalten ihres Kindes ausformen (Melzoff & Moore, 1981). Bei diesen Interaktionen kommt dem wechselseitigen Blickkontakt zwischen Mutter und Kind ein zentraler Stellenwert zu (Symons & Moran, 1987). Das Blickverhalten und die emotionalen Gesichtsausdrücke spielen im Erwerb der verschiedensten sozialen und kognitiven Fertigkeiten eine wichtige Rolle (Schaffer, 1984). So kann das Kleinkind gegen Ende des ersten Lebensjahres die emotionalen Gesichtsausdrücke seiner Mutter nutzen, um sein Verhalten daran auszurichten (Klinnert et al., 1983). Es kann mit seiner Mutter die gleiche Perspektive teilen, indem es in die Richtung schaut, in welche seine Mutter schaut oder zeigt (Scaife & Bruner, 1975). Das Kleinkind reagiert jedoch nicht nur sozial, sondern es kann auch das Verhalten seiner Mutter aktiv lenken, indem es z.B. zwischen der Mutter und einem Objekt hin und her sieht oder seine Mutter ansieht und dabei unterschiedlich vokalisiert (Bates et al., 1979; Bruner & Sherwood, 1983).

Die Fähigkeit von Kleinkindern, das eigene Verhalten entsprechend den Anforderungen anderer auszurichten, mit anderen eine gemeinsame Sichtweise zu teilen und andere auf etwas aufmerksam zu machen, scheint eng mit der Entwicklung absichtsvollen Verhaltens und der Sprachentwicklung verbunden zu sein (Harding, 1984; Seibert et al., 1982; Dore, 1986). In der normalen Entwicklung beginnen Kinder mit 9 Monaten, intentional zu kommunizieren (Stern, 1985). Die Entwicklung intentionalen Verhaltens hat eine charakteristische Abfolge von der präintentionalen zur intentionalen Kommunikation (Bates et al., 1979). Ein Kleinkind auf präintentionalem Niveau z.B. kann einen systematischen Effekt auf seine Umwelt haben, ist sich dessen jedoch nicht bewußt. Dieses Kind führt den Effekt seines Handelns nicht auf die eigene Tätigkeit zurück. Nach dem 9. Monat beginnen Kleinkinder präverbale, d.h. gestische oder lautliche Signale absichtsvoll zu verwenden, um mit anderen Personen zu kommunizieren oder ihnen ihre Gefühle mitzuteilen (semi-intentionales Niveau). Mit Beginn der ersten Worte um den 12. bis 18. Lebensmonat kann das Kleinkind mit voller Absicht kommunizieren. Es verwendet Ein-Wort-Sätze, um mit diesen Bezug auf Ereignisse oder Objekte in der Umgebung zu nehmen.

In der frühen sozialen Entwicklung muß das Kleinkind lernen, daß bestimmte Umweltveränderungen von seinem eigenen Handeln abhängen, andere von seinem Tun völlig unabhängig sind und die dritten von seinem Handeln zuweilen abhängig, zuweilen unabhängig davon sind (Papousek & Papousek, 1982, 1984). Besonders die letztgenannten Zusammenhänge sind typisch für zwischenmenschliches Verhalten und die soziale Interaktion. Je früher und zuverlässiger ein Kind aber relevante Ereignisse in seiner Umwelt in kontingenter Beziehung zu seinem eigenen Verhalten erlebt, desto eher bildet es Erwartungen über diese Zusammenhänge aus und desto zuverlässiger kann es absichtsvoll kommunizieren. Papousek et al. (1984) konnten nachweisen, daß die emotionalen Reaktionen, die als Folge einer Erwartungshaltung zeitlich vor einer Belohnung oder dem Eintritt eines Ereignisses auftreten, als Indikatoren innerer motivationaler und antizipatorischer Prozesse zu betrachten sind. Intentionales Verhalten ist demnach durch den frühen Prozeß des sozialen Lernens erworbenes Verhalten, welches darauf abzielt, das antizipierte Ereignis hervorzurufen. Intentionales Verhalten geht aus funktionalem und instrumentellem Verhalten hervor.

Wie sich das gelernte absichtsvolle Verhalten in der präverbalen Phase der intentionalen Kommunikation äußert, kann den operationalen Definitionen intentionaler Kommunikation von Bates (1979), Bruner (1973) oder Hardning und Golinkoff (1979) entnommen werden.

Die verschiedenen Komponenten intentionalen Verhaltens präverbaler Kinder sind:

1. Der Wechsel des Blickkontaktes zwischen einem Objekt und einem Interaktionspartner.

2. Überdauerndes gestisches, lautliches und anderes Signalisieren, bis ein spezifischer Effekt (eine Reaktion des Interaktionspartners) erreicht ist.

3. Wechsel in der Art des Signalisierens, bis das Ziel (der gewünschte Effekt) eintritt.

4. Gebrauch von Signalen, die beiden Interaktionspartnern verständlich sind (d.h. ritualisiert oder konventionalisiert).

5. Warten auf eine Reaktion des Interaktionspartners.

6. Sofortiges Beenden des Signalisierens, wenn der gewünschte Effekt eingetreten ist.

7. Emotionale Reaktionen, die im Zusammenhang damit stehen, ob der Effekt erwünscht oder unerwünscht war.

Diese intentionale Kommunikation und mit ihr die "wechselseitige intentionale Beziehung" mit einem Interaktionspartner entsteht in einer bestimmten Entwicklungsabfolge während der ersten beiden Lebensjahre (Seibert, 1979). Seibert und Hogan (1982; Seibert et al., 1982; Mundy et al., 1984) entwickelten ein Modell der sozial-kommunikativen Entwicklung in Anlehnung an Piaget's Stufenkonzeption der sensumotorischen Entwicklung. In ihrer Stufenkonzeption unterscheiden Seibert und Hogan (1982) fünf aufeinanderfolgende Organisationsebenen der sozial-kommunikativen Entwicklung in den ersten 30 Lebensmonaten.

Tabelle 9: Entwicklungsstufen der sozial-kommunikativen Kompetenz (Seibert & Hogan, 1982).

Stufe	Bezeichnung	Merkmale
Stufe O O bis 2 Monate	Reflexiv/Responsiv	Minimale Differenzierung zwischen Objekten und sozialen Reizen; undifferenzierte Orientierung
Stufe I 2 bis 7 Monate	Einfache, undifferenzierte Interaktionen	Geringe aktive Unterscheidung von Personen und zwischen Personen und Objekten; Interesse an und Bewußtsein von Personen als soziale Reize; Initiierung sozialer Interaktionen
Stufe II 8 bis 12 Monate	Komplexe, differenzierte Interaktionen	Differenzierung von Handlungen und Interaktionen, die sich auf Objekte oder Personen beziehen; Erkennen von Personen als Quelle sozialer Stimulation, jedoch kein Bewußtsein von Personen als Handelnde
Stufe III 13 bis 21 Monate	Interaktion kann über differentielles Feedback reguliert werden	Koordination von sozialem und objektbezogenem Verhalten, Bezugnahme auf den Kontext und die Gestik, um Worte zu verstehen; Bewußtsein von Personen als Handelnde und Vermittler; Verständnis einfacher sozia-

		ler Regeln und konventionalisierter Gesten und verbaler Äußerungen
Stufe IV ab 22 Monaten	Antizipatorische und symbolische Regulation von Interaktionen	Symbolischer Gebrauch und Verständnis von einzelnen Worten und Wortkombinationen ohne gestische Hilfen und mit geringer kontextueller Unterstützung, Bewußtsein von Personen als Quellen der Information

Innerhalb dieser sozial-kommunikativen Entwicklungsabfolge unterscheiden Seibert und Hogan (1982) drei sozial-kommunikative Funktionen entsprechend dem, was das Kind mit seinem Verhalten erreichen will.

Die *soziale Interaktion* bezieht sich auf Verhaltensweisen, mit denen die Aufmerksamkeit, die Nähe und der Kontakt zu einer anderen Person erreicht und aufrechterhalten werden kann bzw. auf welche das Kind reagiert. Begrüßung, strukturierte und unstrukturierte soziale Spiele und Routinen mit interaktiven Gesten, vokales und verbales Spiel, Imitations-Spiele und Objekt-Austausch-Spiele beziehen sich auf diese Funktion.

Die *gemeinsame Aufmerksamkeit* nimmt auf Verhaltensweisen beider Interaktionspartner Bezug, wie z.B. das gemeinsame Betrachten von Objekten, Bildern, Personen oder Ereignissen. Diese Verhaltensweisen beziehen sich auf das Beobachten und Lenken der Aufmerksamkeit des anderen, um dadurch eine gemeinsame Erfahrung zu machen oder einen gemeinsamen Bezugsrahmen des Handelns herstellen zu können. Das Kind zeigt einer anderen Person Dinge, oder die Interaktionspartner schauen gemeinsam auf ein Bild oder in ein Bilderbuch, oder es werden Worte gebraucht, um etwas zu erfragen oder sich über Merkmale und Funktionen von Objekten auszutauschen.

Die *Verhaltensregulation* umfaßt Verhaltensweisen, welche zielgerichtet sind oder instrumentelle und kontrollierende Absichten verfolgen. Mit der Interaktion soll eine andere Person zur Hilfe aufgefordert werden, um somit ein gewünschtes Objekt zu erhalten oder eine bestimmte Situation herbeizuführen. Oder es wird versucht, die Verhaltensweisen anderer Personen zu dirigieren oder zu begrenzen, damit diese den eigenen Forderungen entsprechen. Die Verhaltensweisen müssen nicht unbedingt einen negativen oder befehlsartigen Ton haben, jedoch sind sie stark an dem spezifischen Ergebnis orientiert.
Innerhalb jeder dieser zwei sozial-kommunikativen Funktionen können drei Rollen unterschieden werden. In jeder Funktion kann eine Person entweder eine soziale Kommunikation initiieren oder auf diese reagieren. Beide Rollen verlangen unterschiedliche soziale Kompetenzen. In den sozial-kommunikativen Funktionen der sozialen Interaktion und der gemeinsamen Aufmerksamkeit werden von den Interaktionspartnern zudem Wechsel zwischen der Initiierung und der Reaktion gefordert, um die Interaktion aufrechtzuerhalten.

4.2.1.2 *Sozialentwicklung autistischer Kinder*

Rutter (1983) hat den Stand der Forschung im Bereich der sozialen Defizite autistischer Kinder zusammengefaßt und resümiert, daß die Ursprünge der sozialen Defizite erst dann verstanden werden, wenn klar wird, in welchem Ausmaß junge autistische Kinder bestimmte Entwicklungsaufgaben des Säuglingsalters erfüllen. Die Ergebnisse früherer Forschungsbemühungen konnten zeigen, daß bei autistischen Kindern keinerlei Verhaltensweisen zu beobachten sind, mit denen eine Person auf etwas aufmerksam gemacht werden kann, wie z.B. etwas herzeigen oder auf etwas hinzeigen. Verhaltensweisen, mit denen eine andere Person zu etwas bewegt werden kann, werden dagegen häufig beobachtet, wie z.B. gestische Forderung nach Objekten (Curcio, 1978; Wetherby & Prutting, 1984). Erst Mundy et al. (1986) führten eine entwicklungspsychologisch fundierte Studie zu den Defiziten in der Sozialentwicklung autistischer Kinder durch. Die Autoren greifen die Befunde von Curcio (1978) und Wetherby und Prutting (1984) auf und sehen die sozialen Probleme autistischer Kinder in den sozial-kommunikativen Funktionen der gemeinsamen Aufmerksamkeit, wonach autistische Kinder die Aufmerksamkeit einer anderen Person nicht über das Herzeigen von Objekten und das Hinweisen auf Objekte wecken können. Dagegen scheinen autistische Kinder die sozial-kommunikativen Funktionen der Verhaltensregulation zu beherrschen, wie z.B. das Fordern von Objekten.

Die Fragestellung von Mundy et al. (1986) bezog sich auf die Vermutung, daß autistische Kinder in allen Funktionen der sozial-kommunikativen Entwicklung irgendwie behindert, jedoch in dem gemeinsamen Aufmerksamkeitsverhalten spezifisch gestört sind. Hierzu untersuchten die Autoren autistische, geistig behinderte und normal entwickelte Kinder mit den *Early-Social-Communication-Scales (ESCS)* von Seibert und Hogan (1982). Die Befunde der Studie zeigten, daß sich die autistischen von den übrigen Kindern in verschiedenen sozialen Verhaltensweisen unterscheiden.
Die Autoren fanden nicht nur Verhaltensdefizite, sondern auch gehäuftes Sozialverhalten bei autistischen Kindern. So zeigen autistische Kinder zum Beispiel auf Stufe I der sozial-kommunikativen Entwicklung der *sozialen Interaktion* gehäuftes Händeausstrecken und häufigeren Blickkontakt, nachdem sie gekitzelt wurden und häufigeren Blickkontakt zu einer anderen Person, wenn diese still und inaktiv ist. Erst auf Stufe III dieser Kategorie werden bedeutsame Verhaltensdefizite vorgefunden. Hier reagieren autistische Kinder seltener im Ballspiel mit einem Erwachsenen als geistig behinderte und normale Kinder, und sie reagieren seltener auf eine verbale Aufforderung zum sozialen Spiel als geistig Behinderte.

In der Kategorie der *gemeinsamen Aufmerksamkeit* ist bei autistischen Kindern, wie von Mundy et al. (1986) vermutet, deutlich weniger sogenanntes hinweisendes Verhalten zu beobachten, wie z.B. die *"Aufmerksamkeitslenkung"*, d.h. die Fähigkeit, eine andere Person auf ein bestimmtes Objekt oder Ereignis aufmerksam zu machen. Diese Defizite im Sozialverhalten konnten unabhängig von dem Entwicklungsniveau nachgewiesen werden, auf welchem sie bei normalen Kindern erstmals beobachtet werden (Stufe I und II). Bedeutsame Defizite liegen in hinweisenden Verhaltensweisen vor wie "auf den Interaktionspartner blicken, während das Kind ein Spielzeug in Händen hält" und "wechselndes Hin- und Herschauen zwischen dem Interaktionspartner und einem vom Kind bewegten Spielzeug". In diesen Situationen lenkten die autistischen Kinder ihre Aufmerksamkeit eher auf das Spielzeug statt sie zwischen diesem und dem Interaktionspartner hin und her wechseln zu lassen, wie es bei geistig behinderten und normalen Kindern der Fall war. Zudem zeigten die autistischen Kinder ihr Spielzeug weniger oft her, und sie zeigten weniger oft auf Gegenstände im Raum. Bedeutsam schwerer als normalen Kindern fiel es den autistischen Kindern auch, auf diejenigen Objekte zu schauen, auf welche der Interaktionspartner zeigte (Stufe I und II).

In den sozialen Verhaltensweisen der Kategorie *"Verhaltensregulation"* hatten die autistischen Kinder deutlich mehr Probleme als normale Kinder, auf nicht erreichbare Objekte zu zeigen (Stufe III) und auf solche Objekte zu blicken (Stufe II). Die autistischen Kinder streckten jedoch häufiger ihre Hände nach einem Objekt aus als normale Kinder und sogar deutlich mehr als geistig behinderte Kinder (Stufe II), und sie erzielten ähnliche Leistungen wie die anderen Kinder, wenn es darum ging, den Blickkontakt mit dem Ergreifen und Hergeben eines Spielzeugs zu verbinden (Stufe III).

Interessant an den Befunden ist die Tatsache, daß autistische Kinder nicht nur Verhaltensdefizite in der sozialen Interaktion haben, sondern ihr Sozialverhalten in bestimmten Bereichen normalen und geistig behinderten Kindern ähnlich ist. Diese Befunde bestätigen die Ergebnisse einer Elternbefragung zum Sozialverhalten autistischer Kinder (Volkmar et al., 1986). Interessant ist weiterhin, daß die autistischen Kinder sich vor allem in der Kategorie der "Initiierung gemeinsamer Aufmerksamkeit" bedeutsam von den geistig behinderten wie auch den normalen Kindern unterscheiden. Diese Unterschiede konnte auch eine weitere Studie von Mundy et al. (1987) bestätigen. In dieser ermittelten die Autoren das generelle Entwicklungsniveau in sechs der acht Kategorien der sozial-kommunikativen Entwicklung bei autistischen Kindern.
In dieser Studie erhielt jedes der 16 autistischen Kinder einen Stufenwert von 1 bis 3 auf jeder der sechs *Early-Social-Communication-Scales* Kategorien. Die angegebenen Werte bilden die jeweiligen Durchschnittswerte der 16 Kinder in jeder der Kategorien.

Tabelle 10: Niveau der sozial-kommunikativen Entwicklung autistischer Kinder (Mundy et al., 1987).

Kategorie der sozial-kommunikativen Entwicklung	Stufe
Reaktion auf soziale Interaktion	2.44
Initiierung von sozialer Interaktion	2.12
Reaktion auf gemeinsame Aufmerksamkeit	2.56
Initiierung von gemeinsamer Aufmerksamkeit	*1.81*
Reaktion auf Verhaltensregulation	2.87
Initiierung von Verhaltensregulation	2.81

Die Ergebnisse beider Untersuchungen zum Sozialverhalten autistischer Kinder bestätigen die Hypothesen, welche Mundy et al. (1986) aus den früheren Studien entnommen haben. Die Defizite in der Entwicklung der Fähigkeit, die Aufmerksamkeit einer anderen Person durch spezifische soziale Verhaltensweisen zu lenken (Initiierung von gemeinsamer Aufmerksamkeit) sind ein charakteristisches Merkmal von Vorschulkindern mit der Diagnose "Autismus". Die kritischen, von Mundy et al. (1986) identifizierten, sozialen Verhaltensweisen liegen vor, wenn ein Augenkontakt mit dem Interaktionspartner herbeigeführt werden soll, während das Kind ein Objekt festhält oder mit diesem spielt. Aber auch das Sozialverhalten wie "Herzeigen" oder "Hinzeigen" ist betroffen. Da diese Verhaltensweisen sich normalerweise innerhalb der ersten zwei Lebensjahre entwickeln, handelt es sich bei der Störung autistischer Kinder in diesen sozialen Verhaltensweisen um einen grundlegenden d.h. *primären* Störungsaspekt, der die weitere Entwickung des Sozialverhaltens wahrscheinlich nachhaltig beeinflußt (Mundy et al., 1986, 1987).

Die hinter dem Sozialverhalten, wie es von den Early-Social-Communication-Scales (Seibert & Hogan, 1982) in der Kategorie "gemeinsame Aufmerksamkeit" erhoben wird, stehenden Anforderungen an ein Kind sind vielfältig (Bruner & Sherwood, 1983; Mundy et al., 1984; Ervin-Tripp & Gordon, 1986). So kann z.B. das Ziel des gemeinsamen Aufmerksamkeitsverhaltens darin bestehen, den eigenen Aufmerksamkeitsfokus einem Objekt oder Ereignis gegenüber mit demjenigen des Interaktionspartners zu koordinieren, d.h. in der Aufmerksamkeitslenkung. Die Anforderungen an die Aufmerksamkeit einer Person sind dabei dreigeteilt zwischen der Person selbst, einer anderen Person und dem Ereignis bzw. dem Objekt (Bakeman & Adamson, 1984). Möglicherweise können die autistischen Kinder dieser dreifachen Aufmerksamkeitsaufteilung nicht genügen und leiden deshalb unter den daraus resultierenden spezifischen sozialen Defiziten. Dennoch kann nach Mundy et al. (1986) die Aufmerksamkeitsstörung allein nicht diese spezifischen Defizite erklären, zumal auch andere, von den autistischen Kindern gut bewältigte, soziale Verhaltensweisen eine Aufmerksamkeitsentfaltung erfordern, wie z.B. die Verbindung von Blickkontakt und dem Greifen nach einem Objekt (Kategorie "Verhaltensregulation"). Wenn das autistische Kind dem Interaktionspartner ein Objekt gibt, so muß es in seiner Aufmerksamkeit auch zugleich sich selbst, den anderen und das Objekt beachten.

Den wesentlichen Unterschied sehen jedoch Seibert und Hogan (1982) darin, daß bei der Aufmerksamkeitslenkung der Kategorie "gemeinsame Aufmerksamkeit" weniger das Objekt im Mittelpunkt steht als der Interaktionspartner, mit dem das Kind eine gemeinsame Erfahrung machen will. Reicht ein Kind dagegen der anderen Person lediglich ein Objekt, so liegt die Aufmerksamkeit vor allem auf dem Objekt selbst. Auch Rheingold et al. (1976) sehen den Focus der gemeinsamen Aufmerksamkeit auf zwischenmenschlichen Zielen. Hierbei vergewissert sich das Kind ständig, ob der Interaktionspartner sein Interesse auf das gleiche Ereignis oder Objekt lenkt. Für Rheingold et al. (1976) stellt der Beginn solcher sozialer Verhaltensweisen einen Meilenstein in der Sozialentwicklung dar. Dieses Sozialverhalten tritt gewöhnlich um den 18. Lebensmonat erstmals auf, es ist unterscheidbar von Verhaltensweisen, die darauf abzielen, die Aufmerksamkeit auf sich selbst zu richten (soziale Interaktion) oder um Hilfe zu ersuchen (Verhaltensregulation), und es markiert den Zeitpunkt des beginnenden Bewußtseins, daß andere Personen sehen können und interessiert daran sind, was das Kind selbst sieht. Der zuletzt genannte Aspekt entspricht im weitesten der Auffassung von Baron-Cohen (1988) und Leslie (1987), die davon ausgehen, daß ein Kind um das 2. Lebensjahr die Fähigkeit entwickelt, zu erahnen, was eine andere Person denkt, fühlt oder beabsichtigt.

Das autistische Kind scheint schon vor dem Beginn metarepräsentationalen Denkens Defizite in der Entwicklung von Konzepten anderer zu haben. Es versteht nicht, daß andere eine von ihm unabhängige Betrachtungsweise haben (Werner & Kaplan, 1963), die es beeinflussen kann. Oder es hat Defizite in der affektiven Entwicklung (Hobson, 1986) und behandelt daher andere Menschen wie Dinge, da es von Geburt an nicht weiß, wie sich Menschen von Dingen unterscheiden. Sowohl die sozial-kognitive als auch die affektive Komponente scheinen in gewissem Maße notwendig dafür zu sein, damit man absichtsvoll zwischen einem Spielzeug und einem Interaktionspartner hin und her schaut oder diesem ein Spielzeug zeigt, um sein Interesse zu erwecken. Ob es sich nun bei den Störungen in den sozialen Verhaltensweisen der "Initiierung gemeinsamer Aufmerksamkeit" um ein sozial-kognitives (Baron-Cohen, 1988) oder ein empathisches Defizit handelt (Hobson, 1988) und wie die Wechselwirkungen zwischen all diesen Aspekten sind, ist derzeit noch ungeklärt.

4.2.1.3 Störung der Aufmerksamkeitslenkung und die Sprachentwicklung

Verschiedene Studien der letzten Jahre befassen sich mit den Zusammenhängen zwischen den spezifischen sozialen Defiziten in der Aufmerksamkeitslenkung und der Sprachentwicklung autistischer Kinder (Mundy et al., 1987; Loveland & Landry, 1986; Landry & Loveland, 1988). Mundy et al. (1987) fanden einen bedeutsamen Zusammenhang zwischen den Kompetenzen in der Aufmerksamkeitslenkung und dem Sprachverständnisniveau autistischer Kinder. Autistische Kinder mit höherem Entwicklungsniveau in der Kategorie "gemeinsame Aufmerksamkeit" der Early-Social-Communication-Scales (Seibert & Hogan, 1982) zeigten auch ein hohes Sprachverständnisniveau. Von enormer Bedeutung ist dabei, daß lediglich die Kategorie "gemeinsame Aufmerksamkeit" mit dem generellen und dem Sprachentwicklungsniveau zusammenhing. Während die Leistungen in der Kategorie "Verhaltensregulation" eine schwache Beziehung zum Sprachniveau zeigten, ergaben die Leistungen in der Kategorie "soziale Interaktion" keinerlei Zusammenhänge. Diese Ergebnisse bestätigen die klinische Erfahrung, daß autistische Kinder mit gestisch-bezugnehmenden Fähigkeiten auch elementare Sprachfähigkeiten entwickeln (Wing, 1978). Autistische Kinder aber, die häufig soziale Spiele initiieren oder auf die Interaktionsangebote des Interaktionspartners eingehen, müssen nicht unbedingt auch diejenigen sein, die gute funktionale Spiel- und Sprachfähigkeiten entwickelt haben. Wahrscheinlich ist die Fähigkeit, in sozialen Interaktionen eine Koordination von person- oder objekt-gerichteten Verhaltensweisen zu erzielen, eine der wichtigsten Voraussetzungen der sozialen Kommunikation (Sugarman, 1984).

Landry & Loveland (1988) verglichen die sozialen Verhaltensweisen der gemeinsamen Aufmerksamkeit von sprachfähigen autistischen Kindern mit normalen zweijährigen Kindern und nicht-autistischen sprachgestörten Kindern gleichen Sprachentwicklungsniveaus. Die autistischen Kinder konnten nicht so gut wie die Vergleichsgruppen auf sprachliche und gestische Bemühungen, ihre Aufmerksamkeit zu lenken, reagieren. Sie zeigten weniger hinweisende Verhaltensweisen wie das Hin- oder Herzeigen und produzierten mehr Echolalie, um einen Wunsch zu äußern. Die Verhaltensweisen der Aufmerksamkeitslenkung hingen bei allen Kindern mit dem Sprachverständnisniveau und dem Niveau der expressiven Sprache zusammen. Wie bei nicht-autistischen ist auch bei autistischen Kindern die präverbale Kommunikation und die gemeinsame Aufmerksamkeit ein wichtiger Vorläufer der Sprachentwicklung (Bates, 1979; Landry & Loveland, 1988; Mundy et al., 1987). Die Befunde sind für die Gruppe der autistischen Kinder jedoch nicht so eindeutig wie für nicht-autistische Kinder. Eine beobachtete Diskrepanz zwischen den Sprachfähigkeiten und den Fähigkeiten der Aufmerksamkeitslenkung bei einigen autistischen Kindern mit guten Sprachfähigkeiten legen die Vermutung nahe, daß deren Sprachentwicklung nicht völlig von denselben präverbalen kommunikativen Kompetenzen abhängt. Möglicherweise können autistische Kinder sprechen lernen, ohne dabei ein Verständnis der unterschiedlichen sozialen und kontextuellen Voraussetzungen des Sprechens (Kommunikation) entwickelt zu haben (Landry & Loveland, 1988).

4.2.2 Kommunikative Entwicklung

Die Defizite in der sozialen Kommunikation machen neben denen in der zwischenmenschlichen Beziehung das zweite bestimmende Merkmal der autistischen Störungen aus (DSM-III-R, 1989; Denckla, 1986; Rutter & Schopler, 1987). Lange Zeit wurde angenommen, daß die sprachlichen Defizite autistischer Kinder zu den primären Symptomen des Autismus zählen (Rutter et al., 1971). Die Sprachdefizite an sich sind zur Erklärung autistischer Störungen jedoch nicht ausreichend (Baron-Cohen, 1988; Denckla, 1986). Zunehmend wird die Störung in der sozialen Kommunikation und neuerdings die Störung in der pragmatischen Kompetenz als das wesentliche Merkmal der Sprachstörung autistischer Kinder angesehen (DSM-III-R, 1989; Baron-Cohen, 1988; Landry & Loveland, 1988). Dies wird damit begründet, daß entwicklungspsychologisch orientierte Studien zur Sprachentwicklung in der phonologischen und syntaktischen Entwicklung sprachfähiger autistischer Kinder zwar einen verzögerten, jedoch einen normalen Kindern entsprechenden Entwicklungsverlauf nachwiesen (Tager-Flusberg, 1981). Auch das semantische Wissen autistischer Kinder entspricht normalen Kindern gleichen Entwicklungsniveaus (Tager-Flusberg, 1985). Überblickt man die Studien zum Sprachverhalten autistischer Kinder, so finden sich Sprachdefizite in solchen Aspekten der Sprachentwicklung, die mit der sozialen Kommunikation beziehungsweise mit den pragmatischen Aspekten der Sprache zusammenhängen (Baltaxe, 1977; Ball, 1978; Wetherby & Prutting, 1984; Prizant & Rydell, 1984; Loveland & Landry, 1986; u.a.).

Wir werden uns im folgenden lediglich auf die pragmatischen Defizite autistischer Kinder beziehen. Übersichtsarbeiten zu der Sprachstörung autistischer Kinder liegen von Innerhofer und Klicpera (1988), Paul (1987), Schopler und Mesibov (1985) und Wendeler (1987) vor.

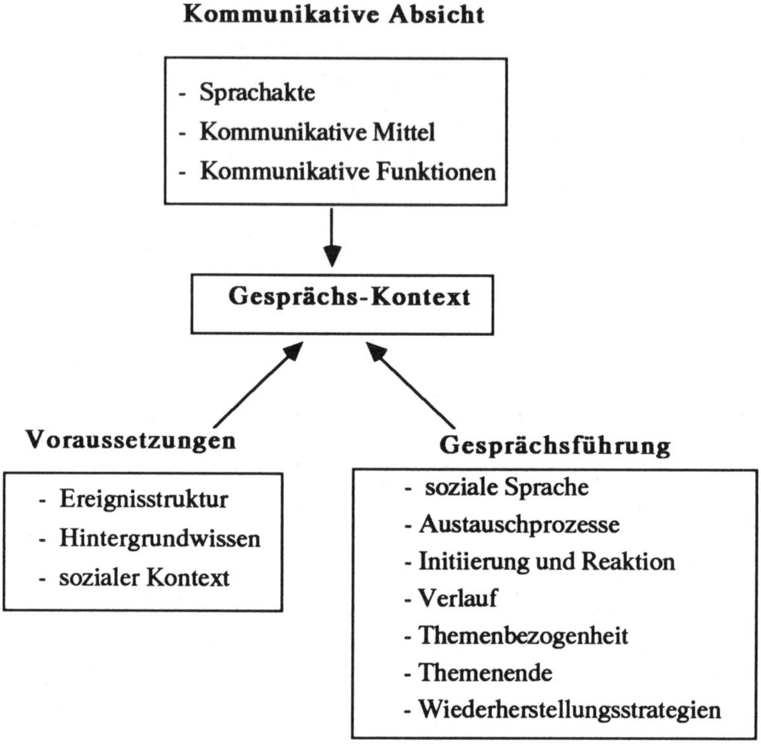

Abbildung 8: Bezugsrahmen für pragmatische Fähigkeiten.

Pragmatik ist das Studium der Sprache in Beziehung zum Kontext (Hurt, 1981). Der Bereich ist formell von Morris (1946) definiert worden als das Studium der Beziehung der Zeichen zum Handelnden (Pragmatik) und unterscheidet sich vom Studium der Beziehungen der Zeichen zueinander (Syntax) und dem Studium der Beziehung der Zeichen zum Bezeichneten (Semantik). Die Pragmatik steht in engem Zusammenhang zur "kommunikativen Kompetenz" (Dore, 1986) und berücksichtigt somit neben den sprachlichen auch soziale Kompetenzen. Seit Hymes (1972) geht man davon aus, daß in der Entwicklungsmatrix, in welcher Wissen über den Satzaufbau der Sprache erworben wird, das Kind ebenso Wissen darüber erwirbt, wie es einen Satz gebrauchen kann. Bates et al. (1975) bestätigten diese Auffassung durch den experimentellen Nachweis, daß Sprachfähigkeiten nonverbale sozial-kommunikative Fähigkeiten nicht ersetzen, sondern ergänzen. Dies scheint ebenso in gewissen Grenzen für autistische Kinder zu gelten (Sugarman, 1984; Mundy et al., 1987; Landry & Loveland, 1988). Bates (1976) definiert konsequenterweise Pragmatik als den Gebrauch von Sprache und Gestik in kommunikativer Weise und in bezug zum sozialen Kontext. Ein

Kind, welches sprechen lernt, erwirbt nicht nur linguistisches Wissen, sondern auch die soziale Bedeutung und die zugrunde liegenden sozialen Regeln (Schiefelbusch, 1986).

In Anlehnung an die neuere Forschung zur Pragmatik betrachten wir die soziale Kommunikation unter drei Aspekten (Prutting, 1982; Roth & Speckman, 1984):

- *Intentionale Kommunikation*
- *Gesprächsvoraussetzungen*
- *Gesprächsführung.*

Mit diesen drei Aspekten kann die kommunikative Kompetenz beschrieben werden als die Fähigkeit, auf Grundlage von Vorinformationen und der gegenwärtigen Situation mit einem Gesprächspartner absichtsvoll zu sprechen und dieses Gespräch über einen längeren Zeitraum aufrechtzuerhalten (vgl. Abbildung 8).

Die *"Intentionale Kommunikation"* bezieht sich auf die Absichten, die ein Gesprächspartner übermitteln möchte. So kann eine Person mit einer gestischen oder verbalen Äußerung etwas kommentieren, einen Wunsch äußern, protestieren oder das Verhalten anderer dirigieren (Austin, 1962).
Das Interesse an der intentionalen Kommunikation stammt im wesentlichen aus der entwicklungspsychologischen Forschung zum Spracherwerb (Bates, 1979; Wetherby, 1986; Prizant & Wetherby, 1987; Schiefelbusch, 1986). In der Sprachentwicklung unterscheidet man die prälinguistische von der linguistischen Stufe und einem Übergangsstadium (Prizant & Schuler, 1987; Schuler & Prizant, 1987; Wetherby, 1986). Auf präverbalem Niveau findet man verschiedene Stufenabfolgen der sozial-kommunikativen Funktionen (Seibert, 1979; Seibert et al., 1982), die zunehmend intentionalen Charakter annehmen (Bates et al., 1979; Roth & Davidge, 1985; Wetherby & Gaines, 1982). Auf linguistischer Ebene werden kommunikative Intentionen am treffendsten in Begriffen der *"Sprach-Akt-Theorie"* (Austin, 1962; Grice, 1957; Sperber & Wilson, 1986) definiert. Die "Sprach-Akt-Theorie" sieht im Sprachakt die kleinste Einheit der Kommunikation, und sie unterscheidet die Intentionen des Sprechers von der Bedeutung der Äußerung und von dem Effekt auf den Hörer.
Die Bedeutung eines Sprachaktes ist nicht ausschließlich aus den Intentionen des Sprechers heraus verstehbar, sondern sie liegt auch im sozialen Kontext und im Hintergrundwissen begründet, welches beide Kommunikationspartner teilen (Dore, 1986). Aus Sicht der Sprachakt-Theorie müssen die Kommunikationspartner die eigenen und die Intentionen des anderen berücksichtigen (Sperber & Wilson, 1986). Im Rahmen der intentionalen Kommunikation ist es daher wichtig, die *kommunikativen Mittel* von den *kommunikativen Funktionen* zu unterscheiden (Schuler & Goetz, 1981; Prizant & Wetherby, 1987). Kommunikative Mittel wie Gestik, Mimik, Sprache, Zeichen, aber auch Weinen, Schreien, Selbststimulation oder Aggression stehen einer Person zur Äußerung ihrer Absichten zur Verfügung.

Die kommunikativen Funktionen wie Protestieren, Erbitten, Wünschen, Kommentieren spiegeln die Beweggründe für die Kommunikation wider.

Die *"Gesprächsvoraussetzungen"* bezeichnen all das, was notwendig ist, damit eine Kommunikation, ein Gespräch überhaupt zustande kommen kann. Die Voraussetzungen enthalten Informationen, die nicht explizit in einer Äußerung oder im Gespräch enthalten sind, die aber dennoch berücksichtigt werden müssen, damit eine Äußerung oder ein Gespräch verstanden werden kann. So machen beide Gesprächspartner Annahmen über das *Hintergrundwissen* des anderen und über den gegenwärtigen sozialen Kontext. Zum Beispiel weiß ein Kind im voraus, daß der Erwachsene in "Weiß" im Krankenhaus ein Doktor ist (sozialer Kontext), und daß es den Doktor anders anreden sollte als seine Mutter (Hintergrundwissen). Beide Aspekte werden das Gespräch des Kindes mit dem Doktor beeinflussen. Metarepräsentationale Fähigkeiten und die "Theory of Mind" (Leslie, 1987) sind wichtige sozialkognitive Aspekte des Hintergrundwissens. Das Kind hat Vorannahmen über seinen Gesprächspartner und überprüft diese ständig im Verlaufe des Gesprächs. Es kann die verschiedensten Informationen nutzen, sofern ihm bestimmte Rollenübernahmefähigkeiten dazu zur Verfügung stehen (Houssiadas & Brown, 1980; van Lieshout et al., 1976).
In der Sprache verwendet das Kind *hinweisende Begriffe* wie "Hier" und "Dort", die lediglich dann verstanden werden können, wenn der Kontext, in dem sie verwendet werden, berücksichtigt wird. Sie hängen von dem Verhalten des Hörers ab, da der Sprecher sich mit diesen Begriffen auf das Wissen des Hörers bezieht, um sicherzustellen, daß dieser aus dem Gesagten Sinn herstellen kann (Garfinkel, 1967). Außerhalb dieses spezifischen Kontextes haben diese Begriffe keinen Sinn. Auf nonverbaler Ebene entsprechen den hinweisenden Begriffen die sozialen Verhaltensweisen des "Herzeigens" oder des "Hinzeigens."

Die Annahmen beider Gesprächspartner über den Kontext, in welchem ein Gespräch stattfindet, können als das Kernstück der Pragmatik bezeichnet werden (Duchan, 1986). Den Kontext bestimmen zum einen die physikalischen Aspekte einer Situation wie z.B. der Raum, die Objekte, der Gesprächspartner und die Handlungsabläufe. Zum anderen die Repräsentation dieser situativen Aspekte und Abläufe in den kognitiven Skripten oder Schemata (Ratner & Bruner, 1978; Cazden, 1979; Duchan & Palermo, 1979). Diese kognitiven Skripte bestimmen entscheidend, was eine Person in einer Situation sagt oder tut (Shank & Abelson, 1977). Duchan (1987) beschreibt das übergeordnete Sinnverständnis einer Person über den Kontext eines Gesprächs als *Ereignisstruktur*. Sie geht davon aus, daß sich die kognitiven Strukturen in Anlehnung an die Ereignisse der Umwelt eines Kindes ausbilden. Sie glaubt, daß die kognitive Repräsentation der Ereignisstruktur entspricht und die kognitiven Prozesse den Ereignisabfolgen vergleichbar sind. Im Verlauf der Entwickung eines Kindes werden die konkreten, von dem gegebenen Kontext abhängigen kognitiven Strukturen und Prozesse zunehmend "dekontextualisiert", d.h. sie werden unabhängig von der Situation als übergeordnete Ereignisstrukturen gespeichert. In dem, was ein Kind über ein Ereignis und eine Ereignisabfolge weiß und sagen kann, zeigt sich daher sein Hintergrundwissen und sein Verständnis des situativen Kontextes.

Die *"Gesprächsführung"* bezieht sich auf die Mechanismen, welche ein Gespräch aufrechterhalten. Dieser Aspekt berücksichtigt die Dynamik und die reziproke Natur der laufenden sozialen Interaktion zwischen den Gesprächspartnern. Zur Gesprächsführung sind u.a. folgende Fähigkeiten notwendig (Roth & Speckman, 1984):

Austauschprozesse

Im aktuellen Ablauf eines Gesprächs tauschen die Gesprächspartner wechselseitig aufeinander bezogene verbale Äußerungen aus. Die verbalen Austauschprozesse sind die direkte Fortführung der frühen Interaktionen und der stark ritualisierten und sich wiederholenden Spiele zwischen der Mutter und ihrem Kind (Bruner, 1975, 1977; Kaye, 1977; Lewis & Freedle, 1979). Die Art des Austausches im Gespräch ist gekennzeichnet durch einen Hinweis der Austauschzuweisung durch den Sprecher, z.B. eine Sprechpause von ca. einer Sekunde (Berninger & Garvey, 1981) und einen verbalen Bezug auf die vorausgegangenen Äußerungen bei Gesprächsaufnahme (Grice, 1975).

Gesprächsverlauf

Ein Gesprächspartner sollte nur soviel sagen, wie notwendig ist, um informativ zu sein; er sollte stets seine Äußerungen in bezug zu vorherigen Äußerungen und zuerst bekannte und danach neue Informationen bringen. Grice (1975) nennt vier soziale Konventionen, welchen Gesprächspartner entsprechen sollten: a) Wahrheitstreue, b) Relevanz, c) Kürze und d) Themenbezogenheit.

Themenbezogener Austausch

Die verbale aber auch die nonverbale Kommunikation sind zumeist auf ein bestimmtes Thema bezogen. Kompetente Sprecher fühlen sich so lange einem gemeinsamen Thema verpflichtet, bis ein Umstand ein neues Thema anzeigt, z.B. eine Frage, genügend Informationen oder ein sonstiges Ereignis (van Dijk, 1979). Themen müssen nicht unbedingt mit den Intentionen eines Sprechers zusammenhängen (Small-talk). Bloom et al. (1976) und Keenan und Schiefflin (1979) zeigten, daß ein Gespräch über konkrete Objekte der Umwelt von Kindern länger aufrechterhalten werden kann als ein abstraktes Thema.

Gesprächs-Wiederherstellung

In jeder Kommunikation können Gesprächszusammenbrüche oder Themenabbrüche auftreten. Das Versagen resultiert in Unterbrechungen im Informationsaustausch und erfordert eine Wiederherstellung, wenn das Thema aufrechterhalten werden soll. Werden Gesprächszusammenbrüche nicht wiederhergestellt, so kann es zu kommunikativen und kognitiven Defiziten kommen. Da bei sprachfähigen autistischen Kindern Gesprächszusammenbrüche eher die Regel als die Ausnahme sind, wollen wir im folgenden fünf Aspekte der Wiederherstellung eines Gespräches aufführen (Roth & Speckman, 1984; Prizant & Schuler, 1987):

- Versagensursache: Artikulatorische Verständlichkeit, Informationsgehalt, Vollständigkeit der Information, Komplexität des Gesprächs, Angemessenheit, Relevanz, gemeinsame Aufmerksamkeit und Interessen können solche Ursachen darstellen.

- Wiederherstellungsversuche: In dem Ausmaß, in welchem beide Gesprächspartner ein gemeinsames Thema verfolgen, d.h. gemeinsam an einem Inhalt interessiert sind und ihre Aufmerksamkeit darauf lenken, sind sie sensibel gegenüber Mißverständnissen und wollen diese beheben. Ohne ein gemeinsames Thema bleiben die Mißverständnisse im Gespräch oft unbeachtet (Duchan, 1986).

- Initiator der Wiederherstellung: Ein Wiederherstellungsversuch kann vom Sprecher selbst initiiert werden oder vom Hörer. Beide überprüfen dabei die Annahmen ihres Gegenüber und verwenden dazu verschiedene Strategien (vgl. Helm, 1981, 1988; Snow, 1984).

- Wiederherstellungstrategien: Man unterscheidet solche, die sich auf die linguistische Struktur einer Äußerung beziehen (Phonologie, Syntax), die sich auf den Inhalt und die Art der gegebenen Informationen (Wiederholung, Bestätigung, Spezifizierung) und extralinguistische Äußerung (Betonung, Lautstärke, Tonhöhe u.a.) beziehen.

- Ergebnis der Wiederherstellung: Ein Gespräch wird dann erfolgreich wiederhergestellt, wenn das *ursprüngliche* Thema weitergeführt wird.

Die Durchführung eines Gespräches kann aus jedem der in Abbildung 8 dargestellten Aspekte heraus gestört werden. Autistische Kinder haben wahrscheinlich in allen drei Aspekten pragmatischer Fähigkeiten Defizite, die sie als inkompetente Gesprächspartner erscheinen lassen. Obwohl sie kommunikative Absichten haben können (Wetherby, 1986), besitzen sie nicht die angemessenen kommunikativen Mittel und Funktionen, ihre Absichten zu äußern (Prizant & Schuler, 1987; Prizant & Wetherby, 1987). Die Voraussetzungen eines Gesprächs, den sozialen Kontext und das Hintergrundwissen zu berücksichtigen, erfüllen autistische Kinder ebenso nur mangelhaft, da ihnen hierfür sozial-kognitive Fähigkeiten (Baron-Cohen et al., 1986; Leslie, 1987; Dawson & Fernald, 1987) fehlen, und sie die kognitiven Strukturen einer Ereignisabfolge nur ungenügend repräsentiert haben (Duchan, 1987). Normale Kinder wissen gewöhnlich, was in einem bestimmten sozialen Kontext, z.B. Krankenhaus, vor sich geht, da sie mögliche Ereignisse innerhalb dieses sozialen Kontextes bereits als kognitive Strukturen gespeichert haben. Ebenso besitzen sie die notwendigen sozial-kognitiven Fähigkeiten, um Vorannahmen über ihren Gesprächspartner aufzustellen und dieses Hintergrundwissen im Gesprächsverlauf zu prüfen und zu erneuern. Diese komplexen Aspekte des Gesprächs sind bei autistischen Kindern nicht zu erwarten. Während normale Kinder aufgrund ihres Wissens aus vielfältigen sozialen Interaktionen gewisse konventionale Regeln der Gesprächsführung aufgebaut haben und lediglich in der kompetenten Ausführung dieser Regeln im Gesprächskontext Mängel zeigen können, besitzen die autistischen Kinder diese kommunikativen Kompetenzen nur höchst unzureichend (Prizant, 1983; Prutting, 1982; Baltaxe & Simmons, 1987, 1988; Tager-Flusberg, 1988; DeVillers & DeVillers, 1987). Dies ist daraus zu erklären, daß die Regeln der Gesprächsführung zum größten

Teil auf kommunikativen und sozial-kognitiven Aspekten aufbauen (Baron-Cohen, 1988; Wetherby, 1986; Paul, 1987).

4.2.2.1 Intentionale Kommunikation autistischer Kinder

Zur Entwicklung der kommunikativen Kompetenz wurde ein Bezugsrahmen ausgearbeitet, in welchem das kommunikative Verhalten innerhalb des sozialen Kontextes erfaßt werden kann (Prutting, 1982; Roth & Speckman, 1984; Dore, 1986; DeVillers, 1988). Prizant (1983) und Baron-Cohen (1988) gehen davon aus, daß die kommunikativen Defizite, autistischer Kinder nicht nur in den Bezugsrahmen der Pragmatik fallen, sondern den Bereich der pragmatischen Störungen sogar *definieren* könnten. Aus diesem Grunde wollen wir im folgenden die Störungen der sozialen Kommunikation autistischer Kinder an den oben angeführten Bestimmungsstücken der pragmatischen oder kommunikativen Kompetenz anordnen. Wir geben damit gleichzeitig einen Arbeitsrahmen für deren therapeutische Förderung. Wo immer möglich sollen entwicklungsbezogene Informationen gegeben werden.

Schon Kanner (1943) vermutete, daß autistische Kinder die Sprache nicht als ein Werkzeug benutzen können, um Botschaften mitzuteilen, und es finden sich viele Berichte über die Unfähigkeit autistischer Kinder, Sprache und Gestik für kommunikative Zwecke einzusetzen (Schopler & Mesibov, 1985). Die Sprache scheint manchen autistischen Kindern offensichtlich eher zur sensorischen Stimulation als zur Kommunikation zu dienen. Auch mit Kindern einer entwicklungsbedingten Aphasie verglichen, zeigen autistische Kinder mehr abnorme Sprachmerkmale (Cantwell et al., 1978; Caparallo & Cohen, 1977). Die Sprache autistischer Kinder wurde daher lange Zeit als abnorm und *non-kommunikativ* angesehen.

In den letzten Jahren geht die Autismusforschung davon aus, daß autistische Kinder durchaus kommunikativ sind (Prizant & Wetherby, 1987; Wetherby & Prizant, 1988; Baron-Cohen, 1988; Paul, 1987). Ebenso wie ihr Sozialverhalten (Volkmar, 1987) ist auch ihr kommunikatives Verhalten nicht durch ein völliges Fehlen an Fähigkeiten charakterisiert, sondern durch eine Andersartigkeit (Shah & Wing, 1986; Prizant & Schuler, 1987). Aus der Sicht der Sprach-Akt-Theorie findet man neben den Mängeln auch die Fähigkeit bei autistischen Kindern vor, absichtsvoll zu kommunizieren (Hermelin, 1986; Frankel et al., 1987). So können autistische Kinder z.B. in ihren Echolalie-Äußerungen ihre Absichten mitteilen und ihre Sprache intentional verwenden (Prizant & Wetherby, 1987). Auch die nonverbalen, sozial-kommunikativen Fähigkeiten nicht sprachfähiger autistischer Kinder zeigen einige intentionale Kompetenzen (Mundy et al., 1986, 1987). Es ist vor allem die Variationsbreite möglicher Sprachakte, die bei autistischen Kindern beeinträchtigt ist, so daß man das Problem der intentionalen Kommunikation autistischer Kinder nicht länger als ein "Alles-oder-Nichts-Phänomen" betrachten sollte (Baron-Cohen, 1988).

In einer ersten wichtigen Studie zu dem Bereich absichtsvoller Kommunikation verglichen Wetherby und Prutting (1984) autistische Kinder auf präverbalem Entwicklungsniveau und dem frühen Stadium der Sprachentwicklung mit normalen Kindern vergleichbaren Entwicklungsniveaus. Die Autoren interessierte, wie diese Kinder mit gestischen, lautlichen und verbalen Mitteln spontan kommunizieren. Wegen des enormen Untersuchungsaufwandes wurden nur je vier autistische und normale Kinder gefilmt, während sie mit dem Untersucher in einer freien Spielsituation und in einer strukturierten Situation interagierten. Das kommunikative Verhalten der Kinder wurde entsprechend 15 Kategorien kommunikativer Funktionen registriert.

Tabelle 11: Definition kommunikativer Funktionen (nach: Wetherby & Prutting, 1984).

Kategorie	Definition
A Interaktive Akte, die zu einem Effekt in den physikalischen Aspekten des situativen Kontextes führen sollen.	
1. Wunsch nach einem Objekt	Handlungen oder Äußerungen, die eingesetzt werden, um ein erwünschtes erreichbares Objekt zu fordern. Enthalten sind Wünsche nach eßbaren und anderen physikalischen Objekten.
2. Wunsch nach Handlungen	Handlungen oder Äußerungen, die eingesetzt werden, um jemand anderen aufzufordern, eine Handlung auszuführen. Enthalten sind Wünsche nach Unterstützung und Handlungen, die andere Menschen betreffen und deren Umgang mit Objekten.
3. Protest	Handlungen oder Äußerungen, die eingesetzt werden, um jemand anderen aufzufordern, ein unerwünschtes Objekt zu entfernen. Enthalten sind die Verhinderung von Handlungen anderer und Vermeidung von zugereichten Objekten.
B Interaktive Akte, die zu einem Effekt in den personalen Aspekten des sozialen Kontextes führen sollen.	
4. Wunsch nach sozialen Routinen	Handlungen oder Äußerungen, die eingesetzt werden, um jemand anderen aufzufordern, eine spielartige, soziale Interaktion zu beginnen oder aufrechtzuerhalten. Dies ist eine besondere Art des Wunsches nach Handlungen (vgl. Punkt 2), die eine Interaktion zwischen einer anderen Person und dem Kind enthält.

5.	Wunsch nach Erlaubnis	Handlungen oder Äußerungen, die eingesetzt werden, um die Einwilligung zur Durchführung einer Handlung zu erhalten. Enthalten ist zudem die Durchführung der Handlung.
6.	Wunsch nach Information	Äußerungen, die eingesetzt werden, um etwas über ein Objekt oder ein Ereignis zu erfahren. Enthalten sind Fragen (warum, wieso usw.) und andere Äußerungen, deren Intonation eine Frage nahelegt.
7.	Vergewisserung anderer	Handlungen und Äußerungen, die eingesetzt werden, um die Aufmerksamkeit jemand anderen zu erzielen und um ihm zu zeigen, daß man ihn wahrnimmt. Enthält Grüßen, Rufen und Gesprächsmerkmale, Höflichkeit und Abgrenzung.
8.	Herzeigen	Handlungen, die eingesetzt werden, um auf sich aufmerksam zu machen. Die Handlung ist eine gestische Leistung, die ein Objekt enthalten kann oder auch nicht oder eine lautliche oder verbale Begleitung, um die Aufmerksamkeit jemand anderen zu lenken. Die anfängliche Leistung mag zufällig sein, wird jedoch wiederholt, nachdem das Kind bemerkt, daß die Aufmerksamkeit eines anderen erzielt wurde.
9.	Kommentieren	Handlungen oder Äußerungen, die eingesetzt werden, um die Aufmerksamkeit jemand anderen auf ein Objekt oder Ereignis zu lenken. Enthalten sind Hinzeigen, zeigen, beschreiben, informieren und interaktives Benennen.
C	Akte, die nicht interaktional sind.	
10.	Selbstregulativ	Äußerungen, die eingesetzt werden, um das eigene Tun verbal zu steuern. Die Äußerungen gehen den motorischen Handlungen direkt voraus oder begleiten diese.
11.	Bemerken, Bezeichnen	Handlungen oder Äußerungen, die eingesetzt werden, um die eigene Aufmerksamkeit auf ein Objekt oder Ereignis zu richten, indem man das Bezugsobjekt identifiziert.

12. Durchführen, Ausführen	Vokalisierungen, die eingesetzt werden, um bekannte Handlungsschemata mit Objekten zu begleiten. Enthält Klangeffekte und ritualisierte Vokalisationen, die gleichzeitig mit dem motorischen Verhalten gezeigt werden.
13. Ausrufe	Handlungen oder Äußerungen, die eine emotionale Reaktion zu einem Ereignis oder einer Situation ausdrücken. Enthält Ausdrücke der Überraschung, Freude, Frustration und Unzufriedenheit, die direkt einem besonderen Ereignis folgt.
14. Reaktiv	Äußerungen, die produziert werden, während das Kind ein Körperteil oder ein Objekt untersucht. Es gibt keine Anzeichen der kommunikativen Absicht, obwohl das Kind seine Aufmerksamkeit auf ein Objekt oder Körperteil fokussiert, und die Äußerungen als eine Reaktion auf das Objekt erscheinen. Sie mögen einer selbst-stimulierenden Funktion dienen.
15. Nichtfokussiert	Äußerungen, die produziert werden, obwohl das Kind seine Aufmerksamkeit nicht auf ein Objekt oder eine Person ausrichtet. Es gibt keine Anzeichen kommunikativer Absicht.

Wetherby und Prutting (1984) belegten, daß autistische Kinder trotz der Variabilität im Sprachentwicklungsniveau und dem Ausmaß der geistigen Behinderung ein relativ homogenes Profil der kommunikativen Intentionen besitzen, das sowohl qualitativ als auch quantitativ anders ist als bei normalen Kindern. Autistische Kinder verfügen über ein eingeschränkteres Repertoire an kommunikativen Funktionen als normale Kinder, welches nicht einfach als eine Verzögerung in der kommunikativen Entwicklung angesehen werden kann.

Tabelle 12: Kommunikative Funktionen autistischer und normaler Kinder zusammengefaßt nach den interaktiven Funktionen (nach: Wetherby, 1986).

Kategorie	Autisten	Normale
Interaktive Akte, die zu einem Effekt in der Umwelt führen.	75,8%	42,5%
Interaktive Akte, die soziale Reaktionen hervorrufen sollen.	4,5%	24,0%
Akte, die keiner Interaktion dienen.	19,7%	33,4%

Autistische Kinder benutzen mehr interaktive Akte, die zu einer Konsequenz in den physikalischen Aspekten des sozialen Kontextes führen und deutlich weniger Akte, die zu einer sozialen Reaktion des Interaktionspartners beitragen. Die interaktiven Akte, die eine sozialen Reaktion bewirken, enthalten eine gestische, eine lautliche oder eine verbale Reaktion, welche die Aufmerksamkeit des Erwachsenen auf das Kind lenken soll. Diese Befunde entsprechen den Studien von Mundy et al. (1986, 1987) und Loveland und Landry (1986), die fanden, daß autistische Kinder vornehmlich in den Aufgaben zur gemeinsamen Aufmerksamkeit beeinträchtigt sind. Ebenso stimmen diese Befunde mit Curcio's (1978) Studie zum gestischen nonverbal-kommunikativen Verhalten nicht sprachfähiger autistischer Kinder überein. Curcio fand, daß die autistischen Kinder einige Begrüßungsgesten, Gesten des Wünschens und Ausweichens zeigen, jedoch keine Gesten wie Herzeigen von Objekten oder Hinzeigen auf Objekte oder Ereignisse. Ähnliche Ergebnisse werden von der klinischen Beobachtung autistischer Kinder berichtet (Ricks & Wing, 1975). Betrachtet man die Prozentwerte der kommunikativen Akte über alle 15 funktionalen Kategorien hinweg so zeigt sich der Unterschied zwischen autistischen und normalen Kindern noch deutlicher:

Tabelle 13: Prozentuale Verteilung der kommunikativen Äußerungen autistischer und normaler Kinder (nach: Wetherby & Prutting, 1984).

Kategorie	Autisten	Normale
Anzahl der kommunikativen Akte insgesamt	897	832
Wunsch nach Objekt	31,4%	15,7%
Wunsch nach Handlung	21,5%	16,6%
Protest	22,9%	10,2%
Wunsch nach Routine	2,2%	--
Wunsch nach Erlaubnis	2,2%	0,6%
Wunsch nach Information	--	1,6%
Vergewisserung anderer	--	3,6%
Herzeigen	--	4,6%
Kommentieren	--	13,7%
Selbstregulativ	0,4%	3,7%
Bezeichnen	--	16,6%
Ausführen	0,1%	4,0%
Ausruf	5,2%	4,1%
Reaktiv	5,5%	4,8%
Nicht-fokussiert	8,5%	0,2%

Die Befunde verdeutlichen, daß autistische und normale Kinder in einer natürlichen und bekannten Situation eine vergleichbare Anzahl an kommunikativen Akten zeigen. Insgesamt verwenden autistische Kinder mehr interaktive Akte als normale Kinder gleichen Entwicklungsalters. Diese Akte sind jedoch in viel stärkerem Ausmaß auf einen Effekt ausgerichtet, der in der physikalischen Umwelt des Kindes liegt, als in der sozialen Konsequenz der Intention. Generell zeigen die Studien von Wetherby und Prutting (1984) und von anderen Autoren (Curcio, 1978; Mundy et al., 1986; Volkmar et al., 1986; u.a.), daß viele autistische Kinder intentionale Kommunikation über Gestik, Laute und Sprache zeigen, und daß autistische Kinder nicht als "non-kommunikativ" betrachtet werden können (Wetherby, 1986). Selbst manches als abweichend bezeichnete Verhalten wie Echolalie oder Autoaggression kann als intentional, interaktiv und kommunikativ angesehen werden, wenn man den sozialen Kontext, in welchem dieses Verhalten auftritt, berücksichtigt (Prizant, 1984; Wetherby & Prutting, 1984).

Die Studien zur intentionalen Kommunikation autistischer Kinder belegen, daß bei autistischen Kindern eine qualitative Veränderung der Entwicklung der kommunikativen Funktionen vorliegt (Wetherby, 1986; Prizant & Wetherby, 1987). Der Vergleich verschiedener Aspekte des kommunikativen Verhaltens autistischer Kinder mit unterschiedlichem Sprachentwicklungsniveau legt die Annahme nahe, daß auch bei autistischen Kindern die Entwicklungsabfolge kommunikativer Intentionen invariant und somit vorhersagbar ist.

Wetherby (1986) erstellt ein Modell der *Ontogenese* der kommunikativen Intentionalität beim Autismus:

Tabelle 14: Ontogenese kommunikativer Intentionen autistischer Kinder (nach: Prizant & Wetherby, 1987).

I *Intentionen für nicht-soziale Zwecke*.

Verhalten wird eingesetzt, um zu regulieren, wie andere Ziele/Zustände in der Umgebung erreicht werden können.

a) Bitte/Wunsch nach Objekten
b) Bitte/Wunsch nach Handlungen
c) Protestieren

II *Intentionen für quasi-soziale Zwecke* (begrenzt auf sich selbst oder die eigenen Bedürfnisse).

Verhalten wird eingesetzt, um die Aufmerksamkeit auf sich selbst oder die eigenen Bedürfnisse zu lenken.

a) Bitte/Wunsch nach sozialen Routinen
b) Grüßen
c) Rufen

d) Erlaubnis fordern
e) Etwas herzeigen

III *Intentionen für soziale Zwecke* (bezogen auf Interaktionen/gemeinsameThemen).

Verhalten wird eingesetzt, um die Aufmerksamkeit anderer auf ein Objekt oder Ereignis zu lenken.

a) Interaktives benennen
b) Kommentieren
c) Informationen erbitten

Die kommunikative Entwicklung autistischer Kinder ist charakterisiert durch eine Erweiterung der kommunikativen Funktion von kontextabhängigen zu kontextübergreifenden Formen (Prizant, 1983; Wetherby, 1986). Es gibt eine natürliche Entwicklung dieser *"Dekontextualisierung"*, welche sich in jeder einzelnen kommunikativen Funktion wiederholt, die autistische Kinder erwerben. Eine kommunikative Funktion tritt erst im Gebrauch kontextuell begrenzter Formen auf, d.h. ihre Bedeutung hängt vom Kontext ab, in welchem diese verwendet wird, z.B. die Manipulation der Hand eines anderen, damit dieser eine Handlung ausführt oder die Echolalie. Das autistische Kind entwickelt den Gebrauch stereotyper kommunikativer Verhaltensweisen und echolalischer Äußerungen, die vom Kontext abhängen und idiosynkratische Formen annehmen. Diese werden letztlich nur von Personen verstanden, die das Kind gut kennen. Es kann eine weitere Entwicklung eintreten hin zum Gebrauch konventioneller Gesten und referentieller Sprache, die anfänglich restriktiv in dem Kontext geäußert werden, in welchem sie erworben wurden und später kreativer und in einer kontextuell flexibleren Weise. Wenn aber ein autistisches Kind kontextuell flexiblere Mittel für eine kommunikative Funktion erworben hat, so bedeutet dies *nicht,* daß das Kind generell kontextunabhängiger geworden ist. Jede neue kommunikative Funktion muß erneut "dekontextualisiert" werden.

Die verschiedenen Funktionen der Kommunikation, mit denen bestimmte Zustände in der physikalischen und sozialen Umwelt hervorgerufen werden können, um interaktive oder nicht-interaktive Ziele zu erreichen, entwickeln sich bei normalen Kindern gleichzeitig. Bei autistischen Kindern scheinen sie sich dagegen unabhängig voneinander zu bilden. Bestimmte Funktionen sind für autistische Kinder leichter zu erwerben und treten daher auch früher auf als andere. So ist z.B. der Gebrauch der Kommunikation, um die Aufmerksamkeit einer anderen Person auf ein Objekt oder Ereignis zu lenken, um sich dann gemeinsam auf dieses beziehen zu können, für autistische Kinder schwierig zu erlernen (Wetherby & Prutting, 1984; Mundy et al., 1986; Loveland & Landry, 1986) und erscheint daher erst spät in der Entwicklung, wenn überhaupt.

Während normale Kinder eine solide kommunikative Grundlage erwerben, bevor sie Worte produzieren (Bates et al., 1975, 1977), entwickeln autistische Kinder anfänglich kommunikative Mittel, um Zustände in der physikalischen Umwelt zu erzielen und erst später kommunikative Mittel (Intentionen), die sozialen Zielen dienen.

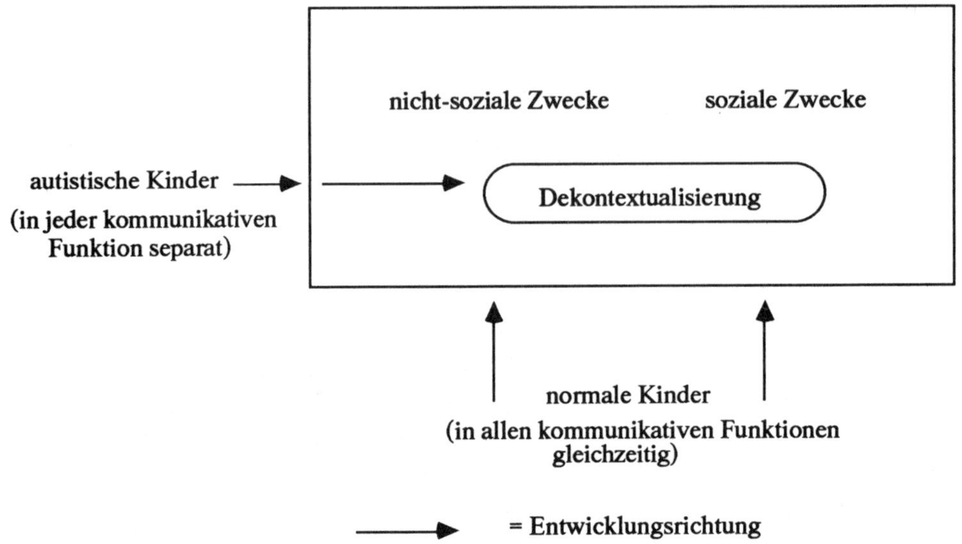

Abbildung 9: Entwicklungsverlauf der intentionalen Kommunikation für nicht-soziale und soziale Zwecke.

Warum autistische Kinter intentionale Kommunikation für nicht-soziale Zwecke eher erwerben als für soziale Zwecke mag an verschiedenen Störungen liegen (Wetherby, 1986; Leslie, 1987; Prizant & Wetherby, 1987). Ein Aspekt ist darin zu sehen, daß autistische Kinder die höheren Entwicklungsstufen des intentional kommunikativen Verhaltens nicht erwerben.

Harding (1984) und Sugarman (1984) untersuchten die intentionale Kommunikation bei Kleinkindern, indem sie besonders die Übergänge in der Entwicklung berücksichtigten und diese als Index der Intentionalität verwendete. Nach Harding und Sugarman (1984) verläuft die intentionale Kommunikation von einem rudimentären Bewußtsein eines Zieles bis hin zum Bewußtsein, daß andere als Kommunikationspartner dienen und das eigene Verhalten derart koordinierbar ist, daß es als Signal von einer anderen Person verstanden werden kann.

Tabelle 15: Entwicklungssequenz intentional kommunikativen Verhaltens (nach: Harding, 1984; Sugarman, 1984).

---

a) *Keine Anzeichen des Bewußtseins eines Zieles.*

Hier zeigt das Kind diffuse Reaktionen auf unspezifische situative Reize und drückt damit Gefühle wie Frustration, Ärger, Freude und anderes aus.

b) *Anzeichen des Bewußtseins eines Zieles.*

Das Kind reagiert auf eine Person, indem es seine Aufmerksamkeit auf die Person konzentriert oder auf Körperpartien der Person. Das Kind vokalisiert zu der Person hin oder es versucht, sie körperlich dazu zu bewegen, etwas zu tun.

c) *Anzeichen eines einfachen Plans, der verwendet wird, um ein Ziel zu erreichen.*

Das Kind fokussiert seine Aufmerksamkeit auf die Person und gebraucht einen motorischen oder einen lautlichen Akt, der auf die Person gerichtet ist. Es werden vom Kind keine zwischengeschalteten Elemente außer Teile des eigenen Körpers eingesetzt.

d) *Anzeichen eines koordinierten Plans, mit dem ein Ziel erreicht werden soll.*

Das Kind verwendet zwischengeschaltete Objekte oder eine Kombination einfacher Schemata und richtet diese auf eine andere Person, was sich in der Körperorientierung, des Augenkontaktes oder dem Warten auf eine Reaktion zeigt.

e) *Anzeichen alternativer Pläne, mit denen ein Ziel erreicht werden kann.*

Wenn einige Strategien, ein Ziel zu erreichen nicht greifen, modifiziert das Kind die Form seiner Signale oder es verwendet andere Strategien, mit denen es eine Person zur Erreichung seiner Ziele benutzen kann.

Die Übergänge in der Entwicklung intentional kommunikativen Verhaltens entsprechen der Dekontextualisierung kommunikativer Funktionen (Bates, 1979). Anhand dieser Entwicklungssequenzen läßt sich das Niveau der kommunikativen Funktion eines autistischen Kindes einordnen. Autistische Kinder äußern zuerst kommunikative Absichten, um Zustände in der Umgebung zu erbitten oder die Abwehr von Objekten und Handlungen zu erzielen, was einem geringen Bewußtsein anderer Kommunikationspartner entspricht. Später kann das Kind andere Personen einsetzen, um Zustände in der Umgebung zu erzielen, wie z.B. das Manipulieren der Hand eines anderen. Letztlich kann das Kind Gesten oder Sprache verwenden, um über andere Personen bestimmte physikalische Ziele zu erreichen.

Wetherby und Prutting (1984) zeigten, daß die anfänglichen Versuche autistischer Kinder, soziale Zustände zu erzielen darin bestanden, soziale Routinen (Spiele) zu erbitten, was ebenfalls ein geringes Verständnis des anderen als Kommunikationspartner erfordert. Später erlernen die autistischen Kinder zu grüßen, zu rufen und um Erlaubnis zu fragen und letztlich Fragen zu stellen. Die ersten Versuche autistischer Kinder, Aufmerksamkeit zu erzielen, können anfänglich ebenso an nicht-soziale Ziele gebunden sein und ein geringes Verständnis des anderen als Kommunikationspartner verdeutlichen. Zum Beispiel können autistische Kinder andere grüßen lernen, obwohl ihre Motivation hierzu anfänglich nur darin bestehen kann, ein Ritual zu vervollständigen. Obwohl rufen und um Erlaubnis bitten ein weiterer Schritt zum Erreichen sozialer Zustände sein mag, stellen sie doch immer noch ein rudimentäres Bewußtsein anderer Personen dar. Einen rein sozialen Zustand der gemeinsam geteilten Aufmerksamkeit hervorzurufen (d.h. die Aufmerksamkeit einer anderen Person auf ein Objekt oder Ereignis zu lenken), indem man etwas herzeigt oder auf etwas hinzeigt oder jemanden über Rufen oder Sprache aufmerksam macht, mag für autistische Kinder besonders schwer zu erzielen sein, da hier das Bewußtsein der anderen Person und die Koordination des eigenen Verhaltens zum reinen Zweck des Signalisierens (Aufmerksammachen) gefordert wird (Stufe e der Entwicklungssequenz; vgl. Mundy et al., 1986, 1987; Landry & Loveland, 1988; Leslie, 1987).

Auch bei Verhaltensweisen, die lange Zeit als abweichend bezeichnet wurden, finden sich die Entwicklungsschritte intentional kommunikativen Verhaltens. Prizant und Mitarbeiter (Prizant & Duchan, 1981; Prizant & Rydell, 1984) untersuchten die direkten und verzögerten Echolalie-Äußerungen autistischer Kinder. Echolalie-Äußerungen gelten als die häufigsten Symptome der autistischen Sprache (Baltaxe & Simmons, 1981). Lange Zeit wurden Echolalien als unsozial, nonfunktional, ohne kommunikative Funktion und als Ausdruck eines Verständnismangels betrachtet (Schreibman & Carr, 1978) und therapeutisch abgebaut (Lovaas, 1977). Echolalien sind jedoch auch in der normalen Sprachentwickung zu beobachten. Kinder zwischen dem 2. und 3. Lebensjahr tendieren dazu, den letzten Teil von gehörten Äußerungen zu wiederholen. Wenn autistische Kinder mit geistig behinderten und mit sprachgestörten Kindern gleichen Entwicklungsalters verglichen werden, so ähneln sich deren Echolalie-Äußerungen (Schuler & Prizant, 1985). Schuler und Prizant (1985, 1987) und Wetherby (1986) diskutieren in diesem Zusammenhang den Gebrauch von sogenannten *"Wiederholungen"* bei autistischen Kindern. Mit diesen vollziehen die Kinder eine Situation oder einen Aspekt davon nach, um einen Effekt zu erreichen (z.B. Gebrauch der Hand eines anderen, um eine Tür zu öffnen; Wunsch nach Kitzeln durch Wiederholung der Laute während des Kitzelns; Wiederholung eines Liedes als Wunsch, ein Lied zu hören).

Der *Nachvollzug* (Prizant & Wetherby, 1987) einer bekannten Handlungs- oder Ereignisabfolge erscheint als primitive Vorstufe in der normalen kommunikativen Entwicklung. Sie wird von Mc Lean et al. (1983) als "indexial" bezeichnet, um sie von der symbolischen Kommunikation abzugrenzen. McLean et al. (1983) meinen, daß im Nachvollzug das originale Ereignis wiederholt wird, in welchem die Bedeutung des kommunikativen Ereignisses eingebettet ist. Prizant (1983) und Tanguay (1984) sehen in der Echolalie einen Nachvollzug, der einen konkreten Modus der Kommunikation darstellt und einer Entwicklungsstufe entspricht, in welcher akustische Signale gestalthaft oder episodisch verarbeitet werden. Prizant (1983) konnte anhand verschiedener Studien zur direkten und verzögerten Echolalie autistischer Kinder (Prizant & Rydell, 1984; Prizant & Duchan, 1981) nachweisen, daß selbst bei Echolalie-Äußerungen eine Stufenabfolge der kommunikativ-intentionalen Entwicklung vorliegt, von der Echolalie

- ohne kommunikative Absicht,
- mit kommunikativer Absicht, jedoch mit wenig Kenntnis linguistischer Strukturen oder der Wortbedeutung und
- mit kommunikativer Absicht und einer gewissen Kenntnis der internen linguistischen Strukturen und der Wortbedeutung.

Diese fortschreitende Entwicklung entspricht dem Verlauf der beschriebenen Dekontextualisierung und damit vom präintentionalen hin zum intentional-linguistischen Gebrauch der Echolalie. In der Entwicklung autistischer Kinder scheinen Echolalie-Äußerungen anfänglich automatisch aufzutreten und in der Folge zunehmend intentional verwendet zu werden (Schuler & Prizant, 1985).

Der Nachweis, daß die Echolalie-Äußerungen und auch anderes "abnormes" Verhalten intentionalen Charakter haben kann, ist durch die gesonderte Beachtung zweier Dimensionen der kommunikativen Entwicklung ermöglicht worden (Prizant & Schuler, 1987).
Die eine Dimension ist die spezifische Intention oder der Grund, um zu kommunizieren. Kinder mögen kommunizieren, um z.B. ein Objekt oder irgendein Verhalten zu erzielen, um zu protestieren, um auf sich oder auf ein Ereignis aufmerksam zu machen. Diese Dimension beschreibt die kommunikative Funktion.
Die zweite Dimension beschreibt die Mittel, welche Kinder verwenden, um ihre Absichten auszudrücken. Kommunikative Mittel rangieren von prälinguistischen Gesten oder vokalem Verhalten bis hin zum Gebrauch der Sprache. Kommunikative Mittel können konventionalisiert sein, d.h. dem Konsens zwischen Interaktionspartnern entsprechen oder sie können idiosynkratisch sein, d.h. nur verstanden werden, wenn die Lebensgeschichte des Kindes bekannt ist.

Verwendet ein Kind konventionale kommunikative Mittel, z.B. Sprache, so ist damit nicht gleichzeitig festgelegt, daß das Kind intentional kommuniziert. Ein autistisches Kind kann Worte für andere als kommunikative Zwecke verwenden, wie zum Beispiel für die Selbststimulation (Lovaas et al., 1987; Wetherby, 1986). Die Auffassung, daß konventional-symbolische Signale intentionale Kommunikation reflektieren gilt nicht unbedingt für autistische Kinder (Prizant & Wetherby, 1987; Wetherby & Prizant, 1988).

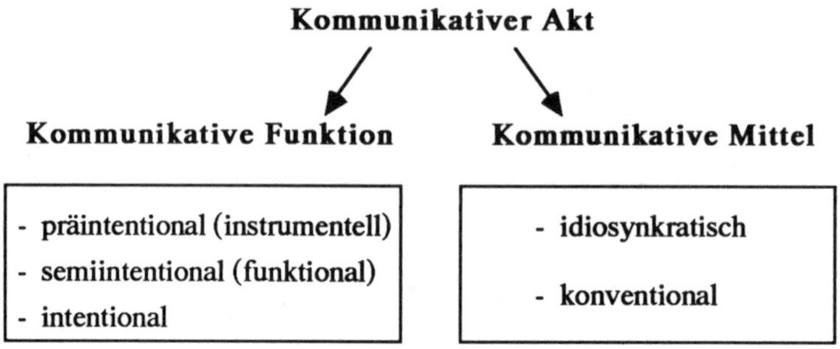

Abbildung 10: Dimensionen kommunikativer Akte.

Schuler (1981) und Schuler und Goetz (1981) untersuchten 12 autistische Jugendliche und Erwachsene bezüglich ihrer kommunikativen Akte. Sie verwendeten die Aufspaltung der kommunikativen Akte in Funktionen und Mittel.

Tabelle 16: Kommunikative Funktionen und Mittel bei autistischen Jugendlichen (nach: Schuler & Prizant, 1987).

Kommunikative Funktion	Kommunikative Mittel
Beachtung	Weinen
Unterstützung/Hilfe	Autoaggression
Gefühle/Stimmung	Aggressionen
Interaktion	Nähe
Nahrung	Anstarren
Information/Klärung	Gesten, Zeigen, Nachvollzüge
Verweigerung/Protest	Schütteln/"Nein"
Erkennen anderer	Bewegen der Hand des anderen, Vokalisieren
Identifikation von Objekten oder Handlungen	Intonationen, Echolalie
	Sprache und Zeichen

Die verschiedenen kommunikativen Funktionen, welche das sprechende autistische Kind mit Hilfe der Echolalie äußern kann, wurden von Prizant und Mitarbeitern (1981, 1984) untersucht. In Anlehnung an andere Autoren unterscheiden Prizant und Mitarbeiter die unmittelbare und die verzögerte Echolalie, wobei letztere dadurch gekennzeichnet ist, daß sie erst beträchtliche Zeit nach der Original-Äußerung erfolgt. Prizant und Rydell (1984) fordern mindestens ein äußerungsfreies Intervall von 10 Sekunden. Während die direkte Echolalie noch näher an dem oben beschriebenen automatisch erfolgenden "Nachvollzug" liegt, aber auch völlig intentional geäußert werden kann, so ist die verzögerte Echolalie stets intentional. Die Genauigkeit, mit welcher die Echolalie geäußert wird, kann eng mit den kognitiven Kompetenzen des Kindes zusammenhängen, obwohl auch neurologische Aspekte beachtet werden müssen (Wetherby et al. 1981). Prizant (1983) sieht in der Genauigkeit einer Echolalie-Äußerung und im Übergang von der direkten zur verzögerten Echolalie die Entwicklung autistischer Kinder vom gestalthaften sprachlichen Verarbeitungsmodus zum generativen, analytischen Sprachmodus. Prizant (1983) stellt sieben funktionale Kategorien der direkten und vierzehn funktionale Kategorien der verzögerten Echolalie auf und unterscheidet sie nach ihrem interaktiven und nicht-interaktiven Gehalt.

Tabelle 17: Funktionale Kategorien der unmittelbaren Echolalie (nach: Prizant & Duchan, 1981).

Kategorie	Deskription
A Interaktiver Gebrauch	
1. Austausch	Äußerungen, die im wechselseitigen verbalen Austausch als sog. "Turn-Filler" eingesetzt werden; dann, wenn dem Kind sonst nichts zur Verfügung steht.
2. Deklaration	Äußerungen, die Objekte, Aktionen oder Orte benennen (begleitet von demonstrativen Gesten).
3. Ja-Antworten	Äußerungen, die eine Zustimmung bezogen auf vorausgehende Äußerungen anzeigen.
4. Bitten/Wünschen	Äußerungen, die gebraucht werden, um nach Objekten und Handlungen anderer zu bitten. Gewöhnlich sind diese Äußerungen von der Original-Äußerung abweichend.
B Nicht-Interaktiver Gebrauch	
5. Nicht-fokussiert	Äußerungen, die produziert werden, ohne daß eine Absicht erkennbar wird, häufig bei Erregung des Kindes z.B. Furcht und Angst.
6. Wiederholungen	Äußerungen, die handlungsbegleitend gebraucht werden. Sie sind gefolgt von einer Äußerung oder Handlung, die ein Verständnis der echolalierten Äußerungen anzeigt.

7. Selbstregulativ	Äußerungen, die dazu dienen, die eigenen Handlungen zu regulieren. Sie werden synchron zur motorischen Aktivität produziert.

Tabelle 18: Funktionale Kategorien der verzögerten Echolalie (nach: Prizant & Rydell, 1984).

Kategorie	Deskription
A Interaktiver Gebrauch	
1. Austausch	Äußerungen, die im wechselseitigen verbalen Austausch als sog. "Turn-Filler" eingesetzt werden; dann, wenn dem Kind sonst nichts zur Verfügung steht.
2. Verbale Vervollständigung	Äußerungen, die bekannte verbale Routinen vervollständigen, welche von anderen initiiert wurden.
3. Informieren	Äußerungen, die neue Informationen geben, welche nicht aus dem gegebenen situativen Kontext entnommen werden können (initiierend oder reagierend).
4. Interaktives Benennen	Äußerungen, die Objekte oder Handlungen in der Umgebung benennen.
5. Protest	Äußerungen, die sich gegen das Verhalten des anderen wenden. Sie können gebraucht werden, um die Handlungen anderer zu stoppen bzw. zu steuern.
6. Bitten/Wunsch	Äußerungen, um nach Objekten und Handlungen anderer zu bitten. Gewöhnlich sind diese Äußerungen von der Original-Äußerung abweichend.
7. Rufen	Äußerungen, mit denen die Person auf sich aufmerksam macht oder um eine Interaktion zu beginnen bzw. aufrechtzuerhalten.
8. Bejahung/Bestätigung	Äußerungen, mit denen vorherige Äußerungen bestätigt werden können.

9.	Anweisungen	Äußerungen (zumeist imperative), mit denen die Handlungen anderer reguliert werden können.

B Nicht-interaktiver Gebrauch

10.	Nicht-fokussiert	Äußerungen ohne offensichtliche kommunikative Absicht oder Bezug zum situativen Kontext (z.B. Selbstregulativ).
11.	Situative Assoziation	Äußerungen ohne offensichtliche kommunikative Absicht, die durch ein Objekt, eine Person oder eine Situation oder Aktivität ausgelöst erscheinen.
12.	Selbstanweisung	Äußerungen, die dazu dienen, das eigene Verhalten zu regulieren; in Synchronizität mit motorischen Aktivitäten produziert.
13.	Wiederholungen	Äußerungen, die mit geringer Lautstärke geäußert werden und gefolgt sind von lauterer interaktiver Sprachproduktion. Diese Äußerungen scheinen der weiteren Produktion von Äußerungen zu dienen.
14.	Nicht-interaktives Benennen	Äußerungen, die Handlungen oder Objekte in der Umwelt ohne erkennbar kommunikative Absicht benennen. Diese Äußerungen dienen wahrscheinlich dem Erlernen der Sprache.

Erst die verschiedenen Verhaltensmerkmale, die die direkte und verzögerte Echolalie begleiten, geben Auskunft über die kommunikativen Absichten des Kindes. Solche Verhaltensmerkmale sind von Sugarman (1984) und Harding (1984) beschrieben und finden sich auch in den Skalen von Seibert und Hogan (1982). Es handelt sich vor allem um die Aufnahme von Blickkontakt zu Beginn der Kommunikation, während und nach der Äußerung oder um ein Hinwenden zum Gesprächspartner während der Echolalie-Äußerung. Andere Merkmale sind Hinweise im Verhalten der Kinder auf das Erwarten einer Reaktion des Gesprächspartners. Ebenso wichtig ist die vorausgegangene oder folgende Reaktion des Gesprächspartners des Kindes, ob er das Kind vor der Echolalie-Äußerung angesprochen hat, oder ob er die vom Kind erwünschte Handlung ausführt oder auf andere Art Verständnis für die Echolalie-Äußerung zeigt.
Die verzögerte Echolalie ist schwerer zu verstehen als die direkte Echolalie, da sie ohne Kenntnis dessen, was das autistische Kind vorher gehört haben mag, nicht zu beurteilen ist und somit zumeist nur den Personen verständlich ist, die das autistische Kind gut kennen.

4.2.2.2 Die Sprachentwicklung autistischer Kinder

Wir haben bisher festgestellt, daß die verbale und nonverbale absichtsvolle Kommunikation bei autistischen Kindern durchaus vorhanden ist und sich die Entwicklung kommunikativer Intentionen autistischer Kinder von der normalen Entwicklungsabfolge unterscheidet. Das führt bei autistischen Kindern zu einer Einschränkung in der Variationsbreite möglicher kommunikativer Funktionen, die sozialen Zwecken dienen. Somit haben sie auf präverbalem und verbalem Niveau der Kommunikation bei bestimmten kommunikativen Funktionen keine geeigneten Kompetenzen. Abweichendes Verhalten kann von autistischen Kindern dann eingesetzt werden, um die Defizite im Bereich der Gestik und Sprache zu kompensieren. In diesem Abschnitt wollen wir aufzeigen, welche sprachlichen Kompetenzen und Defizite autistische Kinder neben der Fähigkeit haben, die Echolalie kommunikativ zu verwenden.

Bis zum zweiten Lebensjahr entwickeln normale Kinder eine Vielzahl an nonverbalen und verbalen kommunikativen Fähigkeiten (Bates et al., 1979; Halliday, 1975). Anfänglich äußern die Kinder ihre Absichten über die Gestik, dann über die Laute und letztlich über den Gebrauch von Worten, obwohl dabei das Ausmaß an unterschiedlichen Absichten (kommunikative Funktionen) bis zum 16. bis 18. Lebensmonat unverändert bleibt (Bates, 1976). Die verbalen Fähigkeiten ersetzen demnach nicht die nonverbalen kommunikativen Fähigkeiten, sondern führen diese auf einem anderen Niveau weiter (Bates et al., 1977). Im Alter von 9 bis 12 Monaten fängt das Kleinkind an, erste Worte zu verstehen. Dieses Wortverständnis ist jedoch noch stark vom Kontext, in dem eine Person das Wort äußert, abhängig (Bruner, 1975). Erst ab dem 12. Lebensmonat tritt das erste Wort auf, welches von anderen Personen eindeutig verstanden wird, d.h. welches konventionale Bedeutung hat. Zu dieser Zeit zeigt sich auch das erste echte Wortverständnis, und das Kind reagiert auf Worte angemessen, die unabhängig von einem bestimmten Kontext (einem Routinespiel) geäußert werden (Sachs & Truswell, 1976). Zwischen dem 12. und 18. Lebensmonat nimmt die Fähigkeit zur Dekontextualisierung und damit einhergehend auch das rezeptive und expressive Wortverständnis zu. Das Kind lernt, Objekte zu benennen und die Relationen zwischen diesen zu entschlüsseln. Ebenso erlernt das Kind erste Worte, die bei einer Begrüßung oder beim Abschied geäußert werden (Bloom & Lahey, 1978).

Mitte des zweiten Lebensjahres ist das Vokabular auf ca. 50 Äußerungen angewachsen, und das Kind erlernt die ersten Zwei-Wort-Sätze (Brown, 1973). Obwohl das Wortverständnis nicht viel besser ausgeprägt ist als die expressiven Fähigkeiten (Bloom, 1974), sind die Kinder doch fähig, das meiste von dem zu verstehen, was ihre Eltern sagen. Hierzu verwenden sie zumeist die nonverbalen Fähigkeiten und nicht-sprachliche Strategien (Chapman, 1978). Sie schauen dorthin, wo ihre Mutter hinblickt, tun dies, was sie gewöhnlich macht und interpretieren ihre Sätze als Aufforderungen, sie nachzuahmen. Erst in der Zeit zwischen dem 18. und 24. Lebensmonat erkennen die Kinder bestimmte Regeln der Gesprächsführung. So beginnen sie z.B. auf Fragen zu antworten oder Fragen zu stellen (Chapman, 1981). Zu dieser Zeit beginnen die Kinder, sich ihre Welt verbal anzueignen (Halliday, 1975). Vom 2. bis 5. Lebensjahr entwickelt sich dann aus dem einfachen telegrammartigen Sprachstil der vollständige grammatikalisch richtige Satz.

Bei autistischen Kindern ist bereits die präverbale Phase der Sprachentwicklung gestört. Bis zu 50% der autistischen Kinder entwickeln gar keine sprachlichen Fähigkeiten und ebensoviele zeigen im ersten Lebensjahr keine lautlichen Imitationen (Ricks & Wing, 1975). Während normale Kleinkinder in ihrer Sprache stärker auf die verbalen Äußerungen anderer Personen reagieren und auf ihre eigenen Äußerungen kaum zu reagieren scheinen, ist bei autistischen Kindern das umgekehrte Phänomen beobachtbar. Sie reagieren und imitieren stärker ihre eigenen als die Lautäußerungen anderer. Kommt es bei autistischen Kindern zu einer Sprachentwicklung, so findet sich bereits im Ein- und Zwei-Wort-Stadium eine verzögerte Sprachentwicklung, die gegen Ende des dritten Lebensjahres zum Stillstand oder gar zu Rückschritten führen kann. Die artikulatorischen Schwierigkeiten, die autistische Kinder bei gewissen Phonemen aufweisen, erscheinen nicht als autismusspezifische Probleme, da sowohl die Reihenfolge des Erwerbs von Phonemen als auch die Fehlerstruktur der normalen Sprachentwicklung anzutreffen sind (Pierce & Bartolucci, 1977; Bartolucci et al., 1980). Ebenso finden sich bei autistischen Kindern keine spezifischen Schwierigkeiten in der Sprachproduktion, da hier ihre Fähigkeiten zwischen denen normaler und sprachgestörter Kinder liegen (Boucher, 1981; Bartolucci et al., 1976). Die Entwicklung der Syntax bei autistischen Kindern scheint sich ebenso wie bei normalen Kindern zu entwickeln, jedoch in Abhängigkeit vom generellen Entwicklungsniveau des Kindes und langsamer als bei normalen Kindern (Tager-Flusberg, 1981). Paul und Cohen (1984) vermuten, daß das Komplexitätsniveau syntaktischer Strukturen bei autistischen Kindern ein bestimmtes Niveau nicht überschreitet. Verschiedene Studien zur Produktion von Satzstrukturen, die an autistischen Kindern und entwicklungsgleichen normalen, geistig behinderten und sprachgestörten Kindern durchgeführt wurden, zeigen, daß es zwischen diesen Gruppen keine bedeutsamen Unterschiede in der Äußerungslänge und dem Erwerb von regelgeleiteten Syntaxsystemen gibt (Bartak et al., 1975, 1977; Pierce & Bartolucci, 1977; Bartolucci et al., 1980).

Hinweisende Begriffe. Der Gebrauch hinweisender Begriffe ist dagegen speziell für autistische Kinder schwer zu erwerben, was auf ihrer spezifischen sozial-kognitiven Störung zu beruhen scheint (Paul, 1987). Während das Wort "Mutter" immer dasselbe bedeutet, unabhängig davon, wer dieses Wort gebraucht, verändern Worte wie "Ich", "mein", "Du", "hier", "dort" usw. ihre Bedeutung in Abhängigkeit davon, wer sie gebraucht, und wann und wie jemand sie gebraucht, d.h. in Abhängigkeit von dem Kontext, in dem sie geäußert werden. Wenn autistische Kinder den Gebrauch des Wortes "Ich" vermeiden, so ist dies nicht ein Aspekt ihrer "Ich-Störung", sondern es ist der mit dem Wort "Ich" unternommene Wechsel der Bezugnahme, der für alle hinweisenden Begriffe typisch ist, welcher dem autistischen Kind besondere Schwierigkeiten macht. Das autistische Kind versteht es nicht, den Bezug einer Äußerung zu wechseln, wenn es gefragt wird "Möchtest Du eine Banane?" und es antwortet: "Möchtest Du eine Banane!". Der gesamte Bereich hinweisender Begriffe hängt mit den präverbalen Problemen autistischer Kinder zusammen, die Aufmerksamkeit anderer auf sich selbst oder ein Objekt zu lenken bzw. die eigene Aufmerksamkeit von anderen lenken zu lassen (Sigman et al., 1987; Mundy et al., 1986) und infolgedessen die metarepräsentationale Kapazität zu erwerben, andere Personen als eigenständig denkend und fühlend zu betrachten (Baron-Cohen et al., 1985; Baron-Cohen, 1988).

Prosodik (Sprachmelodie): Ricks (1975; Ricks & Wing, 1975) fanden, daß Eltern autistischer Kinder aus den Äußerungen ihrer Kinder entnehmen konnten, was diese mitteilen wollten. Die Eltern konnten auch die vokalen Mitteilungen normaler Kinder, jedoch nicht diejenigen anderer autistischer Kinder entschlüsseln. Dies zeigt, daß die vokalen Merkmale in den Äußerungen autistischer Kinder andersartig sind als bei normalen Kindern. Die hierzugehörige häufig beschriebene Monotonie der Sprache autistischer Kinder (Kanner, 1943; Simmons & Baltaxe, 1975) wurde lange Zeit als ein Ausdruck der affektiven Störung betrachtet (Kanner, 1943; Bettelheim, 1967), hat jedoch auch andere Aspekte, die wesentlich für das Verständnis des Gesagten sind (Fay & Schuler, 1980). Neuere Studien zu paralinguistischen Sprachmerkmalen autistischer Kinder legen nahe, daß der offensichtlich konstruktive Gebrauch der Echolalie derjenigen Kinder, die höhere Sprachfunktionen erworben haben, die Unfähigkeit autistischer Kinder widerspiegelt, *prosodische*, d.h. sprachmelodische Aspekte in der Sprachwahrnehmung und im Sprachgebrauch einzusetzen (Baltaxe & Simmons, 1981).

Die paralinguistischen Störungen, welche einen starken Einfluß auf den Spracherwerb haben (Baltaxe & Simmons, 1985), scheinen mit einem gestalthaften Informationsverarbeitungsmodus beim Spracherwerb zusammenzuhängen, welcher nicht auf die Sprachentwicklung begrenzt ist, sondern sich auch in anderen kognitiven Bereichen zeigt (Baltaxe & Simmons, 1973, 1977; Prizant, 1983). Wetherby (1984) geht davon aus, daß womöglich eine Störung in der Entwicklung der kortikalen Kontrolle über emotionale Vokalisationen auf Ebene des limbischen Systems in einem "holistischen" Sprachstil resultiert. Diese Auffassung wird durch neurologische Hypothesen gestützt (Cohen et al., 1976), so daß der gestalthafte Informationsverarbeitungsmodus sich entwickeln kann, ohne unbedingt eine abnorme Hemisphärenlateralisierung als primäre Ursache der Sprachstörungen annehmen zu müssen (Paul, 1987). Zentral an diesen Erklärungsversuchen und den Befunden zu den paralinguistischen Störungen ist, daß hiermit eine Verbindung von linguistischen, paralinguistischen, kognitiven und sozialen Aspekten hervortritt, und die beschriebene Einheitlichkeit präverbaler und verbaler kommunikativer Intentionen (Bates et al., 1977) verständlich wird.

Baltaxe und Simmons (1985) gehen davon aus, daß die Entwicklung der Sprachmelodie (Prosodik) ein Resultat aus einer dauerhaften und komplexen Interaktion zwischen dem Niveau prosodischer Sprachfähigkeiten, der generellen sowie der linguistischen, kognitiven und pragmatischen Entwicklung ist. Ebenso zeigen sie, daß frühe Störungen der prosodischen Entwicklung die anderen (Sprach-)Funktionen beeinträchtigt. Im Gegensatz zu den Sprachstörungen, in denen die Prosodik und andere Sprachfunktionen unabhängig voneinander betroffen sein können (Cole, 1971; Goodglass, 1973), kann es bei autistischen Kindern so sein, daß sie Informationen aus beiden Bereichen nicht gleichzeitig nutzen können und noch stärker auf die Sprachmelodie als auf die linguistischen Merkmale im Sprachfluß achten. Infolgedessen produzieren sie dann auch eher Echolalie-Äußerungen, d.h. die gesamte gehörte Sprachmelodie, statt generative, d.h. regelgeleitete Sprache, was eine Umarbeitung des Gehörten erfordert.

Die geringe Berücksichtigung der regelgeleiteten linguistischen Merkmale in der Sprachmelodie spiegelt sich auch in der geringen Differenzierung zwischen Inhalts- und Funktionsbegriffen der Sprache wider. Dies zeigt sich vor allem in der Störung, der hinweisenden Funktionsbegriffe, die als sprachliche Bezugspunkte in Raum und Zeit fungieren und Relationen zwischen dem Selbst, dem Anderen und Objekten bzw. Ereignissen herstellen. Die autismusspezifische Störung zwischen dem Selbst, dem Anderen und einem Objekt/Ereignis, welche sich auch hier widerspiegelt, wurde bereits mehrmals beschrieben (Mundy et al., 1986, 1987; Loveland & Landry, 1986; Landry & Loveland, 1988). Der Hörer muß zudem, will er den Sinngehalt hinweisender Begriffe verstehen, nicht nur die Äußerung des Sprechers als solche einordnen, sondern auch die Situation und den Kontext berücksichtigen, in welchem die Äußerung auftritt, d.h. er muß repräsentationale Fähigkeiten besitzen (Leslie, 1988), was jedoch bei autistischen Kindern nicht der Fall ist.

Sprachverständnis. Neben den sozial-kognitiven Störungen, die sowohl auf nonverbaler als auch auf verbaler Ebene zu einer geringen Integration von Selbst-Anderem-Objekt bzw. Sender-Hörer-Sprachinhalt führen, zeigen sich auch Störungen im kognitiv-linguistischen Bereich. So ist nach Tager-Flusberg (1981) das Sprachverständnis autistischer Kinder dadurch beeinträchtigt, daß ihnen Strategien fehlen, mit denen sie linguistische Kenntnisse mit ihrem Wissen über die reale Welt verbinden können. Normalen Kindern erlauben derartige Strategien, sich vom Verständnis von Ein- bzw. Zwei-Wort-Sätzen zum Verständnis komplexerer Satzformen weiterzuentwickeln.

Sigman und Ungerer (1981) fanden in einer Studie zum Sprachverständnis und zur sensumotorischen Intelligenz autistischer Kinder, daß es keinen Zusammenhang mit den guten Leistungen in den Aufgaben zur Objektpermanenz und dem Sprachverständnis gab. Die Spielfertigkeiten hingen jedoch sehr stark mit dem Sprachverständnis zusammen und hierbei insbesondere das puppengerichtete Spiel (Sigman & Ungerer, 1984). Mundy et al. (1987) fanden zudem, daß das funktionale und symbolische Spiel und die gestisch-referentiellen kommunikativen Fähigkeiten, die ebenso eng mit dem Spracherwerb in bezug stehen, bei autistischen Kindern zwei unabhängige Aspekte des Spracherwerbs ausmachen. Vermutlich spiegeln die Spielfähigkeiten die kognitive Kapazität des repräsentationalen Denkens wider, während die nonverbalen referentiellen Fähigkeiten (gemeinsame Aufmerksamkeit) stärker Aspekte wie Aufmerksamkeit und affektive/empathische Faktoren beinhalten (Mundy et al., 1987). Bei autistischen Kindern scheinen die zum Spracherwerb und Sprachverständnis notwendigen kognitiven und affektiven Aspekte unabhängig voneinander zu sein (vgl. auch: Hermelin & O'Connor, 1985), wodurch dann in Folge die Verbindung kognitiver und linguistischer Informationen beeinträchtigt werden, und es zu Störungen in den komplexeren Sprachformen kommen könnte.

4.2.2.3 Einflüsse des Kontextes auf die kommunikative Interaktion autistischer Kinder

Verschiedene Studien verdeutlichen das Ausmaß der Störungen in der pragmatischen Kompetenz. Cunningham (1968) untersuchte die egozentrischen und sozialisierten Anteile der Sprache autistischer Kinder und fand mehr egozentrische Sprachanteile wie Echolalie, Selbst-Wiederholungen, lautes Denken und sinnlose Bemerkungen. Sie gaben auch seltener spontan Informationen. Baltaxe (1977) fand, daß autistische Kinder unfähig sind, im Gespräch von der Hörer- in die Sprecherrolle zu wechseln und ihre Sprache den "Gesprächspostulaten" (Bates, 1976) der Höflichkeit und Akzeptanz anzupassen. Sie verstoßen jedoch nicht absichtlich gegen die Höflichkeitsregel des Gesprächs, sondern sie scheinen die sozialen Regeln nicht zu verstehen, die bestimmen, was in einem Gespräch angemessen ist. Ebenso können autistische Kinder nicht in ihren Äußerungen Worte auswählen und hervorheben, die es dem Hörer erlauben, neue Informationen von alten zu unterscheiden (Baltaxe & Simmons, 1977) und ihr Gespräch erscheint eher monologhaft als eine dialogische Konversation zu sein (Weir, 1962). Die Störungen, die autistische Kinder in der Dialogführung, d.h. in wechselnden Gesprächsrollen haben, finden sich sowohl auf prälinguistischem als auch auf linguistischem Niveau. Autistische Kinder zeigen während eines Dialogs weniger Blickkontakt als beim Monologisieren (Mirenda et al., 1983). Sie können den Augenkontakt nicht nutzen, um den Verlauf des Gesprächs in einem Dialog zu regulieren. Ebenso unterbrechen sie den Dialogpartner unangemessen (Pacci-Cooper et al., 1981, aus: Layton & Stutts, 1985), so daß das Defizit im Wechsel der Sprecher-Hörer-Rolle sich auch auf nicht-sprachlichem Niveau wiederfindet und als ein generelles Defizit im sozialen Austausch angesehen werden kann (Fay & Schuler, 1980).

Auf sprachlichem Niveau verstoßen autistische Kinder gegen die Anforderungen der Sprachakte (Ball, 1978; Tager-Flusberg & Quill, 1985). Sie knüpfen in ihren Äußerungen nicht an frühere Informationen an, können sich nicht auf das vom Gesprächspartner gewählte Thema beziehen und diesbezügliche Informationen geben oder Stellung beziehen. Sie verstoßen gegen Grice's (1975) Kooperationsprinzip und Maxime der Quantität-Qualität-Relation, die festlegen, daß eine Person nur soviel zu sagen hat, wie notwendig ist, um informativ zu sein, und daß alles, was gesagt wird, sich auf das vorher geäußerte beziehen sollte. Autistische Kinder können aus den verbalen und nonverbalen Hinweisen des Gesprächs und aus ihrem Wissen darüber, was ein Hörer bereits wissen kann, keine Schlußfolgerungen darüber ziehen, welchen Informationsgehalt ihre Äußerungen haben sollten. So kommt es dazu, daß sie unangemessene Fragen stellen, wie z.B. eine fremde Person nach ihrem Alter fragen oder einen pedantischen und formalen Sprachstil in einer informellen Situation zeigen und Personen ohne irgendwelche Einleitungsrituale (z.B. "Hallo") ansprechen (Langdell, 1980). Autistische Kinder verbleiben auch zu lange in der Hörer- oder zu lange in der Sprecherrolle (McCaleb & Prizant, 1985), oder sie verharren zu lange bei einem bestimmten Thema (Bernard-Opitz, 1982).

Im Gespräch müssen die Gesprächspartner nicht nur ihre Intentionen und ihr Wissen um die Gesprächsführung berücksichtigen, sondern ebenso sensibel gegenüber dem sozialen Kontext des Gespräches sein. Eine Einflußvariable des sozialen Kontextes auf das Gespräch ist z.B. die Höflichkeit einer fremden Person gegenüber. Es liegen jedoch auch weniger offensichtliche soziale Einflußfaktoren auf die soziale und kommunikative Interaktion vor. Diese Einflußfaktoren können unterteilt werden in:

- die sozialen Situation an sich,
- verschiedene Personen der sozialen Umwelt und in
- personale Reaktionen (soziale Hilfestellungen).

Soziale Situation. Nach Kusch (1988) beeinflussen erwachsene Personen, die nicht direkt mit dem autistischen Kind interagieren, das Verhalten dieser Kinder sowohl in quantitativer als auch in qualitativer Hinsicht. Sitzen z.B. die Mutter und ein Untersucher im Untersuchungsraum regungslos auf einem Stuhl und sehen schweigend aus einem Fenster, zeigen autistische Kinder wenig Kontaktverhalten (Nähe, Blickkontakt, Körperorientierung und Lautieren) und geringe Allgemeinaktivität, jedoch mehr stereotypes und gegenstandsbezogenes Verhalten; gehen Mutter und Untersucher interessanten Beschäftigungen nach (Ballspielen und Trommeln), ohne dabei mit dem autistischen Kind zu interagieren, ist das Kind aktiver. In dieser Situation nimmt zwar das Kontaktverhalten und die Allgemeinaktivität zu, jedoch steigt in dieser Situation ebenso das aggressive Verhalten an, und die Kinder zeigen auch häufigeren Rückzug aus einer solchen Situation (Ohrenzuhalten, Augenreiben und keinerlei Aktivität). Die wesentliche Aussage dieser Untersuchung ist, daß auch eine soziale Situation allein (bei geringer Interaktion) das Kontaktverhalten autistischer Kinder beeinflußt.

Situative Variablen werden auch von Studien hervorgehoben, die sich mit dem Effekt strukturierter und unstrukturierter Situationen auf die Leistungen autistischer Kinder befassen. Sigman und Ungerer (1984) fanden z.B., daß autistische Kinder sich sowohl in strukturierten als auch in unstrukturierten Situationen verschiedenen Arten des funktionalen und symbolischen Spiels zuwandten. In der unstrukturierten Situation zeigten autistische Kinder jedoch weniger Spielverhalten als geistig behinderte Kinder. Sie profitierten aber mehr von der zunehmenden Strukturierung der Spielsituation, ohne dabei jedoch mehr symbolisches Spielverhalten zu zeigen als geistig behinderte Kinder. Huges et al. (1983) konnten belegen, daß auch das Blick- und Sozialverhalten mit zunehmendem Strukturierungsniveau der Situation ansteigt. Clark und Rutter (1981) fanden, daß autistische Kinder stärker von hoch strukturierten therapeutischen Situationen profitieren. Dabei wird jedoch das Erlernte weniger generalisiert als in naturalistischen Therapiesituationen (Koegel & Koegel, 1987). Dennoch steigt das angemessene Verhalten mit dem Strukturierungsniveau der Situation an (Volkmar et al., 1985), so daß die Vorhersagbarkeit, die Kontingenz und Strukturiertheit der Umgebung autistischer Kinder als ein wichtiger Einflußfaktor auf ihr Verhalten angesehen wird (Volkmar, 1987).

Das Strukturierungsniveau einer Situation hat jedoch nicht nur einen generellen Effekt auf das Sozialverhalten autistischer Kinder, sondern es beeinflußt auch ihr verbales und nonverbales Kommunikationsverhalten. Mermelstein (1983) fand, daß die kommunikativen Leistungen autistischer Kinder, z.B. Kommentieren und Protestieren, in strukturierten Situationen besser ausfallen als in einer freien Spielsituation. Der positive Effekt der strukturierten Situationen (Strukturiertheit der Aufgaben, Interaktion, Reizmaterial u.a.) hängt wahrscheinlich damit zusammen, daß die Wahrnehmung bedeutungsvoller Informationen beeinträchtigt ist (Schwartz, 1981) und in strukturierten Situationen die Bedeutung relevanter Informationen künstlich hervorgehoben wird. Frith (1970, 1972) fand, daß die Schwierigkeiten, die autistische Kinder im Umgang mit strukturiertem Material haben, nicht nur auf die Wahrnehmung von Strukturen in ihrer Umwelt beschränkt sind, sondern sich ebenso in der Produktion von Strukturen zeigen. Insofern müssen nicht nur die Aufgaben und Interaktionen, mit denen autistische Kinder konfrontiert werden, strukturiert sein, sondern es muß ebenso versucht werden, ihren Reaktionen eine Struktur zu geben (vgl. Helm, 1981, 1988;

Duchan, 1986).

Verschiedene Interaktionspartner. Die Einflüsse, welche verschiedene Personen auf das autistische Kind ausüben, werden in letzter Zeit verstärkt erforscht. Bernard-Opitz (1982) konnte in einer Einzelfallstudie nachweisen, daß die pragmatische Kompetenz eines 8jährigen autistischen Jungen von verschiedenen experimentellen Bedingungen (Warte- und Interaktionsbedingung) und Kommunikationspartnern (Mutter, Fremder, Kliniker) abhängt. Das Sprachverhalten des autistischen Jungen war stärker von dem Gesprächspartner abhängig als von der experimentellen Bedingung. In dem Gespräch mit der Mutter initiierte das Kind die Kommunikation über Wünsche oder Stellungnahmen. Im Gespräch mit dem Kliniker herrschten verbale Reaktionen und Stellungnahmen vor und in demjenigen mit einer fremden Person kam es lediglich zu nicht-kommunikativen Äußerungen.

McHale et al. (1980, 1981; McHale, 1983) untersuchten das Verhalten autistischer Kinder in unterschiedichen Spielsituationen, in denen sie entweder miteinander, mit nichtbehinderten Gleichaltrigen oder mit ihrem Lehrer spielten. Bei autistischen Kindern trat mehr kommunikatives Verhalten auf, wenn der Lehrer anwesend war, als wenn sie miteinander oder mit nichtbehinderten Gleichaltrigen spielten. Sigman und Ungerer (1984) analysierten das soziale Verhalten autistischer und geistig behinderter Kinder in einer unstrukturierten Spielsituation, in welcher der Untersucher und die Mutter sich zurückhielten und keine Interaktion von sich aus initiierten. In dieser Spielsituation verließen abwechselnd beide Erwachsene den Untersuchungsraum für je 2 Minuten und kehrten danach zurück. Obwohl autistische Kinder während der unstrukturierten Spielsituation ihrer Mutter nicht mehr soziales Verhalten entgegenbrachten als der fremden Person, stieg bei einigen das Sozialverhalten mit der Mutter an, nachdem diese den Raum verließ und wiederkehrte. Nachdem die Mutter wieder in den Raum zurückkehrte, beschäftigten sich die autistischen Kinder häufiger mit ihr als mit dem Untersucher, wenn dieser in den Raum zurückkam. Sie scheinen, wie vergleichbare geistig behinderte Kinder auch, eine bekannte Person einer fremden vorzuziehen. Während der unstrukturierten Spielsituation gab es nur wenige, jedoch bedeutsame Unterschiede im Verhalten beider Gruppen. Autistische Kinder zeigten in ihrem Sozialverhalten insbesondere weniger verbale Kommunikation, und sie teilten seltener mit den Erwachsenen ihr Spielzeug. Während der Trennungs- und Wiedervereinigungsphase traten keine Unterschiede im Sozialverhalten auf. Ähnlich wie die Befunde mit den ESC-Skalen (Seibert & Hogan, 1982) zeigt auch diese Untersuchung, daß das Sozialverhalten sich nicht in jeder Hinsicht von dem geistig behinderter Kinder unterscheidet.

Personale Reaktionen. Kasari et al. (1988) untersuchten die Interaktionen von Bezugspersonen mit ihren autistischen Kindern und verglichen diese mit denen von Bezugspersonen geistig behinderter und normaler Kinder. Die Bezugspersonen autistischer Kinder reagierten auf die kommunikativen Wünsche ihrer Kinder und verbrachten ebenso wie die anderen Bezugspersonen 50% ihrer Zeit mit gemeinsamem Spiel. Sie verwendeten auch die gleichen Strategien, um die Aufmerksamkeit ihrer Kinder zu lenken. Die Eltern autistischer Kinder verwendeten ebenso wie diejenigen der geistig behinderten mehr Kontrollstrategien. Sie gaben ihren Kindern häufiger aktive Hilfestellungen und imitierten ihre Handlungen länger als die Bezugspersonen normaler Kinder. Bezugspersonen geistig behinderter Kinder zeigten häufiger auf Objekte, während diejenigen der autistischen Kinder ihre Kinder verstärkt bei

Aufgaben aktiv unterstützten. Die Befunde verdeutlichen, daß die Bezugspersonen unterschiedlich auf die spezifischen Behinderungen ihrer Kinder reagierten.

Diese Behinderungen untersuchten Sigman et al. (1986) in der sozialen Interaktion autistischer Kinder. Sie fanden, daß die auffälligsten Merkmale des Sozialverhaltens autistischer Kinder in ihrer geringen gemeinsamen Aufmerksamkeit mit ihren Bezugspersonen bestanden. Autistische Kinder zeigten viel weniger aufmerksamkeitslenkendes Verhalten, wie das Herzeigen von oder das Hinzeigen auf Objekte, als vergleichbare normale oder geistig behinderte Kinder. Diese Ergebnisse wurden auch in der Studie von Mundy et al. (1986) mit den ESC-Skalen gefunden. Weiterhin verdeutlichten Sigman et al. (1986), daß autistische Kinder ebenso häufig die körperliche Nähe zu ihren Bezugspersonen suchen, diese ansehen und auch ebenso häufig vokalisieren wie entwicklungsgleiche normale und geistig behinderte Kinder. Neben diesen Ähnlichkeiten zwischen den Gruppen traten auch Unterschiede auf. Die autistischen Kinder und ihre Eltern zeigten weniger wechselseitigen Blickkontakt als die geistig behinderten Kinder und die Kinder entfernten sich auch häufiger von ihren Eltern und dem Spielzeug (Kasari et al., 1988; Sigman et al., 1986).

Beide Studien belegen, daß sich ein differenziertes Zusammenspiel zwischen Eltern und behinderten Kindern ergibt, in dem die Eltern sich auf die spezifischen Defizite ihrer Kinder einstellen und diese kompensieren, so daß sich eine optimale Interaktion zwischen ihnen und dem Kind einstellt. So fanden Sigman et al. (1986), daß sich autistische Kinder oft erst durch die aktiven Bemühungen der Eltern an der Lösung bestimmter Aufgaben beteiligen. So wird z.B. die geringe Initiative autistischer Kinder bei einem Puzzle-Spiel dadurch teilweise kompensiert, daß die Eltern ihr Kind häufiger durch aktive Hilfestellungen motivieren (Sigman et al., 1986; Kasari, 1988). Die Bezugspersonen regulieren das Verhalten ihrer Kinder, indem sie ihnen eine Art "Rüstzeug" (Bruner & Sherwood, 1983) zur Verfügung stellen, welches auf ihre individuellen Bedürfnisse abgestimmt ist.

Soziale Hilfestellung. Einige Arten des "Rüstzeugs", welches autistischen Kindern hilft, ihre sozialen, kognitiven und kommunikativen Kompetenzen zu zeigen und somit besser zu kommunizieren, sollen im folgenden aufgeführt werden. Dawson und Adams (1984) belegten, daß soziale Faktoren die Imitationsleistungen beeinflussen können. Sie fanden, daß die autistischen Kinder mit niedriger Imitationsfähigkeit (Piaget's Stufe I-III) dann gute Imitationsleistungen erbrachten, sozial reaktiver waren, mehr Augenkontakt zeigten, und mit Spielzeug weniger perseverativ spielten, wenn der Untersucher ihr Verhalten imitierte, statt eine bekannte oder neue Handlung vorzumachen. Eine bekannte Handlung wurde von diesen Kindern eher nachgeahmt als eine neue. Autistische Kinder mit höheren Fähigkeiten der Imitation (Piaget's Stufe V-VI) imitierten in allen Bedingungen ähnlich gut. Diese Kinder reagierten auch stärker sozial und verbal auf ihren Interaktionspartner.

Aus verschiedenen Studien (Trevarthen, 1977; Kaye, 1977; Papousek et al., 1986) ist bekannt, daß häufiger die Mutter die Handlungen und Gesichtsausdrücke ihres Kindes imitiert als umgekehrt. Papousek et al. (1986) betrachten die Verhaltensweisen der Mütter von Säuglingen als "biologischen Spiegel" des kindlichen Verhaltens. Die anfänglich häufigere Imitation des kindlichen Verhaltens durch die Mutter geht im Laufe der Entwicklung des Säuglings über zu einer häufigeren Imitation des mütterlichen Verhaltens durch den Säugling

(Uzgiris, 1981). Obwohl der Sinn dieses Wechsels in der Interaktion noch nicht völlig verstanden wird, scheint die mütterliche Imitation dem Kind z.B. die Organisation von Gesichtsausdrücken zu erleichtern (Kaye & Marcus, 1981) und ein Weg zu sein, durch welchen Kommunikation möglich wird (Bower, 1977; Uzgiris, 1981). Auch in der Untersuchung von Dawson und Adams (1984) förderte die Imitation des kindlichen Verhaltens durch den Untersucher das Sozialverhalten und den Umgang des autistischen Kindes mit Spielzeug. Der fördernde Effekt scheint darin begründet zu sein, daß das autistische Kind durch die *kontingente* Imitation des Untersuchers die Ereignisse in der Umwelt vorhersagen und somit kontrollieren konnte. Eine ähnliche Auffassung wird von Ferrara und Hill (1980) vertreten, die belegten, daß das Verhalten autistischer Kinder zunehmend desorganisierter wird, je weniger sie eine Ereignisabfolge vorhersagen können. Ein weiteres Ergebnis von Dawson und Adams (1984) bestand darin, daß ein signifikanter Mangel an Gleichzeitigkeit in der Entwicklung verschiedener Aspekte der sensumotorischen Intelligenz auftreten kann. So zeigte z.B. ein autistisches Kind Leistungen der Objektpermanenz auf Stufe VI, jedoch Imitationsleistungen lediglich auf Stufe III. Dies kann darauf zurückgeführt werden, daß einige Aspekte der sensumotorischen Entwicklung stärker von kognitiven Faktoren abhängen und andere stärker von sozialen (Piaget, 1975; Uzgiris, 1981). Auch Bates (1979) fand, daß gute Leistungen in der Objektpermanenz und den räumlichen Beziehungen, in welchen autistische Kinder generell gut funktionieren, nicht mit der Sprachfähigkeit zusammenhängen, während Leistungen in Imitation, Mittel-Zweck-Beziehung und bestimmten Aspekten des Spielverhaltens eng mit der Sprachfähigkeit zusammenhängen.

Tiegerman und Primavera (1981, 1984) belegten, daß eine imitative Interaktion, in welcher der Untersucher die Aktivitäten des autistischen Kindes möglichst genau imitiert, am ehesten dazu geeignet ist, die Häufigkeit und Dauer der Objektmanipulation des Kindes zu beeinflussen. Ebenso konnten sie zeigen, daß die Interaktion, in welcher der Untersucher die Aktivitäten des autistischen Kindes imitiert, zu vermehrter Häufigkeit und Dauer des Blickkontaktes führt als bei nicht originalgetreuer Imitation. Tiegerman und Primavera (1981, 1984) gehen davon aus, daß die Imitation des Kindes durch einen Erwachsenen ein kritischer Faktor ist, der eine Interaktion herstellt und aufrechterhält. Das Ausmaß, in welchem das autistische Kind Kontrolle über die Umwelt, den Erwachsenen und dessen Handlungen hat, ist die kritische Prozeßvariable der Entwicklung kompetenten Interaktionsverhaltens und späterer kommunikativer Kompetenzen.

Bernard-Opitz (1982) fand in ihrer oben erwähnten Studie, daß auch die *kommunikativen Reaktionen* der Erwachsenen auf das autistische Kind wichtige Unterschiede aufweisen. Die Mutter des autistischen Jungen und der Kliniker reagierten auf alle Sprachakte des Kindes mit Bitten/Wünschen. Die fremde Person reagierte vornehmlich auf die Stellungnahmen des Kindes mit Wünschen. Hartig et al. (1982) manipulierten die Reaktion des Hörers auf Fragen autistischer Kinder und fanden, daß es sehr häufig zu Zusammenbrüchen des Gesprächs kommt, wenn der Hörer die Fragen autistischer Kinder nicht mit Fragen beantwortet, d.h. sich nicht auf die Bedürfnisse des autistischen Gesprächspartners einstellt. Autistische Kinder verstehen nicht die Funktion von Fragen als einem Wunsch nach Informationen, sondern sie verwenden Fragestellungen als hauptsächliches Mittel ein Gespräch zu initiieren oder aufrechtzuerhalten.

Helm (1981) untersuchte die familiäre Interaktion von Eltern mit ihrem 6jährigen autistischen Kind, indem er die auf Video aufgezeichneten verbalen und nonverbalen Austauschprozesse Satz für Satz analysierte. Er fand dabei Punkte, an denen Eltern das Verhalten ihres Kindes derart interpretieren, daß es in die fortlaufende Ereignisabfolge hineinpaßt und somit als kompetentes Verhalten erscheint. Er nennt diesen Prozeß *"strategisches Kontextualisieren"* und meint, daß dieser Prozeß eine wesentliche Rolle in dem Beginn kompetenten Kommunikationsverhaltens darstellt. Das Konzept von Helm (1981, 1988) wollen wir an einem Beispiel verdeutlichen.

> Die Mutter möchte mit ihrem Kind spielen und fordert ihr Kind dazu auf, die Spielsachen aus dem Kinderzimmer zu holen.
>
> Mutter: "Barbara, wo ist das Spielzeug?"
> Barbara: "Ball, Ball!"
> Mutter: "Das Spielzeug, hol mir das Spielzeug!" - *Pause* - "Spielzeug im Kinder....!"
> Barbara: Geht in Richtung Wohnzimmer. "Ball!" Schaut zur Mutter und zeigt in Richtung des Wohnzimmers.
> Mutter: "Ja, Barbara, wir haben vorhin im Wohnzimmer Ball gespielt."

Dieses Beispiel verdeutlicht, wie die Mutter des Kindes einen situativen Kontext herstellt, in dem das Verhalten und die Äußerungen des Kindes als richtig erscheinen, und wie die falsche Antwort dennoch verständlich wird. Die Eltern interpretieren häufig das Verhalten ihrer Kinder um, damit sie ihre Kinder nicht wegen ihrer wechselseitigen, d.h. gemeinsamen Verständnisprobleme zu unrecht bestrafen, sondern ihnen helfen, eine bedeutungsvolle Kommunikation aufzubauen. Diese *Legitimierung* des Verhaltens autistischer Kinder wurde schon von Kaufmann (1976) und Park (1972) beschrieben, wird jedoch erst in den letzten Jahren systematisch untersucht.

Duchan (1979) und Baumeister et al. (1980) befassen sich mit der Frage, welchen Sinn selbststimulierendes Verhalten für ein Kind haben mag, welche Funktion die Echolalie-Äußerungen haben (Prizant & Duchan, 1981), und woher die falschen Antworten autistischer Kinder herrühren (Duchan, 1983). Es gibt derzeit eine wachsende Anzahl von Autoren, die davon ausgehen, daß in einem gewissen Sinn das "objektive" Verhalten nicht so wichtig ist wie die Art und Weise, in der der erwachsene Kommunikationspartner auf das Verhalten in einer Interaktion reagiert (Duchan, 1983; Frankel et al., 1987; Wetherby & Prutting, 1987). Die Zuschreibung von Kompetenz oder Abweichung zum Verhalten autistischer Kinder ist abhängig von den kommunikativen und interpretativen Fähigkeiten der Person, welche die Zuschreibung vornimmt (Frankel et al., 1987; Kilman, 1986; Prutting, 1983). Wenn eine erwachsene Person mit einem autistischen Kind interagiert und dabei einen "erziehenden" Interaktionsmodus wählt, wird sie sich dem Kind gegenüber anders verhalten, als wenn sie einen sogenannten "lehrenden" Interaktionsstil wählt (Duchan, 1983). Im ersten Modus akzeptiert der Erwachsene das, was ein Kind sagt oder tut als legitim und wichtig, und er geht vom Niveau des Kindes aus. Im anderen Fall wertet der Erwachsene das, was ein Kind sagt oder tut als richtig oder falsch gemäß den Standards Erwachsener.

4.3 Emotionale Defizite autistischer Kinder im Sozialkontakt

Die Unfähigkeit autistischer Kinder, soziale Beziehungen zu bilden und aufrechtzuerhalten, sehen Rutter und Schopler (1987) vor allem in den Schwierigkeiten, die autistische Kinder damit haben, die Gefühle anderer Personen in der sozialen Interaktion richtig einzuschätzen. Autistischen Kindern fällt es zudem schwer, auf die Gefühle anderer zu reagieren und ihr eigenes Verhalten auf die sozialen und gefühlsmäßigen Gegebenheiten abzustimmen. Rutter und Schopler (1987) führen diese Verhaltensprobleme auf Mängel der sozio-emotionalen Reziprozität in der sozialen Interaktion zurück. Werden die sozialen Austauschprozesse zwischen der Mutter und ihrem Kind nicht von Beginn an durch den Austausch von Gefühlen begleitet, so kann es nicht nur bei autistischen und geistig behinderten, sondern auch bei normalen Kindern zu ernsthaften Verhaltensproblemen kommen (Papousek et al., 1986; Provence & Dahl, 1987). Nach Cohen et al. (1987) ist der emotionale Austausch in der sozialen Interaktion des Kindes mit seiner Mutter daher so tiefgreifend in Mitleidenschaft gezogen, weil das autistische Kind in diesem Bereich die Emotionen anderer einerseits nicht verstehen kann und andererseits anderen Personen gegenüber kaum zu einem emotionalen Ausdrucksverhalten fähig ist.

Bei normalen Säuglingen scheint es drei miteinander zusammenhängende Fähigkeiten zu geben, die den Säugling schon bald nach der Geburt befähigen, die emotionalen Äußerungen anderer zu verstehen.
Zuerst einmal müssen Säuglinge erkennen und differenzieren lernen, daß einzelne emotionale Äußerungen etwas qualitativ anderes "bedeuten". So betrachten bereits vier Monate alte Säuglinge eher ein lächelndes Gesicht als andere, nicht lächelnde Gesichtsausdrücke (La Barbara et al., 1976; Young-Browne et al., 1977); und bereits sechs Monate alte Säuglinge reagieren auf Unterschiede in der Stimme anderer Personen. Andere Studien glauben diese Fähigkeiten schon vom ersten Lebenstag eines Neugeborenen an nachweisen zu können (Condon & Sander, 1974; Field, 1982).
Eine weitere Fähigkeit, die Säuglinge bereits besitzen oder erst erwerben, ist die Fähigkeit einschätzen zu können, welche emotionalen Äußerungen miteinander zusammenhängen. Walker (1982) konnte diese Fähigkeiten bei sechs Monate alten Säuglingen nachweisen.
Die dritte Fähigkeit von Säuglingen bezieht sich auf den Erwerb differenzierter affektiver Reaktionen auf die emotionalen Äußerungen anderer. Ursprünge dieser Fähigkeit werden bereits bei Neugeborenen vorgefunden (Sagi & Hoffman, 1976). So scheinen Säuglinge mit der Fähigkeit geboren zu sein, subtile Veränderungen in der Stimme ihrer Mutter wahrzunehmen und diese in körperliche Ausdrucksformen umzusetzen (Condon, 1975).

Oster (1981) konnte z.B. nachweisen, daß alle beim Erwachsenen beobachtbaren Innervationsmuster schon beim Neu- und sogar beim Frühgeborenen nachzuweisen sind. Er fand ebenso, daß die Mimik von Säuglingen keineswegs zufällig entsteht, sondern geordnete Strukturen aufweist. Bereits mit 12 Lebensmonaten ist das Kleinkind zu einer Fülle stark differenzierter emotionaler Reaktionen auf die Gefühle anderer Menschen fähig (Campos, 1983). Kleinkinder können in der Folgezeit immer besser die emotionalen Äußerungen ihrer Mutter nutzen, um ihr eigenes Verhalten zu steuern (Klinnert et al., 1983). Diese Fähigkeit scheint wichtig für die Fähigkeit des Kleinkindes zu sein, sich gemeinsam mit der Mutter auf ein Objekt oder Ereignis auszurichten (Scaife & Bruner, 1975) bzw. ihre Aufmerksamkeit auf Objekte und Ereignisse zu lenken (Bates et al., 1979) und sich von ihr lenken zu lassen (Seibert et al., 1982).

In der Fähigkeit, emotional auf die Gefühlsäußerungen anderer eingehen zu können, sieht Hobson (1986) eine wesentliche Voraussetzung für die Erkenntnis, daß andere Menschen Gefühle und Geisteshaltungen haben, die unabhängig von den eigenen sind. In diesem Zusammenhang ist auch die derzeitige Diskussion im Bereich der Theorien zum Autismus zu sehen (Hermelin & O'Connor, 1985; Fein et al., 1986; Hobson, 1988; Baron-Cohen, 1988). Aus Sicht der Entwicklungspsychologie gibt es vielfältige Hinweise für die Vermutung, daß bestimmte Verhaltenskompetenzen von Neugeborenen relativ unabhängig von kognitiven Funktionsabläufen sind (Fein et al., 1986; Hobson, 1988) und den Lernprozeß von Geburt an zu beeinflussen scheinen (Papousek et al., 1986). Zudem zeigen auch sozial-kognitive Studien, die sich mit emotionalen Fähigkeiten befassen, nur geringe Zusammenhänge zwischen bestimmten emotionalen Fähigkeiten und dem Intelligenzniveau (Shantz, 1983). So findet man bei geistig behinderten Kindern nur geringe Anzeichen einer Störung im emotionalen Verständnis (Gray et al., 1983).

Derzeit können jedoch aus entwicklungspsychologischen Studien noch keine eindeutigen Aussagen darüber gezogen werden, ob das sich normal entwickelnde Kind sein Wissen um die Welt und um andere Personen vornehmlich aus seinen kognitiven Fähigkeiten heraus entwickelt oder ob seine emotionalen Fähigkeiten ausschlaggebend sind (Sigman et al., 1987). Diese Formen des Wissens und Fühlens können vermutlich gar nicht voneinander getrennt werden (Ciompi, 1985; Hermelin & O'Connor, 1985).

Für ein Verständnis der sozio-emotionalen Störungen in der wechselseitigen (reziproken) Interaktion mit autistischen Kindern ist es notwendig zu untersuchen:

- wie sich das Verständnis autistischer Kinder von Gefühlen anderer Personen,
- ihr Verständnis von sich selbst und
- wie sich die Fertigkeiten autistischer Kinder zur selbst-initiierten Äußerung von Verhaltensweisen entwickeln.

4.3.1 Wie ordnen autistische Kinder Gefühle anderer Personen ein?

Für die Entwicklung des Gefühlverständnisses ist die Wahrnehmung, Differenzierung und die differenzierte Reaktion auf Gefühlsäußerungen in den gestischen und mimischen Ausdrücken anderer eine wichtige Voraussetzung. Ursprünglich glaubte man, daß autistische Kinder den Augenkontakt, der für die Gefühlsentwicklung wesentlich ist, aktiv vermeiden (Hutt & Ounsted, 1966). Die geringere Betrachtung des Gesichtes anderer ist jedoch auf die generell verkürzte Fixationsdauer von Reizen zurückzuführen (Langdell, 1981). Bei der Betrachtung des Gesichtes anderer Personen bevorzugen autistische und normale Kinder das reale Gesicht gegenüber einer Photographie (O'Connor & Hermelin, 1967). Von aktiver Vermeidung kann zudem nicht gesprochen werden, da autistische Kinder längere Zeit und häufiger auf ihren Gesprächspartner schauen, während sie Selbstgespräche führen (Mirenda et al., 1983) und ihren Interaktionspartner öfter betrachten, wenn dieser das autistische Kind imitiert (Tiegerman & Primavera, 1984). Beim Betrachten und Unterscheiden von bekannten und neuen Gesichtsausdrücken konnten Sigman et al. (1987) nachweisen, daß normale Kinder eher Gesichter mit neuen Ausdrücken bevorzugen, während autistische Kinder weder die bekannten noch die neuen Gesichtsausdrücke bevorzugen und keine Unterschiede zwischen verschiedenen Gesichtsausdrücken machen. Beim Betrachten und Unterscheiden von bekannten und neuen unbelebten Objekten (z.B. Möbelstücke) dagegen zeigten sich keine Unterschiede zwischen autistischen und normalen Kindern. Autistische Kinder scheinen demnach eher Unterschiede in unbelebten Objekten zu erkennen als in Gesichtsausdrücken.

In seinen Studien zur Wahrnehmung differenzierter Gesichtsausdrücke konnte Hobson (1983, 1986) nachweisen, daß autistische, geistig behinderte und normale ältere Kinder fähig sind, Gesichtsausdrücken von Freude, Furcht, Ärger u.a. entsprechende schematische Bilder zuzuordnen. In einer weiteren Studie fanden Weeks und Hobson (1987), daß autistische Kinder bei der Beurteilung der Ähnlichkeiten von Gesichtsausdrücken sich nicht auf das Gesicht konzentrieren. Vielmehr verwendeten autistische Kinder eher Kleidungsstücke zur Beurteilung von Ähnlichkeiten (vgl. auch: Schreibman & Lovaas, 1973), während geistig behinderte Kinder den Gesichtsausdruck heranzogen. Autistische Kinder scheinen demnach fähig zu sein, verschiedene Gesichtsausdrücke zu unterscheiden, jedoch haben sie größere Schwierigkeiten, diese zu beurteilen. Nach Langdell (1981) gelingt es jüngeren autistischen schwerer als älteren autistischen Kindern, fotografierte Gesichtsausdrücke zu beurteilen, so daß hierbei die Entwicklung eine Rolle zu spielen scheint. Während sich autistische Kinder in ihrer Beurteilung von Fotografien oder Personen insbesondere auf die Mundregion stützen, und bei der Erweiterung des Kontextes sich wahrscheinlich eher auf nicht-belebte Merkmale (Kleidung) beschränken, scheinen sich normale und geistig behinderte Kinder eher an der Augenregion zu orientieren. So sind zwar autistische Kinder fähig, spontan oder auf Anweisung Fotos von Gesichtsausdrücken zu sortieren (Weeks & Hobson, 1987), sie scheinen sich jedoch dabei nach Möglichkeit an unbelebten Hinweisen zu orientieren (Jennings, 1973) oder an anderen Erkennungsstrategien (Langdell, 1981).

Eine mögliche Erklärung für diese Schwierigkeiten liefern verschiedene Studien von Hobson (1983, 1986). Er fand, daß es insbesondere die Beachtung der Informationen aus emotionalen Hinweisen verschiedener Modalitäten ist, welche autistischen Kindern Schwierigkeiten macht, Gefühle zu beurteilen und weniger die Wahrnehmung von Emotionen aus einer Modalität. So können Gefühle zum einen aus den Sinnesmodalitäten erschlossen werden, d.h. aus dem Sehen von Gestik und Mimik und aus dem Hören von Lauten. Zum anderen spielt aber auch die Situation, d.h. das Hintergrundwissen eine wichtige Rolle in der Einschätzung des Gefühlszustandes einer anderen Person. Autistischen Kindern fällt es besonders schwer, die verschiedenen Anteile, die in einer emotionalen Reaktion wirksam werden, zu integrieren. Sie erkennen den mimischen Gesichtsausdruck, die gestische Körperhaltung und Bewegungsabfolge, die Intonation der Stimme sowie den Kontext einer Handlungsabfolge nicht als zusammengehörig und ordnen daher die einzelnen Anteile nicht nach den Kriterien zueinander, wie es normale und geistig behinderte Kinder tun. Hobson (1986) konnte zudem zeigen, daß autistische Kinder vor allem dann Schwierigkeiten hatten, die Hinweise aus verschiedenen Informationsquellen zu nutzen, wenn emotionale Äußerungen von

Bedeutung waren und weniger dann, wenn es sich um Gegenstände handelte, die belebte oder bewegbare Objekte darstellten (Vögel, Hund, Auto, Zug). Autistische Kinder konnten, wie die Kinder der Vergleichsgruppen auch, die typischen Bewegungsabfolgen, Laute, Hintergrundaspekte, die zu einem dieser Gegenstände gehörten, mit diesem in Verbindung bringen.

Trotz wichtiger methodischer Einschränkungen, die keine Schlußfolgerung darüber erlauben, ob autistische Kinder einen Mangel im Verständnis von emotionalen Äußerungen an sich haben, sind verschiedene Hinweise aus diesen Studien zu entnehmen. Zum einen stehen die Befunde im starken Widerspruch zu den Leistungen, die aufgrund der Handlungs- und Sprachintelligenz der untersuchten autistischen Kinder zu erwarten wären. Weiterhin legen die Befunde den Schluß nahe, daß autistische Kinder nicht nur eine Störung im emotionalen Verständnis haben, sondern auch in anderen Bereichen der Personenwahrnehmung (Attwood, 1984; Hobson, 1986). Diese Vermutung ergibt sich aus der Annahme, daß autistische Kinder die Bedeutung, die in Gesten und Gesichtsausdrücken zum Ausdruck kommt, nicht erschließen (Attwood, 1984); so wie sie überhaupt den Bedeutungsgehalt von Informationen, der ja jeweils das Resultat einer zwischenmenschlichen Konvention ist, nur schwer erfassen (Schwartz, 1981; Sternberg, 1987). Ebenso wird diese Vermutung nahegelegt, da im wesentlichen die Koordination von emotionalen Gesichtsausdrücken, gestischen und lautlichen emotionalen Äußerungen betroffen ist (Hobson, 1986; Weeks & Hobson, 1987). Auch klinische Beobachtungen gehen davon aus, daß generell die Fähigkeiten, die im Zusammenhang mit Verhaltensweisen und Gefühlen stehen, die eine soziale Beziehung charakterisieren, bei autistischen Kindern von Geburt an geschädigt sind (Wing, 1981), so daß bei ihnen der gesamte normale Sozialisationsprozeß betroffen ist (Cohen et al., 1987). Hobson (1986) meint sogar, daß aufgrund der gestörten sozialen und emotionalen Reaktivität autistischer Kinder eine tiefgreifende Störung im Verständnis der Unterschiede zwischen Menschen und Gegenständen entsteht.

4.3.2 Wie nehmen autistische Kinder sich selbst wahr?

Aus Beobachtungen autistischer Kinder, Jugendlicher und Erwachsener wird häufig der Schluß gezogen, daß diese Personen sowohl in ihrem Wissen über andere Personen gestört sind als auch in dem, was sie über sich selbst wissen. Rutter (1983) vermutet bei autistischen Kindern eine gestörte Entwicklung des Selbst als einem Individuum, das sich selbst erkennt, sich als getrennt von anderen Personen erlebt und sich den Reaktionen anderer bewußt ist.

Verschiedene Studien zur visuellen Selbstwahrnehmung konnten nachweisen, daß autistische Kinder ihr Spiegelbild erkennen können (Ferrari & Metthews, 1983; Spiker & Ricks, 1984; Dawson & Mc Kissick, 1984; Baron-Cohen, 1985). Sie haben demnach ein Konzept des Selbst als einem Objekt ihrer eigenen Wahrnehmung. Eine Störung der Selbstwahrnehmung, die bei geistig behinderten Autisten beobachtbar sein kann, geht auf das niedrige Entwicklungsniveau der Kinder zurück und ist nicht autismusspezifisch (Ferrari & Mathews, 1983). Während man jedoch bei normalen Kindern (Amsterdam & Greenberg, 1977) und bei geistig behinderten Kindern (Mans et al., 1978) sogenannte *Selbstbewußtseins-Reaktio-*

nen wie Schüchternheit oder Erschrockenheit bei der Konfrontation mit dem eigenen Spiegelbild findet, zeigen autistische Kinder häufig keinerlei derartige Reaktionen (Baron-Cohen, 1985; Spiker & Ricks, 1984).

Wahrscheinlich gibt es zwei wichtige Aspekte, die mit der Entwicklung des Selbstbewußtseins und des Wissens um andere Personen wesentlich zusammenhängen. Der erste Aspekt, die Imitationsfähigkeit, ist für die frühen Entwicklungsphasen relevant, der zweite, die Rollen- oder Perspektivenübernahme, für die späteren Phasen dieses Entwicklungsprozesses.

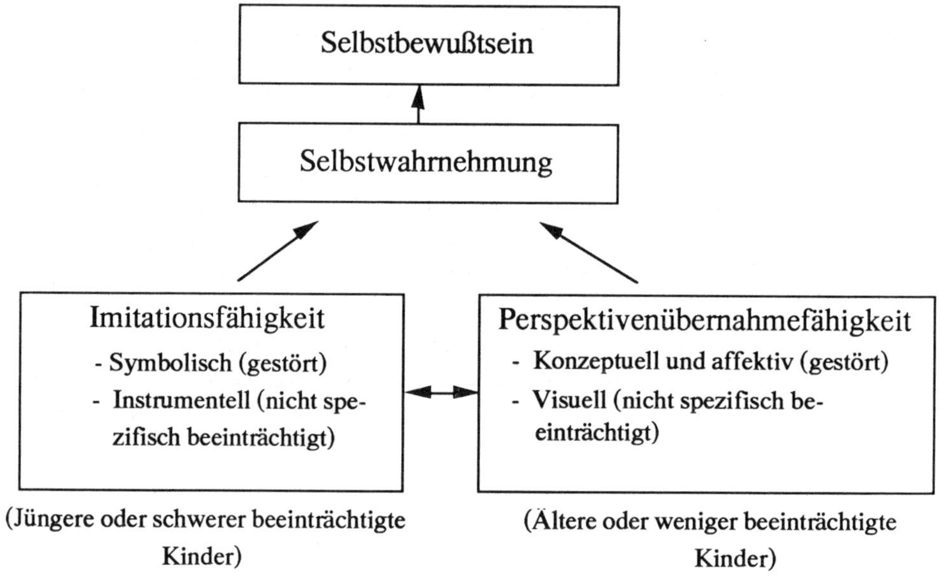

Abbildung 11: Zwei Aspekte der Entwicklung der Selbstwahrnehmung bei autistischen Kindern.

De Myer et al. (1972) belegten, daß autistische Kinder größere Schwierigkeiten hatten, Körperbewegungen zu imitieren als Bewegungen von Objekten. Dawson und Adams (1984) fanden bei autistischen Kindern Zusammenhänge zwischen der Imitationsfähigkeit und den Sprachfähigkeiten. Niedrige Imitationsleistungen hängen mit niedrigen IQ-Werten zusammen (Dawson & Adams, 1984), so daß die Imitationsfähigkeit stärker in Verbindung zum Entwicklungsalter zu bringen ist (Van Smeerdijk, 1981) als zum Autismus (Curcio & Piserchia, 1978). Obwohl die einfachen Imitationsfähigkeiten relativ ungestört sind, zeigt sich bei höheren Niveaus der Imitation eine autismusspezifische Schädigung (Jones & Prior, 1985). Insbesondere die Imitation von symbolischen Gesten scheint bei autistischen Kindern gestört zu sein (Hammes & Langdell, 1981), unabhängig vom Intelligenzniveau (Otha, 1987). In gewisser Hinsicht kann die gestörte Imitationsfähigkeit auf eine generelle

Störung der Symbolbildung zurückgeführt werden (Curcio, 1978), andererseits wird die Störung der gestischen Imitation neuerdings mit einem gestörten Körperbild autistischer Kinder begründet, da diese Imitationsstörung unabhängig von der Intelligenz ist (Otha, 1987).

Den zweiten Aspekt, die Fähigkeit zur visuellen Perspektivenübernahme, untersuchte Hobson (1984). Er konnte zeigen, daß autistische Kinder unterschiedliche räumlich-visuelle Perspektiven einnehmen können, und daß diese Fähigkeit eng mit ihren intellektuellen Leistungen in Aufgaben zum operationalen Denken steht. Auch Baron-Cohen (1985) fand, daß autistische Kinder genau angeben können, worauf eine andere Person sieht. Wie bei den Studien zur Imitation, zeigen auch diese Leistungen autistischer Kinder keine spezifischen Beeinträchtigungen auf dem niedrigen Niveau der Perspektivenübernahme. Bedeutsame Störungen fanden Baron-Cohen et al. (1985) beim Studium der konzeptuellen Rollenübernahme. Autistische Kinder können nicht vorhersagen, wo eine Person nach einem Objekt suchen würde, wenn dieses in Abwesenheit der Person vom ursprünglichen Ort auf einen anderen verlegt wird. Sie schreiben anderen Personen dasselbe konzeptuelle Wissen zu, welches sie selbst über eine Situation gewonnen haben.

Auch Dawson und Fernald (1987) fanden, daß die Störungen in der konzeptuellen Perspektivenübernahme typisch sind und eng mit dem Ausmaß der sozialen Störung verbunden sind. Die Perspektivenübernahmefähigkeiten autistischer Kinder erlauben zudem eine zuverlässigere Vorhersage des Niveaus des Sozialverhaltens im Jugendalter als die Sprachfähigkeiten. Störungen der affektiven Rollenübernahme sind ebenso wie diejenigen der konzeptuellen Perspektivenübernahme stärker beeinträchtigt als die visuelle Perspektivenübernahme, obwohl sich alle drei Fähigkeiten bei normalen Kindern gleichzeitig entwickeln (Dawson & Fernald, 1987). Wolf und Gardener (1981) fanden, daß das rudimentäre Verständnis der Rollen, welche Personen und Objekte in einer Ereignisabfolge einnehmen, sich aus der frühen sozialen Interaktion entwickelt, die aus imitativem und vorstellungsmäßigem Spiel besteht. In derartigen Spielen entwickeln sich die Rollen, welche die Interaktionspartner einnehmen und folglich auch die Selbst- und Fremdkonzepte.

Die Selbstwahrnehmung autistischer Kinder ist nach den hier vorliegenden Befunden auf dem einfachen Niveau nicht autismusspezifisch beeinträchtigt. Die visuelle Selbstwahrnehmung, die einfache Imitation und die visuelle Rollenübernahme sind nicht in typischer Weise gestört. Die Selbstkonzepte, die sich erst im Laufe des zweiten und dritten Lebensjahres entwickeln, scheinen dagegen in autismusspezifischer Form gestört zu sein. So zeigen autistische Kinder nicht die anfängliche Verwirrung, wenn sie sich selber im Spiegel sehen, wie es junge normale und geistig behinderte Kinder tun. Sie sind in der Imitation komplexer Gesten behindert und die affektive und konzeptuelle Perspektivenübernahme ist gestört. All diese höheren Formen der Selbst- und Fremdwahrnehmung erfordern Fähigkeiten, die nicht allein aus dem kognitiven Entwicklungsniveau erklärbar sind. Es ist wahrscheinlich, daß sozial-kognitive Prozesse hier eine wesentliche Rolle spielen (Baron-Cohen et al., 1985, 1986; Leslie & Frith, 1987, Sigman et al., 1987). Jedoch spielen ebenso affektive Fähigkeiten eine Rolle, da die Selbst- und Fremdkonzepte auch über die empathische Reaktionsfähigkeit in der sozialen Interaktion entstehen (Hobson, 1986, 1988).

4.3.3 *Wie verhalten sich autistische Kinder spontan?*

Die Aktivität von Säuglingen bezieht sich nicht nur auf seine "Reaktivität" anderen Personen gegenüber, sondern ebenso auf seine Spontanaktivität, die relativ unabhängig von dem ist, was gerade in der Umwelt passiert und die sogar gezielt eingesetzt werden kann, um interpersonalen Kontakt herzustellen und zu regulieren (Bretherton et al., 1986). Je früher und zuverlässiger das Kind relevante Ereignisse in seiner Umwelt in kontingenter Beziehung zu seinem eigenen Verhalten erlebt, desto eher bildet es Erwartungen über diese Zusammenhänge aus und gewinnt Vertrauen in seine aktive Auseinandersetzung mit der Umwelt (Papousek et al., 1986).
Bereits in den ersten Lebenswochen zeigt sich bei Neugeborenen instrumentelles Lernen (Papousek & Bernstein, 1969). Diese frühen Lern- und Austauschprozesse in der Mutter-Kind-Interaktion sind regelmäßig von vorhersagbaren affektiven Verhaltensäußerungen begleitet. Der Neuerwerb von Anpassungsleistungen ist von Anzeichen der Anspannung und des Mißbehagens gekennzeichnet; später, wenn der Säugling sich mit der neuen Situation vertraut gemacht hat, zeigt er den Gesichtsausdruck der Zufriedenheit, der Freude und des Vergnügens (Papousek, 1977). Schon früh scheint der Säugling Erwartungen bezüglich der Konsequenzen seines Verhaltens auszubilden und auf antizipierte Ereignisse positiv zu reagieren bzw. diese aktiv zu suchen. Nach Papousek et al. (1984) sind diese emotionalen Aktionen und Reaktionen als Indikator innerer motivationaler und antizipatorischer Prozesse anzusehen. Ohne uns der Frage zu widmen, ob das ursprünglich affektive Verhalten eine spontane oder eine reaktive Verhaltensäußerung ist wollen wir hier einige Studien zum Spontanverhalten autistischer Kinder anführen.

In einer Studie zum emotionalen Ausdrucksverhalten fanden Snow et al. (1987) bei 10 zwei- bis vierjährigen autistischen Kindern in einer 15minütigen Kind-Erwachsenen-Interaktion, daß diese wesentlich weniger positives affektives Verhalten äußerten als behinderte Kinder. Zudem war das spontane positiv-affektive Verhalten der autistischen Kinder bedeutend weniger auf den Interaktionspartner bezogen und stärker auf die eigenen Aktivitäten als bei den Behinderten. In der Häufigkeit des negativen affektiven Spontanverhaltens zeigten sich keine Gruppenunterschiede. Diese affektiven Störungen sind auch kein Effekt der generellen Entwicklungsretardierung der untersuchten Kinder. Während 97% der positiven Affekte der behinderten Kinder auf den Interaktionspartner bezogen waren, so waren es nur 48% bei den autistischen. Dies bedeutet jedoch auch, daß autistische Kinder nicht generell ein abgeschwächtes affektives Verhalten zeigen, sondern daß ihr affektives Verhalten eng mit dem Verhalten des Interaktionspartners zusammenhing. So äußerten autistische Kinder bedeutend mehr negative Affekte in der Interaktion mit einem fremden Erwachsenen.

Autistische Kinder sind nicht nur beeinträchtigt in ihrer Fähigkeit, Affekte zu verstehen und zu imitieren, sondern auch in ihren natürlichen und spontanen affektiven Äußerungen, die zwar vorhanden, aber andersartig sind. Im spontanen *Kontaktverhalten* unterscheiden ältere autistische Kinder ihre Mutter von einer fremden Person (Sigman & Ungerer, 1984). So halten sie sich z.B. nach einer Trennung von ihrer Mutter näher bei ihr auf als nach einer Trennung von einem Fremden. Diejenigen autistischen Kinder, die engen Kontakt zu ihrer Mutter suchten, zeigten auch symbolische Spielfertigkeiten, was darauf schließen läßt, daß autistische Kinder höhere Ebenen des repräsentationalen Denkens benötigen, um Kontaktverhalten zu äußern als normale Kinder. Normale Kinder zeigen nämlich Kontaktverhalten nach einer Trennung, auch wenn sie noch nicht das symbolische Repräsentationsniveau erreicht haben, zumeist etwa um den 12. Lebensmonat.

Shapiro et al. (1987) führten eine ähnliche Studie zum Kontaktverhalten bei 30 bis 63 Monate alten autistischen Kindern durch. Sie fanden, daß das Kontaktverhalten autistischer und geistig behinderter Kinder sich nicht von dem normaler Kinder jüngeren Entwicklungsalters unterscheidet. Beide Studien verdeutlichen, daß auch das Kontaktverhalten autistischer Kinder einem Entwicklungsverlauf unterliegt, und sie zu verschiedenen Zeitpunkten unterschiedliche Strategien der Kontaktaufnahme verwenden. Aus klinischen (Wing, 1981) und retrospektiven Studien (Volkmar et al., 1986) sowie aus Therapiekontrollstudien (Lord, 1984; Mesibov, 1986) ist bekannt, daß autistische Kinder unterschiedliche Fähigkeiten der Kontaktaufnahme besitzen und sich diese Fähigkeiten im Laufe der Entwicklung verändern. Die Fähigkeit, spontan Kontakt aufzunehmen, fehlt nicht einfach bei autistischen Kindern, wie früher vermutet wurde, sondern sie hängt von andersartigen Bedingungen ab als bei normalen Kindern (Volkmar et al., 1986, 1989).

Verschiedene Studien zum *gestischen Ausdrucksverhalten* konnten nachweisen, daß autistische Kinder fähig sind, mittels Gesten kommunikativ zu interagieren (Curcio, 1978; Wetherby, 1986). Ebenso können sie auch verschiedene Arten der sozialen Interaktion initiieren (Mundy et al., 1986; Sigman et al., 1986). Die von diesen Studien jedoch nicht beantwortete Frage bezieht sich darauf, ob autistische Kinder mit all diesen Verhaltensweisen Emotionen ausdrücken. Die bisher angeführten Studien zum Spontanverhalten erlauben ebenso keine Schlußfolgerungen darüber, ob hinter diesen Verhaltensweisen Emotionen stehen, welche auf eine andere Person gerichtet sind. So können autistische Kinder positive und negative Affekte zwar zeigen, jedoch ist daraus nicht erkennbar, ob diese Affekte nicht lediglich Ausdruck eines innerorganischen Zustandes sind, d.h. auf präintentionalem Niveau geäußert werden.

Baron-Cohen et al. (1985) und Attwood et al. (1988) gehen davon aus, daß eine Person lediglich dann Gefühle im gestischen Verhalten äußern kann, wenn sie ein Konzept besitzt, nach dem auch andere Personen Gefühle wie sie selbst besitzen. Nonverbale Gesten, in denen Gefühle absichtlich geäußert werden, werden *expressive* Gesten genannt und von *instrumentellen* Gesten unterschieden, die lediglich auf eine direkte Veränderung in der Umwelt abzielen. Attwood et al. (1988) verglichen in einem aufwendigen Experiment autistische Jugendliche mit unterschiedlichen Ausprägungen geistiger Behinderung, Down-Syndrom Jugendliche und normale 4, 5 und 6 Jahre alte Kinder in ihren Fähigkeiten der gestischen Kommunikation. Sie beobachteten den spontanen Gebrauch von instrumentellen Gesten relativ zur Häufigkeit der sozialen Interaktion ebenso häufig bei den autistischen Jugendlichen, wie bei den Down-Syndrom Jugendlichen. Diese Befunde waren unabhängig vom Intelligenzniveau der autistischen Kindern. Im Gegensatz zu den Down-Syndrom Jugendlichen und den jungen normalen Kindern zeigten die autistischen Kinder jedoch gar keine expressiven Gesten. Autistische Kinder scheinen demnach auf dem niedrigen Niveau der gestischen Interaktion nicht beeinträchtigt zu sein, jedoch spezielle Probleme der expressiven Gestik zu haben, mit der Gefühlszustände anderen Personen mitgeteilt werden. Nach diesen Befunden haben autistische Kinder nicht nur Schwierigkeiten, Gefühle anderer zu verstehen (Hobson, 1988), sondern auch darin, Gefühle spontan und absichtsvoll zu äußern. Dies legt auch eine anders konzipierte Studie von Langdell (1981) nahe. Langdell konnte zeigen, daß autistische Kinder nur schlecht fähig sind, auf Anforderung ein trauriges oder freudiges Gesicht zu machen oder ein solches nachzuahmen. Der emotionale Gehalt ihres Gesichtsausdrucks war für Beobachter, die mit dem Kind nicht vertraut waren, schlechter zu verstehen als derjenige von geistig behinderten Kindern.

4.3.4 Zusammenfassung und Schlußfolgerung

Die Schwierigkeiten, die affektiven Äußerungen autistischer Kinder zu verstehen, sind bisher nur unzureichend untersucht worden (Provence & Dahl, 1987). Lange Zeit schienen die Autismusforscher emotionale Probleme autistischer Kinder zu vernachlässigen, doch hat in den letzten Jahren das Interesse an der emotionalen Entwicklung wegen ihrer Bedeutung für die Sozialentwicklung (Bretherton et al., 1986) zugenommen.

Die emotionalen Probleme autistischer Kinder liegen in drei wichtigen Aspekten, dem Erkennen und Verstehen von Gefühlen, der Selbstwahrnehmung und der spontanen Äußerung von Gefühlen. Autistische Kinder können erkennen, daß andere Personen zu unterschiedlichen Zeitpunkten verschiedene Gesichtsausdrücke haben, jedoch verstehen sie nicht, daß diese Gesichtsausdrücke ein Gefühl ausdrücken. Der Grund dafür ist wahrscheinlich, daß sie die verschiedenen Aspekte emotionaler Äußerungen nicht integrieren können. Vielleicht verlassen sie sich deshalb auf andere Merkmale einer Person, um diese zu erkennen und für sich einzuordnen.

Tabelle 18: Aspekte, die beim Verstehen von Gefühlen erforderlich sind.

Wahrnehmung	Personenwahrnehmung (Mimik, Gestik, Körperhaltung usw.)
	Sozialer Kontext (Handlungsabfolge, Ort des Geschehens usw.)
	Selbstwahrnehmung (eigener innerer Zustand)
Soziale Kognition	Personenverständnis (z.B. Erkennen der Absichten und geistigen Zustände einer anderen Person; entsteht aus metarepräsentationalen Fähigkeiten)
	Verständnis des sozialen Kontextes (z.B. Berücksichtigung vergangener, gegenwärtiger und Antizipation zukünftiger Handlungsabfolgen)
	Selbstverständnis (z.B. Wissen um die eigene Einstellung zu der anderen Person; eigene Wünsche und Absichten)

Überprüfung	-	der Annahmen über die Gefühle des anderen
	-	der Wahrnehmung
	-	der sozial-kognitiven Wissensstrukturen

Da die Aspekte der Wahrnehmung von Gefühlen und des Verstehens von Gefühlen ständig überprüft werden, ist es schwer zu entscheiden, ob nur die Wahrnehmung oder auch das Verständnis (soziale Kognition) beeinträchtigt sind (Frith & Baron-Cohen, 1987).
Autistischen Kindern mag es noch gelingen, innerhalb der Personenwahrnehmung, der Wahrnehmung des sozialen Kontextes und der Selbstwahrnehmung einzelne Hinweise zu erkennen, z.B. die Mimik, eine Handlungsabfolge oder den eigenen körperlichen Zustand, wie Hunger. Schwierigkeiten haben sie jedoch bei der Integration der einzelnen Wahrnehmungsinhalte zu einem einheitlichen Bild dessen, was gerade in der Umwelt passiert, wofür womöglich die sozial-kognitiven Prozesse wichtig sind.

Wir können es erleben, wie eine Person versucht, mit einem viel zu großen Hammer einen kleinen Nagel in ein Stück Hartholz zu schlagen, sich häufig darüber ärgert, daß die Nägel so schlecht festzuhalten sind und ständig abbrechen. Dabei verspüren wir schon in den Fingerspitzen das Gefühl von Schmerz und warten förmlich mit dem eigenen schmerzverzerrten Gesicht darauf, daß diese Person früher oder später einen Schrei ausstößt und alles Werkzeug in die Ecke werfen wird.
Autistische Kinder sehen vielleicht einen Gegenstand, der viel zu laute Geräusche macht und hören eine "ärgerliche" Person, die den Gegenstand hebt und fallen läßt. Dann kommt plötzlich ein Schrei und sie werden derart erschreckt, daß sie sich nur noch in eine Ecke zurückziehen können, während es in einer anderen Ecke des Raumes wiederum schrecklich laut ist. Um sich zu beruhigen, schauen sie dann gebannt auf die sich bewegende Gardine.

Nicht nur das Verstehen der Gefühle anderer ist bei autistischen Kindern gestört, sie haben auch Probleme, sich selbst wahrzunehmen. Zwar erleben sie sich als eine Person, d.h. sie erkennen die zu ihnen gehörenden Körperteile und erkennen sich selbst im Spiegelbild, es ist jedoch nicht klar, ob sie denjenigen, den sie im Spiegel erkennen auch wirklich "kennen". In unseren eigenen Versuchen mit einem 5jährigen intelligenten, jedoch nicht sprachfähigen autistischen Mädchen zeigte sich, daß sie an ihrem Spiegelbild interessiert war und häufig in den Spiegel schaute. Sie konnte auch auf Aufforderung hin auf ihr Ohr, ihre Nase, ihren Mund usw. zeigen und Gesichtsausdrücke im Spiegel imitieren, wie z.B. Naserümpfen, auf die eigene Nase zeigen oder Zunge herausstrecken; jedoch zeigte sie nicht das Verhalten von normalen Kindern, die mit ihrem Spiegelbild konfrontiert werden. Diese Kinder machen zwar auch das nach, was ihnen vorgemacht wird oder wozu sie aufgefordert werden, jedoch zeigen sich wesentliche Unterschiede. Zum einen haben normale Kinder nicht dieses ausgeprägte Interesse an ihrem Spiegelbild. Während das autistische Mädchen ständig in den Spiegel zu schauen versuchte, zieren sich normale Kinder. Sie neigen auch nicht dazu, alles nachzuahmen oder allen Aufforderungen zu entsprechen bzw. sie zeigen eine Schüchternheit oder sind zurückhaltend bei manchen Grimassen. Andererseits wird das Modellverhalten von diesen Kindern auch übertrieben nachgeahmt.

In Anlehnung an die Studien von Baron-Cohen (1985, 1987) und Dawson und McKissick (1984) glauben auch wir, daß zur echten Selbstwahrnehmung die höheren kognitiven Fähigkeiten wie die konzeptuelle Perspektivenübernahme und die "Theory of Mind" von Bedeutung sind, und daß autistische Kinder auf den einfachen Ebenen der Imitation und der visuellen Perspektivenübernahme relativ unbeeinträchtigt sind. Wir glauben, daß sich normale Kinder im Spiegelbild so betrachten können, als ob sie jemand anderer betrachtet, während bei autistischen Kindern diese Distanz zu sich selbst fehlt. Im Falle der Wahrnehmung der Gefühle anderer können sie dann auch nicht die Empathie entwickeln, um in ihrem eigenen körperlichen Zustand oder in den eigenen Gedanken das nachzuvollziehen bzw. vorwegzunehmen, was einer anderen Person zustößt. Die Störungen im Spontanverhalten autistischer Kinder liegen ebenso auf einem höheren Entwicklungsniveau. Einfache instrumentelle Gesten sind nicht beeinträchtigt, sondern expressive Gesten, also solche, mit denen Gefühle mitgeteilt werden. Wenn aber ein autistisches Kind nicht die Gefühle anderer teilen kann, so hat es vermutlich auch kein Verständnis dafür, daß andere Personen dies können und daran interessiert sind, die Gefühle des Kindes kennenzulernen (vgl. auch: Leslie, 1987; Baron-Cohen et al., 1986; Hobson, 1988). Ein gestörtes Personenverständnis, ein gestörtes Selbstverständnis sowie eine Störung in der Integration beider Aspekte entsprechend den Anforderungen des sozialen Kontextes machen es autistischen Kindern unmöglich, an dem sozialen Austausch von absichtsvollen Gefühlen teilzuhaben.

5 Diagnostik

Mit den enormen Fortschritten der wissenschaftlich-experimentellen Erforschung autistischer Störungen konnten die Bemühungen, den Autismus diagnostisch zu bestimmen, lange Zeit nicht mithalten. Zu vielfältig waren die neuen wissenschaftlichen Anforderungen, denen die traditionellen psychologischen Verfahren und Vorgehensweisen nicht gewachsen sind. Gefordert wird z.B. eine Differenzierung der verschiedenen Störungsausprägungen innerhalb des Autismusspektrums, eine Mikroanalyse des Interaktionsverhaltens oder eine Bestimmung der kognitiven und sozialen Voraussetzungen des Spracherwerbs autistischer Kinder. Zudem muß berücksichtigt werden, daß der situative Kontext einen bedeutsamen Effekt auf die Umsetzung der Fähigkeiten autistischer Kinder in konkrete Leistungen hat. Eine Anforderung, der nur mit dem strukturierten Einsatz audio-visueller Aufzeichnungsmethoden angemessen begegnet werden kann.

Es wird schnell deutlich, daß der Diagnostiker in seiner täglichen Praxis all diesen Anforderungen nur unzureichend entsprechen kann und daher schnell geneigt ist oder sich gezwungen sieht, aus relativ begrenzten Informationen eine Vielzahl diagnostischer Entscheidungen zu treffen. Die Konsequenzen eines solchen Vorgehens sind leicht abzusehen. So ist z.B. davon auszugehen, daß 97% aller betroffenen Eltern bereits in den ersten drei Lebensjahren ihrer Kinder erste Auffälligkeiten finden und auch in dieser Zeit einen Arzt oder Psychologen konsultieren; eine Diagnose "in Richtung Autismus" erfolgt aber zu 68% erst nach dem dritten Lebensjahr (Cordes, 1985). Häufig wird dort eine Diagnose der "geistigen Behinderung" gestellt, wo sich eine autistische Störung verbirgt. Bedenkt man jedoch, daß eine möglichst frühzeitige und störungsspezifische Diagnose und Therapie zu den bedeutsamsten und den am längsten positiv wirkenden Effekten führen (Guralnick & Bennett, 1987; Miller, 1983; Wetherby, 1985), so ist es verständlich, daß ein wichtiges Anliegen in der Früherkennung von Störungen des Kindesalters liegt (Cordes, 1985; Wetherby et al., 1989). Neben den Problemen der Früherkennung ist ein weiteres Problem ungenügender diagnostischer Verfahren und Vorgehensweisen in der leider immer noch gültigen Tatsache zu sehen, daß den Eltern autistischer Kinder bisher lediglich ein diagnostisches Etikett mitgeteilt werden kann und aufgrund fehlender Informationen keine oder nur unzureichende Handlungsanweisungen zum Umgang mit ihrem Kind gegeben werden. Dies ist insbesondere deshalb bedauernswert, da es mittlerweile als gesichert gilt, daß gut informierte und engagierte Eltern die besten Therapeuten ihrer Kinder sind (vgl. Morgan, 1988; Schopler & Mesibov, 1984; Koegel et al., 1982; Helm & Kozloff, 1986).

Wir werden im folgenden einen diagnostischen Prozeß beschreiben, der je nach Möglichkeit des Diagnostikers entweder als Ganzes oder in den einzelnen Teilabschnitten durchlaufen werden kann. Der Diagnostiker soll je nach Fragestellung Hinweise dafür erhalten, Kinder mit einer autistischen Störung zu identifizieren, zu klassifizieren (Abs. 5.1) und von anderen Störungen bzw. voneinander abzugrenzen (Abs. 5.2). Er soll Möglichkeiten erhalten, den Entwicklungsstand zu bestimmen (Abs. 5.3) und die situativen Aspekte des Verhaltens der Kinder zu erfassen (Abs. 5.4). Die Hinweise zur therapieorientierten Diagnostik sollen ihm helfen, einen Interventionsplan für unterschiedliche Belange der Entwicklungsförderung zusammenzustellen (Abs. 5.5).

5.1 Selektionsdiagnostik

Wir gehen im Zusammenhang mit der Diagnostik autistischer Kinder von einem Störungsbegriff aus, wonach ein Kind dann als auffällig zu bezeichnen ist, wenn durch das (auffällige) Verhalten sein gegenwärtiger und zukünftiger Umgang mit sich und seiner Umwelt eingeschränkt wird und seine weitere Entwicklung dadurch in Mitleidenschaft gezogen werden kann. Die Einschätzung, ob dies tatsächlich der Fall ist, ist stets ein Resultat zwischenmenschlicher Kommunikation auf Grundlage begründbarer Informationen (Mattenklott, 1988). Die Sammlung dieser Informationen ist die Aufgabe der Diagnostik. Die Begründbarkeit der Informationen hängt nur teilweise von der Güte der eingesetzten Verfahren ab; sie ist vor allem von der Auswahl und Zusammenstellung diagnostischer Verfahren abhängig und insofern von der Kompetenz des Diagnostikers. Eine Auswahl und kritische Übersicht über verschiedene Verfahren zur Identifikation autistischer Störungen soll im folgenden gegeben werden.

Eine Grobeinschätzung "autistischer Störungen" kann anhand des DSM-III-R (1989) vorgenommen werden. Mit Hilfe weiterer psychometrischer Verfahren kann dann nach der Grobeinschätzung eine "Verdachtsdiagnose" erstellt und überprüft werden und eine Klassifikation vorgenommen werden. Die Klassifikationsmöglichkeiten und die diagnostischen Kriterien der "psychischen Störungen im Kindes- und Jugendalter" findet man im DSM-III-R (1989, vgl. auch: Abschnitt 1.2.1).

Das DSM-III-R sieht eine Beurteilung von Störungen, die sich bei einem Kind zeigen, auf insgesamt fünf Achsen vor. Mit diesen fünf Beurteilungen soll sich der Diagnostiker ein umfassendes Bild der Probleme des Kindes machen, und es wird damit versucht, "Etikettierungen" der Kinder entgegenzuwirken. Diese multiaxiale Beurteilung ergibt sich aus der Tatsache, daß psychische Störungen nicht so sehr als voneinander abgrenzbare Syndrome erscheinen, sondern als Störungsspektren mit den unterschiedlichsten Symptomen und Symptomausprägungen. So können z.B. bei einem Jugendlichen, der aufgrund seiner autistischen Verhaltensschwierigkeiten darunter leidet, daß er keine zwischenmenschlichen Beziehungen herstellen kann, massive depressive Symptome auftreten, die keineswegs zu den autistischen Symptomen gezählt werden. Diese affektiven Probleme des Jugendlichen kann man diagnostisch erfassen, indem man über die Achse I des DSM-III-R die entsprechenden klinisch-psychiatrischen Symptome erhebt.
Der Hintergrund dieser multiaxialen Diagnostik ist darin zu sehen, daß wir bei der ersten Begegnung mit einem Kind gar nicht wissen können, welches Störungsbild eigentlich vorliegt. Daher stellt das DSM-III-R ein diagnostisches Vorgehen bereit, mit welchem eine Diagnosestellung "autistische Störung" ungefähr folgendermaßen erfolgen kann:

Die psychischen Störungen mit einem Beginn, der typischerweise im Kleinkindalter, in der Kindheit oder in der Adoleszenz liegt, findet man im DSM-III-R auf *Achse I* und *Achse II*. Es handelt sich dabei vor allem um Verhaltensstörungen (Achse I) und Entwicklungsstörungen (Achse II). Häufig beginnen aber auch andere klinisch-psychiatrische Syndrome (Achse I) und Persönlichkeitsstörungen (Achse II) in der Kindheit und im Jugendalter. Sie sind jedoch bei genauer Erhebung des Alters bei Krankheitsbeginn und bei Berücksichtigung der entsprechenden diagnostischen Kriterien gut von den typischen Störungen der frühen Kindheit, zu denen die autistischen Störungen zählen, abzugrenzen. Die Schwierigkeiten der diagnostischen Differenzierung psychischer Störungen sollen hier nicht besprochen werden (vgl. Abs. 5.2).

Häufig berichten die Eltern autistischer Kinder von bestimmten körperlichen Erkrankungen, die sie im Zusammenhang mit der psychischen Störung ihrer Kinder sehen. Der körperliche Zustand eines Kindes kann auf der *Achse III* des DSM-III-R erhoben werden. Der Diagnostiker muß hierbei nach psychischen Faktoren Ausschau halten, die zur Entstehung oder zur Verschlimmerung eines körperlichen Zustandes beitragen können. "Die Annahme, daß psychische Faktoren den körperlichen Zustand beeinflussen, erfordert den Nachweis eines zeitlichen Zusammenhanges zwischen den Umweltreizen, der ihnen zugeschriebenen Bedeutung und dem Beginn oder der Verschlimmerung des körperlichen Zustandes" (DSM-III-R, 1989, S. 403). Sicherlich kann häufig das Übergewicht eines autistischen Kindes, sofern Stoffwechselstörungen ausgeschlossen werden, auf die Bewegungslosigkeit mancher Kinder, insbesondere aus der Gruppe sozial passiver autistischer Kinder, zurückgeführt werden. Schwieriger ist es jedoch, aus den Berichten der Eltern psychisch mitbedingte körperliche Zustände wie Kopfschmerzen oder Übelkeit herzuleiten, besonders dann, wenn das Kind sich kaum mitteilen kann.

Die Situation eines Kindes mit einer autistischen Störung kann nicht völlig verstanden werden, wenn der Diagnostiker nicht auch das soziale Umfeld des Kindes beachtet. Auf *Achse IV* des DSM-III-R wird der Diagnostiker gefordert, die Schwere der psychosozialen Belastungsfaktoren des Kindes zu beurteilen. Hierbei kann er zwischen der Schwere akuter Ereignisse oder länger andauernder Lebensumstände unterscheiden. Auch für autistische Kinder sind die psychosozialen Belastungen als schwer einzuschätzen, wenn sich die Eltern wegen der Störung des Kindes scheiden lassen wollen oder wenn das Kind strenge und zurückweisende Eltern hat. So können in der Praxis häufig zusätzliche Verhaltensauffälligkeiten autistischer Kinder wie z.B. Eß- oder Schlafstörungen auf die psychosozialen Belastungsfaktoren zurückgeführt werden, und eine daraus resultierende Aufklärung der Eltern kann viel therapeutische Mühe ersparen.

Letztlich fordert das DSM-III-R vom Diagnostiker eine Globalbeurteilung des Funktionsniveaus - *Achse V* - wobei die psychische, soziale und berufliche Leistungsfähigkeit des autistischen Kindes auf einem hypothetischen Kontinuum der seelischen Beeinträchtigung erfolgt. Die zu dieser Beurteilung eingesetzten Skalen sind die Children's Global Assessment Scale (CGAS) von Schaffer et al. (1983, deutsch: Steinhausen, 1985) und die Vineland Adaptive Behavior Scales (Sparrow et al., 1984). In einer Studie konnte Steinhausen (1987) nachweisen, daß mit Hilfe der Children's Global Assessment Scale ein Trennwert von 70 normal funktionierende Kinder von behandlungsbedürftigen unterscheidet, und daß mit dieser Skala therapeutische Effekte abgebildet werden können. Autistische Kinder werden wahrscheinlich einen Wert von 30 nicht überschreiten, da bei ihnen die Kriterien für eine solche Bewertung erfüllt sind: ernsthafte Beeinträchtigung der Kommunikation und des Urteilsvermögens und Beeinträchtigung der Leistungsfähigkeit in fast allen Bereichen.

Die wichtigste Aufgabe der DSM-III-R-Diagnostik liegt darin, eine psychische Störung auf Grundlage operationaler diagnostischer Kriterien zu klassifizieren. Die diagnostischen Kriterien autistischer Störungen haben wir bereits aufgeführt (Abschnitt 1.2.3). Mit Hilfe dieser Kriterien können aus der Elternbefragung genügend Informationen für die Verdachtsdiagnose "Autistische Störung" gewonnen werden.

Das DSM-III-R erlaubt nur zwei unterschiedliche Klassifizierungen der "tiefgreifenden Entwicklungsstörungen": die "autistische Störung" (299.00) und die "nicht näher bezeichnete tiefgreifende Entwicklungsstörung" (299.80). Die letztgenannte Kategorie sollte gewählt werden, wenn die Kriterien einer "autistischen Störung" nicht erfüllt werden. Da es sich bei der Diagnose "autistische Störung" um eine Summationsdiagnose (vgl. Steinhausen, 1987, DSM-III-R, 1989) handelt, wobei eine bestimmte Summe unterschiedlicher diagnostischer Kriterien den Ausschlag gibt, sollte der Diagnostiker bedenken, daß eine unzureichende Untersuchung schnell zu einer Verwechslung beider diagnostischer Kategorien der "tiefgreifenden Entwicklungsstörungen" führen kann. Dies ist insofern von Belang, da wahrscheinlich die Kinder mit einer "nicht näher bezeichneten tiefgreifenden Entwicklungsstörung" einer derzeit diskutierten neuen Kategorie der Entwicklungsstörungen, den sogenannten *Multiplen Entwicklungsstörungen* angehören (Cohen et al., 1987). "Multiple Entwicklungsstörungen" aber haben einen zum Teil völlig anderen Verlauf als die "tiefgreifenden Entwicklungsstörungen", da sie z.B. zu einer Schizophrenie führen können.

5.1.1 Identifikation autistischer Störungen mit Hilfe psychologischer Verfahren

Verschiedene psychometrische Verfahren wurden entwickelt, um autistische Kinder von anderen schwer entwicklungsgestörten Kindern und von schwer verhaltensgestörten zu unterscheiden. Diese Verfahren empfehlen sich vor allem dort, wo es darum geht, verschiedene Fragen zu beantworten, die mit Hilfe der DSM-III-R-Diagnostik aufgestellt wurden:

- Ausmaß mitbeteiligter Entwicklungsretardierung bzw. umschriebener Entwicklungsstörungen,
- Ausmaß zusätzlicher schwerer Verhaltensstörungen (z.B. schizophrene Verhaltenssymptome),
- Abgrenzung von anderen Störungen der Entwicklung und des Verhaltens (z.B. Kommunikationsstörungen oder Ängste),
- Einschätzung des Schweregrades der Verhaltenssymptomatik und
- Bestimmung des Förderungsbedarfs.

Die große Bandbreite psychologischer Verfahren zur Untersuchung autistischer Kinder läßt sich in drei Bereiche unterteilen; a) Fragebögen und Interviews, b) strukturierte Beobachtung durch Einschätzungsskalen und c) videogestützte Verhaltensbeobachtung. Aus jedem Ansatz sollen einige Verfahren dargestellt werden.

5.1.1.1 Fragebögen und Interviews

Diagnosebogen für Verhaltensgestörte Kinder (Form E-2)

Im Jahre 1964 wurde von Rimland einer der ersten Fragebögen für autistische Kinder entwickelt. Mit Hilfe dieser Diagnosebögen sollten Eltern 76 Fragen zur Geburt, zu Verhaltensproblemen, Sprachmustern, sozialen Beziehungen und anderen Aspekten beantworten. Mit den verschiedenen Überarbeitungen der Form E-2 (Rimland, 1984) sollen nicht nur Kanner Autisten von Kindern mit autistischen Zügen unterschieden werden können, sondern ebenso "autistische Störungen" von der "geistigen Behinderung", der "Aphasie" und der "Kindheitsschizophrenie" (Cohen et al., 1978; De Myer, 1976; Prior & Bence, 1975). Die Reliabilität der Antworten zu Rimland's Form E-2 wurde nie gesondert untersucht. Validität und Reliabilität des Verfahrens gelten als nicht gesichert und die diskriminative Validität als unzulänglich (Parks, 1983). Derzeit wird die Form E-2 vor allem als globales Einschätzungsverfahren eingesetzt. Teal und Wiebe (1986) berichten von einer 90%igen Genauigkeit dieses Verfahrens in der Unterscheidung von autistischen und geistig behinderten Kindern.

Autismus-Einschätzskalen zur pädagogischen Planung (ASIEP)

Das Verfahren von Krug et al. (1979, 1980) besteht aus fünf Teilen und wurde speziell für die Lehrerbefragung entwickelt. Lediglich die "Autism Behavior Scale" (ABS) wurde psychometrisch untersucht (Krug et al., 1980; Volkmar et al., 1988). Die Autism Behavior Scale enthält 57 Fragen zu folgenden fünf Kategorien:

1. Wahrnehmung
2. Beziehungen
3. Körper- und Objektgebrauch
4. Sprache
5. Selbständigkeit.

Jede Frage wird mit "Ja" oder "Nein" beantwortet, wobei jede Frage von 1 bis 4 nach ihrem Vorhersagewert autistischer Symptome gewichtet wird. Personen mit einem höheren Gesamtwert als 67 haben eine erhöhte Wahrscheinlichkeit autistischer Verhaltenssymptome. Gesamtwerte zwischen 53 und 67 treffen auf eine Verdachtsdiagnose "autistische Störung" zu und Werte unterhalb von 53 sprechen eher gegen eine Symptomatik des Autismus.
Die "Autism Behavior Scale" (ABS) ist aus verschiedenen Gründen ein vielversprechendes Verfahren (Volkmar et al., 1988). Zum einen ist es sowohl von den Eltern als auch den Lehrern leicht durchführbar und es ist standardisiert. Die Reliabilität und Validität liegt relativ hoch (Parks, 1983); die diskriminative Validität ist annehmbar (Teal & Wiebe, 1986). Der Altersfaktor ist für unterschiedliche Entwicklungszeitpunkte gesondert berücksichtigt, so daß dem normalen Verlauf autistischer Störungen Rechnung getragen wird (Parks, 1983). Eine Replikationsstudie von Volkmar et al. (1988) zeigte, daß die "Autism Behavior Scale" ihre größte Effizienz als globales Einschätzverfahren besitzt.

Beurteilungs-Liste für Beeinträchtigungen und Fertigkeiten (HBS)

Die Children's Handicap, Behavior and Skills-Liste (HBS) von Wing und Gould (1978) ist ein strukturiertes Interview-Verfahren, welches darauf abzielt, Informationen zur geistigen Behinderung und zum psychotischen Verhalten schwerst gestörter Kinder zu erheben. Das Verfahren wurde ursprünglich für den Einsatz in epidemiologischen Studien konstruiert (Wing, 1975; Wing et al., 1976, 1977; Wing & Gould, 1979), ist jedoch seit Einführung des DSM-III-R (1989) und der Betonung des Verhaltensspektrums autistischer Störungen (Denckla, 1986; Wing & Attwood, 1987; Volkmar et al., 1989) zu einem wichtigen diagnostischen Instrument geworden. Mehrere Gründe sprechen für den Einsatz dieses Verfahrens. Es basiert zum einen auf der Einschätzung des Verhaltens aufgrund beobachtbarer und nicht auf erschlossenen Verhaltensweisen. Es erfordert die Erhebung der Verhaltensweisen, wie sie vom Kind in unterschiedlichen sozialen Kontexten mit unterschiedlichen Interaktionspartnern gezeigt werden. Es berücksichtigt weiterhin sowohl Verhaltensdefizite als auch Verhaltenskompetenzen. Letztlich ist das Verfahren entwicklungspsychologisch fundiert.

Die HBS-Liste besteht aus 42 Sektionen, die sich jeweils mit einem Entwicklungsaspekt befassen. 21 Sektionen berücksichtigen Verhaltensstörungen. Jede Sektion besteht aus unterschiedlich vielen Unterpunkten. Diejenigen Unterpunkte, die sich mit den Entwicklungsbereichen befassen, sind hierarchisch entsprechend der normalen Entwicklung geordnet. Die Sektionen, die sich mit den Verhaltensstörungen befassen, sind entsprechend dem aufsteigenden Schweregrad zusammengestellt. Zur Durchführung des Interviews ist eine gewisse Übung vonnöten, jedoch scheint sich dieser Einsatz auszuzahlen (Wing et al., 1974). Die Übereinstimmungen zwischen der Verhaltensbeobachtung, der Elternbefragung und der Befragung von Klinikern fallen zwischen 77% (Eltern-Klinikern); 78% (Beobachtung-Eltern) und 81% (Beobachtung-Kliniker) aus. Weitere Angaben finden sich bei Wing und Gould (1978).
Der Einsatz der HBS-Liste ist dann zu empfehlen, wenn man auf entwicklungspsychologischer Grundlage Informationen zur Verhaltenstriade autistischer Störungen erheben will. Die erhobenen Informationen bieten eine ausreichende Basis für die Differential-, Entwicklungs- und Verhaltensdiagnostik sowie die Interventionsplanung.

5.1.1.2 Strukturierte Verhaltensbeobachtung

Verhaltensbeobachtungsskala für den Autismus (BOS)

Das von Freeman et al. (1978, 1984) entwickelte Verfahren wurde auf Grundlage von objektiven Verhaltensbeurteilungen konzipiert. Das Verfahren nimmt auf die natürliche Veränderung der Verhaltenssymptomatik autistischer Kinder Bezug und berücksichtigt Vergleiche von autistischen Kindern mit niedrigem und hohem Entwicklungsalter, geistig behinderten und normalen Kindern. Die 24 verhaltensnah definierten Verhaltensweisen sind aufgeteilt in vier Bereiche:

a) Eigenverhalten
b) Bezug zu Objekten und Spielzeug

c) Beziehung zum Untersucher
d) Sprache.

Jede Verhaltensweise wird mit einem Rating von 0 (= keine Beobachtung des Verhaltens) bis 3 (= mehr als zwei Beobachtungen des Verhaltens) eingeschätzt. Die Verhaltensbeobachtung kann direkt über eine Einwegscheibe oder über audio-visuelle Aufzeichnungsmethoden erfolgen. Das Untersucherverhalten ist standardisiert. Die Inter-Rater-Reliabilität ist je nach Verhaltensbereich unterschiedlich hoch. Studien zeigen eine große Überlappung zwischen autistischen Kindern niedrigen Entwicklungsalters und geistig behinderten Kindern sowie autistischen Kindern höheren Entwicklungsalters und normalen Kindern. Freeman et al. (1980) gehen davon aus, daß die altersabhängige Normierung des Verfahrens noch verbessert werden muß. Ebenso erachten sie die Diagnosestellung allein auf Grundlage quantitativ erhobener Verhaltensdaten für nicht sinnvoll, da die Differenzierung bei Störungen im frühen Kindesalter in der Qualität des Verhaltens zu sehen ist. Die Angaben zu den Gütekriterien des Verfahrens können nur in Abhängigkeit der Testkonstruktion betrachtet werden und sollen daher hier nicht aufgeführt werden (Freeman et al., 1984).

Autismus-Einschätzskala für Kinder (CARS)

Die einzelnen Skalen des von Schopler et al. (1980) konzipierten Verfahrens basieren auf den Gemeinsamkeiten verschiedener Autismusdefinitionen und Skalen mit dem Ziel, eine größere Bandbreite möglicher Symptome zu erfassen. Das Verfahren ist für die direkte Verhaltensbeobachtung durch eine Einwegscheibe konstruiert. Auf jeder der 15 Skalen des Verfahrens kann nach bestimmten Richtlinien ein 7-Punkte-Rating gegeben werden. Enthalten sind nicht nur die Intensität und Häufigkeit des Verhaltens, sondern ebenso qualitative Aspekte und das Alter.

Die 15 Skalen des CARS umfassen:

1. Beeinträchtigungen in der Beziehung zu Personen
2. Imitation
3. Unangemessener Affekt
4. Ungewöhnliche Körperbewegungen
5. Eigentümlichkeiten im Umgang mit Objekten
6. Widerstand gegenüber Veränderungen in der Umwelt
7. Eigentümlichkeiten in der visuellen Wahrnehmung
8. Eigentümlichkeiten in der auditiven Wahrnehmung
9. Bevorzugung der Nahsinne
10. Angstreaktionen
11. Verbale Kommunikation
12. Nonverbale Kommunikation
13. Aktivitätsniveau
14. Intellektuelle Funktionen
15. Genereller Eindruck

Die Testkonstruktion basiert auf einer Stichprobe von 537 Kindern. Es ergaben sich Werte-Bereiche von 15 bis 60 Punkten, wobei ein Wert von unter 30 nicht-autistische von autistischen Kindern unterscheidet. Autistische Kinder müssen einen Wert von 36 oder mehr Punkten erhalten und einen Wert von 3 oder mehr Punkten in mindestens 5 der 15 Skalen. Von diesen schwer beeinträchtigten autistischen Kindern können Kinder mit leichten bis mittelgradigen autistischen Verhaltensweisen sowie Kinder mit Kommunikationsstörungen jedoch ohne autistisches Verhalten unterschieden werden.
Die statistischen Gütekriterien des CARS sind annehmbar und liegen über denen der anderen Verfahren (Schopler et al., 1986; Parks, 1983). Eine Kombination des CARS mit der "Autism Behavior Scale" verspricht eine gesicherte Differenzierung zwischen autistischen und anderen entwicklungsgestörten Kindern zu gewährleisten (Teal & Wiebe, 1986).
Die CARS stellen das derzeit am weitesten entwickelte psychologische Instrument zur Identifikation autistischer Störungen dar.

Die verschiedenen psychometrischen Verfahren zur Diagnostik autistischer Störungen haben eine große Verbreitung gefunden und sind bereits teilweise auch übersetzt und im deutschsprachigen Raum verfügbar. Es gibt jedoch eine Fülle an methodischen und inhaltlichen Problemen, die eine Konstruktion psychometrischer Verfahren zur Diagnostik autistischer Störungen erschweren und daher beim Einsatz dieser Instrumente bedacht werden müssen.

Seitdem die autistischen Störungen über ein Muster an unterschiedlichen Symptomen definiert sind (DSM-III-R, 1989), müssen verschiedene Verhaltensweisen gleichzeitig und an einer großen Stichprobe untersucht werden, um valide Daten zu gewinnen (Ornitz & Ritvo, 1976). So muß z.B. berücksichtigt werden, daß viele, jedoch nicht alle autistischen Kinder zugleich geistig behindert sind und viele, jedoch nicht alle mutistisch sind (Rutter & Garmezy, 1983). Seitdem der Aspekt der Entwicklung eine zunehmende Rolle in der Bestimmung autistischer Störungen gewonnen hat (Rutter & Schopler, 1987), und es zunehmend klarer wird, daß autistische Kinder eine autismusspezifische Entwicklung durchlaufen (Lord, 1984; Snow et al., 1987; Wetherby, 1986), wird die Bedeutung des "Altersfaktors" (Parks, 1983) in der Testkonstruktion zunehmend wichtiger. Zudem wird die Abkehr vom sogenannten "Devianz-Modell" (Ziegler, 1969), d.h. die Konzentration auf "abweichendes Verhalten" vorangetrieben durch die gesonderte Berücksichtigung von Verhaltensdefiziten und Verhaltenskompetenzen auf dem Hintergrund des Entwicklungsniveaus eines Kindes. Weitere Probleme bestehen in der mangelnden Zuverlässigkeit retrospektiv erhobener Daten (Robbins, 1963; Volkmar et al., 1985), der ausschließlichen Berücksichtigung des quantitativen Aspektes von Verhalten (Lord, 1984; Howlin, 1986), der fehlenden Kontrolle des situativen Kontextes und der Unzuverlässigkeit der direkten Verhaltensbeobachtung (Volkmar et al., 1986).

Die Unzuverlässigkeit der direkten Verhaltensbeobachtung wirkt sich nicht so sehr auf die Übereinstimmungs-Reliabilität psychometrischer Verfahren aus. Diese kann sogar überraschend hoch ausfallen (Parks, 1983; Volkmar et al., 1988; Schopler et al., 1980). Es ist jedoch viel eher so, daß bei einer direkten Verhaltensbeobachtung bestimmte Verhaltensweisen erst gar nicht beobachtet werden können (Frankel, 1982; Frankel et al., 1987). Dies hat mehrere Gründe, von denen hier nur einige aufgelistet werden sollen:

- Zum einen kann der Untersucher nicht gleichzeitig beobachten und registrieren.
- Die verschiedenen Verhaltenssymptome treten häufig gebündelt auf und nicht in Abfolge.
- Der Untersucher kann sich nicht gleichzeitig auf verschiedene Verhaltensbereiche konzentrieren und zudem noch den Entwicklungsbezug herstellen.
- Der qualitative Aspekt von Verhaltensweisen ist häufig erst nach einer längeren Interaktionssequenz verständlich, zumal autistische Kinder häufig mittels "idiosynkratischer Kommunikation" (Prizant & Wetherby, 1987) interagieren.
- Autistische Kinder verhalten sich in unterschiedlichen situativen Gegebenheiten nicht immer gleich "gestört" oder gleich kompetent. Zudem scheint das Verhalten autistischer Kinder stärker von anderen Personen und deren Verhaltensweisen abhängig zu sein als man es bisher vermutet hat (Duchan, 1983), und ihre Fähigkeiten zeigen sich häufig erst dann, wenn man mit ihnen aktiv interagiert (Mundy et al., 1986; Bernard-Opitz, 1982).
- Letztlich geben nur sogenannte Mikro-Analysen (Frankel, 1988) zuverlässig Auskunft über die Art der wechselseitigen Interaktionen zwischen dem autistischen Kind und seinem Interaktionspartner.

5.1.1.3 Möglichkeiten audio-visueller Aufzeichnungsmethoden

In den letzten 10 Jahren hat sich der Einsatz audio-visueller Aufzeichnungsmethodik in allen Bereichen der Autismusforschung und -therapie durchgesetzt. Im Bereich der Diagnostik autistischer Störungen gibt es jedoch derzeit kaum ein Verfahren, welches sich gezielt mit dem Einsatz audio-visueller Aufzeichnungsmethoden befaßt (Doherty & Rosenfeld, 1984; Hartmann & Rohman, 1985; Kusch, 1988). Dagegen ist die Videoanalyse zu einem unverzichtbaren Bestandteil der therapieorientierten Diagnostik geworden (Donnellan et al., 1984; Lund & Duchan, 1983; Frankel et al., 1987). Wir wollen im Zusammenhang mit der Identifikation autistischer Störungen den videoanalytischen Ansatz vorstellen, der die Mängel der Diagnostik autistischer Störungen mit psychometrischen Inventaren teilweise beheben kann. Ausführliche Informationen zum Einsatz audio-visueller Aufzeichnungsmethoden für die Diagnose und Förderung von Kindern und Jugendlichen findet man bei Lehmkuhl & Eisert (1983) und Heilveil (1984).

Schon früh erkannte man, daß mit Hilfe audio-visueller Verfahren neue Wege in der Diagnostik eingeschlagen werden können, "da sich durch wiederholte identische Reproduktion der gespeicherten Inhalte die differenzierte Struktur der Phänomene nachträglich einer differenzierten Analyse unterziehen läßt" (Renford, 1974). Der Vorteil audio-visueller Aufzeichnungsmethoden liegt demnach in der Trennung der Datenerhebung von der Datenanalyse (Kusch, 1988).

Das videoanalytische Vorgehen erlaubt es, die einzelnen Schritte im diagnostischen Prozeß voneinander zu trennen. Im Prozeß der Datenerhebung formuliert der Diagnostiker seine zu untersuchenden Hypothesen auf Grundlage seines Wissens über autistische Störungen, der Ziele der Diagnostik (Früherkennung, Therapie usw.) sowie der bereits erhobenen diagnostischen Informationen (z.B. Elternbefragung und Entwicklungsdiagnostik). Zu den einzelnen Hypothesen (z.B. Liegt eine Störung in der Aufmerksamkeitslenkung vor?) konstruiert der Diagnostiker verschiedene sogenannte quasi-natürliche Situationen, mit denen er die einzelnen Einflußvariablen des sozialen Kontextes (vgl. Abschnitt 4.2.2.3) untersuchen kann.

Die wichtigste Anforderung an die Untersuchung autistischer Kinder ist die Verhaltensbeobachtung in unterschiedlichen natürlichen Kontexten, wie Spielsituation, Aufgabensituation, personenbezogene Interaktion u.a. Für die Herstellung eines solchen sozialen Kontextes erachten wir es als notwendig, die *Interaktionssituation* von dem interpersonalen *Interaktionsstil* und dem *Interaktionsverhalten* zu unterscheiden. Da bestimmte Verhaltensweisen bei autistischen Kindern nur sehr selten auftreten können oder abhängig sind von bestimmten situativen Bedingungen oder aber in einer nicht zu erwartenden Form auftreten, muß die Untersuchung auf die Bedürfnisse des Kindes zugeschnitten sein.

Bei der Konstruktion eines Untersuchungsexperimentes empfiehlt sich die gesonderte Beachtung der einzelnen Anteile der "sozialen" Situation.

Interaktionssituation
Der Untersucher kann die experimentelle Situation derart gestalten, daß sie verhaltenshemmend oder verhaltensauslösend wirkt, er kann sie strukturieren oder frei, natürlich oder labormäßig gestalten. Er kann unterschiedliche Personen mit dem Kind interagieren lassen oder das Kind alleine lassen.
All diese einzelnen Aspekte sind von verschiedenen Studien als Einflußfaktoren auf das Verhalten autistischer Kinder identifiziert worden (vgl. Abschnitt 4.2.2.3).

Interaktionsstil
Der Untersucher kann das Kind verbal oder nonverbal ansprechen, er kann eine Interaktion initiieren oder lediglich auf Interaktionsangebote durch das Kind reagieren, er kann sich direkt mit dem Kind befassen oder Gegenstände mit einbeziehen, er kann intentional und gefühlsmäßig kommunizieren oder funktional oder imitierend.

Interaktionsverhalten
Es ist nicht nur die Art und Weise, wie der Untersucher mit dem Kind umgeht (Interaktionsstil), sondern auch die konkrete Reaktion auf unterschiedliche Verhaltensaspekte des Kindes, die eine Leistung hervorrufen oder verhindern können. So kann der Untersucher bestimmte Verhaltensweisen des Kindes als negativistisch und stereotyp interpretieren, obwohl diese ein Ausdruck der Interaktionsbereitschaft des Kindes sind. Therapiemitarbeit und Negativismus, Flexibilität und Rigidität des Verhaltens autistischer Kinder sind stark abhängig vom Entwicklungsniveau eines Kindes. Eine adäquate Reaktion auf das Niveau des Interaktionsverhaltens autistischer Kinder ist die dritte situative Variable, die das Leistungsverhalten beeinflußt.

Alle drei Variablen der sozialen Interaktion kann der Untersucher manipulieren und somit die verhaltensbestimmenden Determinanten analysieren. In der Interaktionssituation kann z.B. die Mutter mehr Verhaltensweisen beim Kind auslösen als der Untersucher. Ein gewährenlassender Interaktionsstil kann anderes Verhalten fördern als ein lehrender Interaktionsstil (vgl. Duchan, 1983); und das eigene Interaktionsverhalten, d.h. die Bewertung und Reaktion auf das Verhalten des Kindes, kann einer wechselseitigen Interaktion dienen oder abträglich sein. Die Notwendigkeit einer derartigen Differenzierung wird von verschiedenen Autoren nahegelegt (Sigman & Mundy, 1989; Wetherby & Prutting, 1988; Wetherby et al., 1989). Sie führt letztlich dazu, daß verhaltensfördernde soziale Kontexte mit kindlichen Verhaltenskompetenzen von verhaltenshemmenden sozialen Kontexten unterschieden werden können.

Durchführung der Untersuchung. Da der Untersucher nicht im voraus wissen kann, welche Variablen die Leistungsbereitschaft und Leistungsfähigkeit des Kindes beeinflussen, wird er gefordert, jedes Experiment nach einer bestimmten Abfolge der Bedingungen ablaufen zu lassen. Hierzu empfehlen sich drei Stufen des Untersuchungsexperimentes:

a) *Niedrigstes Anforderungsniveau:* Der Untersucher konfrontiert das Kind mit bekannten Personen, bekannten Anforderungen und einfachen Reaktionen.
So kann z.B. die Mutter des Kindes das Spielverhalten des Kindes imitieren.

b) *Mittleres Anforderungsniveau:* Der Untersucher setzt an das Kind einfache Anforderungen, wechselt sich mit der Mutter dabei ab und gibt bestimmtes Material vor.
So können z.B. der Untersucher und/oder die Mutter mit einer Puppe spielen, diese sodann vor das Kind legen und danach das Kind auffordern, etwas mit der Puppe zu tun.

c) *Hohes Anforderungsniveau:* Der Untersucher interagiert allein mit dem Kind, fordert es, wenn notwendig verbal oder nonverbal auf, etwas zu tun und konfrontiert dabei das Kind mit unterschiedlichen Gegenständen.

Wichtig bei der Durchführung ist vor allem, daß die Aktivität zunehmend vom Untersucher/der Mutter auf das Kind übergeht und Hilfestellungen zunehmend unterbleiben. Liegen entwicklungsbezogene Informationen vor, so lassen sie sich in entsprechender Abfolge darbieten, z.B. stereotypes, relationales, funktionales, symbolisches Spiel und jeweils mit unterschiedlichen Hilfestellungen begleiten, wie Imitation, aktive Hilfe, Vormachen, gestisch und verbal auffordern.

Auswertung der Untersuchung. Die Datenaufzeichnung kann für die unterschiedlichen Zwecke stets originalgetreu reproduziert werden. Zusätzlich erlaubt es die Datenspeicherung, verschiedene Untersuchungsdurchgänge zu sammeln, wie z.B. solche zur Interventionsplanung, -durchführung, -kontrolle, wodurch den Anforderungen der "Praxiskontrolle" (Petermann, 1988) Rechnung getragen wird. Durch die Datenaufzeichnung und -speicherung werden die "Effekte praktischen Handelns" einzelfallbezogen dokumentiert, praktisches Handeln wird begründbar und gegenüber Dritten legitimierbar.

Da der Diagnostiker während der Datenerhebung selbst mit dem Kind in eine soziale Interaktion treten kann und sich dabei nicht auf Beobachtungs- und vorformulierte Kriterienlisten zu stützen braucht, kann er eine vielgestaltige Untersuchung durchführen und sich ausschließlich auf die Erfordernisse der Untersuchungssituation konzentrieren. Das so gewonnene Material kann man zur Therapieverlaufskontrolle heranziehen (vgl. Petermann, 1989).

Während der Elternarbeit können der Diagnostiker und die Bezugsperson des Betroffenen sich in einem datengestützten kommunikativen Prozeß einer Urteilsbildung (z.B. Diagnose- und Therapieplanentscheidungen) nähern. Ebenso kann der Untersucher während der Datenanalyse die verschiedensten Fragestellungen, Kriterienlisten und Beobachtungsmethoden (z.B. Mikroanalyse interaktiver Prozesse) für die unterschiedlichsten Zwecke einsetzen, wie zur Identifikation einer Störung, Interventionsplanung und Elternberatung. Hierzu bietet ihm die Literatur eine Fülle an Analyseverfahren. Auf einige dieser Verfahren, die auf ähnlichen wie der dargestellten audiovisuellen Methode beruhen, wollen wir im folgenden verweisen:

- Videoanalyse kindlichen Interaktionsverhaltens (Kaye & Marcus, 1981).
- Videoanalyse von Verhaltenstereotypien (Donnellan et al., 1984).
- Videoanalyse der pragmatischen und kontext-abhängigen Aspekte des Sprachverhaltens und Spracherwerbs (Lund & Duchan, 1983).
- Videoanalyse kommunikativer Austauschprozesse zwischen Mitgliedern einer Familie und ihrem autistischen Kind (Frankel et al., 1987).
- Videoanalyse zur Diagnostik und zu verschiedenen Aspekten der Therapie autistischer Kinder (Hartmann & Rohmann, 1985; Kusch, 1988).
- Videoanalyse der präverbalen sozial-kommunikativen Kompetenzen autistischer Kinder (Mundy et al., 1986).

Wegen der qualitativen Unterschiede im Verhalten normaler, geistig behinderter und autistischer Kinder und der häufig an quantitativen Verhaltensaspekten orientierten Diagnostik bleiben die seltenen kompetenten sozialen Verhaltensweisen autistischer Kinder oft unbeachtet (Volkmar et al., 1986; Frankel et al., 1987). Die Videoanalyse erlaubt es dem Diagnostiker, die Qualität des sozial-interaktiven Verhaltens autistischer Kinder aus dem Interaktionsverlauf herauszuarbeiten. Hierzu stehen ihm neben den audio-visuellen Methoden die Mikroanalyse von Interaktionsprozessen zur Verfügung (Frankel, 1982, 1984; Brown, 1984). Einige Kriterienlisten, die sich für die Mikroanalyse interaktiver Prozesse autistischer Kinder eignen, sind auch in dieser Arbeit angeführt (vgl. besonders: Abschnitt 5.3).

5.1.1.4 Zusammenfassung

Die Identifikation autistischer Störungen konnte mit der Einführung des neuen Diagnose- und Klassifikationssystems DSM-III-R (APA, 1987) deutlich verbessert werden. Der Einsatz psychometrischer Verfahren läßt derzeit noch einiges zu wünschen übrig. Die Probleme der Testkonstruktion und die häufig nicht zufriedenstellenden statistischen Gütekriterien lassen diese Verfahren nur als globale Einschätzungsskalen sinnvoll erscheinen. Dennoch sind für die Zukunft vielversprechende Ansätze erkennbar, autistische Kinder valide mit Hilfe psychologischer Inventare zu identifizieren. Der Einsatz des diagnostischen Vorgehens mit Hilfe audio-visueller Aufzeichnungsmethoden erscheint nur dann angebracht, wenn dieses Vorgehen in einen größeren Rahmen eingegliedert wird. In den Regionalverbänden oder verschiedenen Institutionen, die sich speziell mit autistischen Kindern befassen, erscheinen audio-visuelle Methoden zur Diagnostik, Therapieplanung und Therapiekontrolle wegen ihres großen methodischen und zeitlichen Aufwandes am ehesten angebracht.

5.2 Differentialdiagnostik

Die größten Schwierigkeiten bietet die Differentialdiagnostik autistischer Störungen, wenn es darum geht:

- Intelligente, sprachfähige autistische Kinder von verhaltensgestörten oder persönlichkeitsgestörten Personen,
- schwerst gestörte, mutistische autistische Personen von schwer geistig behinderten Personen,
- autistische Personen mit spezifischen Verhaltensbesonderheiten von Personen mit schizophrenen Störungen und
- unterschiedliche Personengruppen innerhalb des Spektrums autistischer Störungen zu unterscheiden.

5.2.1 Abgrenzung von Verhaltensstörungen

Häufig werden bei massiven Störungen des Verhaltens und der Persönlichkeit, wie bei autistischen Störungen auch, prä-, peri- und postnatale Auffälligkeiten beobachtet (Butollo et al., 1978). Zudem können sich bei diesen Störungen neurologische Veränderungen zeigen und bereits in dem ersten Lebensjahr Verhaltensauffälligkeiten beobachtbar werden (Inoff et al., 1980; Ornitz et al., 1977; Volkmar et al., 1986; Rautenstrauch & Wittrock, 1974). Da bereits die frühe soziale Interaktion zwischen Mutter und Kind sowohl durch das Kind als auch durch die Mutter beeinträchtigt werden kann (Papousek et al., 1986) und die wesentlichen Lern- und Entwicklungsschritte in der frühen sozialen Interaktion stattfinden (vgl. Bretherton et al., 1986; Stern, 1985; Cairns, 1979, 1986), ist zweierlei denkbar:
Zum einen kann eine von seiten der Mutter optimal gestaltete soziale Interaktion aufgrund der autistischen Störung des Kindes in Mitleidenschaft gezogen werden. Hier findet man häufig eine gute soziale Interaktion zwischen der Mutter und den Geschwistern des Kindes. Zum anderen kann eine von seiten des Kindes weniger gestörte soziale Interaktion aufgrund der Überforderung der Mutter in Mitleidenschaft gezogen werden. Hier findet man generelle familiäre Probleme, die nicht nur mit dem betroffenen Kind zusammenhängen.

Insbesondere diejenigen Störungen im Autismusspektrum, bei denen keine nachweisbaren neurologischen Befunde vorliegen, die Intelligenz im Normalbereich liegt und eine syntaktisch und semantisch relativ gute Sprachfähigkeit beobachtbar ist, lassen sich nur schwer von Verhaltensstörungen unterscheiden, welche sich vornehmlich durch soziale Auffälligkeiten zeigen (Wing & Attwood, 1987). Beide Störungsgruppen können Entwicklungsbesonderheiten aufweisen, wobei das autistische Kind eine *primäre Entwicklungsstörung* zeigt, d.h. die Verhaltensstörungen des Kindes resultieren vor allem aus den Entwicklungsbeeinträchtigungen, und das verhaltensgestörte Kind eine *sekundäre Entwicklungsstörung* zeigt, d.h. die Entwicklungsstörungen resultieren aus einer zugrunde liegenden Verhaltensstörung.

Operationale Unterscheidungsmerkmale von Entwicklungs- und Verhaltensstörungen

Entwicklungsstörungen bei Kindern im Vorschulalter unterscheiden wir auf dem Hintergrund der entwicklungs- und verhaltenspsychologischen Diagnostik. Es wird zukünftig zunehmend erforderlich werden, eine genaue Spezifizierung der entwicklungs- und lernbedingten Anteile von Entwicklungs- und Verhaltensstörungen vorzunehmen. Im klinischen Erscheinungsbild ist es häufig schwierig, Entwicklungsstörungen von Verhaltensstörungen zu trennen. Wir empfehlen daher folgende Differenzierung:

a) Eine Verhaltensstörung ist generell wahrscheinlich, wenn das chronologische Alter mit dem Entwicklungsalter übereinstimmt.

b) Eine Entwicklungsstörung ist immer dann wahrscheinlich, wenn chronologisches und Entwicklungsalter allgemein oder in spezifischen Entwicklungsbereichen nicht übereinstimmen.

c) In vielen Fällen wird eine spezifische Entwicklungs- mit einer Verhaltensstörung verbunden auftreten. Es kann aus einer Entwicklungs- eine zusätzliche Verhaltensstörung resultieren. So kann z.B. eine Aufmerksamkeitsstörung Folge eines kognitiven Entwicklungsrückstandes sein und in spezifischen Aufforderungssituationen beobachtet werden. Ebenso können Verhaltensstörungen in zukünftige Entwicklungsstörungen münden, so z.B. eine Aufmerksamkeitsstörung (bei altersgerechter Entwicklung) zu zukünftigen sozialen und kognitiven Entwicklungsrückständen (z.B. wenn nachweislich eine anfänglich situationsspezifische Aufmerksamkeitsstörung sich besonders im schulischen Bereich auswirkt).

In der Gruppe der sogenannten Entwicklungsstörungen finden wir also generell oder in spezifischen Entwicklungsbereichen eine Diskrepanz zwischen dem Lebensalter und dem Entwicklungsalter. Eine Klassifikation von Entwicklungsstörungen auf Grundlage entwicklungspsychologischer Untersuchungen führt zu folgenden Differenzierungen. (Die Angaben sind lediglich als Hilfestellungen zu betrachten.)

Bei einer **geistigen Behinderung** *liegt ein genereller Entwicklungsrückstand vor. In den Intelligenztests zeigen sich Leistungsminderungen sowohl in der handlungs- als auch in der sprachgebundenen Intelligenz. Die Entwicklung gilt als verzögert, d.h. sie entspricht nicht dem Lebensalter, hat jedoch einen normalen, wenngleich mehr oder minder zeitlich verzögerten Verlauf. Die Entwicklung in den einzelnen Entwicklungsbereichen und -funktionen ist auf gleichem Niveau verzögert, d.h. es findet eine parallele Entwicklung der einzelnen Bereiche und Funktionen statt. Wenn eine spezifische Behinderung eines Entwicklungsbereiches oder einer -funktion auftritt, geht dies häufig auf eine zusätzlich vorliegende Störung zurück. Unterschiede im Entwicklungsstand einzelner Entwicklungsbereiche zeigen sich hauptsächlich erst dann, wenn spezifischere Aspekte der Entwicklung untersucht werden. Das Verhalten der Betroffenen erscheint für ihr jeweiliges Entwicklungsniveau normal, d.h. es ergeben sich keine qualitativen Veränderungen im Verhalten der Betroffenen, die nicht auch bei normalen Kindern gleichen Entwicklungsalters beobachtet werden könnten.*

*Bei den **autistischen Störungen** liegt eine tiefgreifende Entwicklungsveränderung vor. In den Intelligenztests zeigen sich Leistungsminderungen vornehmlich in der sprachgebundenen Intelligenz. Die Entwicklung gilt als verändert, d.h. sie entspricht in verschiedenen Bereichen nicht der bei normalen Kindern beobachtbaren Entwicklungsabfolge. Eine Verzögerung liegt häufig auch vor, sie gilt jedoch nicht als charakteristisch für diese Störung. Die Entwicklung in den einzelnen Bereichen und Funktionen ist nicht auf gleichem Niveau verzögert. Es finden sich häufig charakteristische Behinderungen einzelner Entwicklungsbereiche oder -funktionen. Die Unterschiede werden zunehmend deutlicher, je höher der Auflösungsgrad der untersuchten Aspekte ist. Das Verhalten der Betroffenen entspricht nicht dem generellen Entwicklungsniveau und erscheint qualitativ verändert, wenn man es mit demjenigen entwicklungsgleicher normaler Kinder vergleicht.*

*Für die Gruppe der **multiplen Entwicklungsstörungen** liegen noch keine genaueren Angaben vor. Man findet jedoch eine Entwicklungsverzögerung und -veränderung in der emotionalen, sozialen und/oder kognitiven Entwicklung. Vor allem in diesen Bereichen scheint das Verhalten der Betroffenen nicht ihrem generellen Entwicklungsniveau zu entsprechen und es erscheint hier qualitativ verändert.*

*Bei den **umschriebenen Entwicklungsstörungen** liegt eine Verzögerung lediglich in einem oder mehreren schulischen, sprachlichen oder motorischen Bereichen vor. Die Intelligenz muß nicht beeinträchtigt sein und das Verhalten muß nicht gestört erscheinen. Zu fragen bleibt, ob es sich nicht um eine sekundäre Folge zugrunde liegender Verhaltens- oder Entwicklungsstörungen handelt.*

*Bei der Gruppe der **Verhaltensstörungen** findet man keine interpretierbaren Informationen darüber, daß eine primäre Entwicklungsstörung vorliegt. Ein operationales Differenzierungskriterium zwischen einer primären und einer solchen Entwicklungsstörung, die erst sekundär aus einer frühen Verhaltensstörung resultiert, kann bei primär entwicklungsgestörten Kindern im Vorschulalter in einem Entwicklungsalter von höchstens 24 bis 36 Lebensmonaten gesehen werden (vgl. hierzu: Westby, 1988; Wetherby et al., 1988).*

Annähernd normal intelligente autistische Kinder zeigen im Gegensatz zu verhaltensgestörten Kindern unabhängig vom generellen Intelligenzniveau in verschiedenen Bereichen ein Entwicklungsalter, welches nicht über dem 24. bis 36. Lebensmonat liegt. So zeigen sie kaum symbolisch-vorstellungsmäßiges Spielverhalten, in welchem sie mit Objekten so umgehen, als ob diese ein anderes Objekt darstellen (Baron-Cohen et al., 1985, 1986; Sigman et al., 1987; Mundy et al., 1987). Bei autistischen Kindern findet man keine konzeptuelle Perspektivenübernahme (Baron-Cohen, 1989; Dawson & Fernald, 1987) und wahrscheinlich auch keine affektive Perspektivenübernahmefähigkeit (Dawson & Fernald, 1987; Hertzig et al., 1989). Die sensumotorische Entwicklung ist vor allem in den Aspekten der gestischen und lautlichen Imitation beeinträchtigt (Dawson & Adams, 1984). Die Intelligenz dieser autistischen Kinder liegt im nonverbalen Bereich bei 70 IQ-Punkten oder darüber, im verbalen Bereich liegt sie häufig bedeutsam unter 70 IQ-Punkten. Die generelle Intelligenz dieser Kinder sollte 55 oder mehr IQ-Punkte betragen (Cohen et al., 1987).

Insbesondere diejenigen Fähigkeiten der präverbalen sozialen Kommunikation sind beeinträchtigt, die eine gemeinsame Ausrichtung der Aufmerksamkeit auf ein Objekt oder Ereignis erfordern, wie z.B. Augenkontakt während ein Gegenstand festgehalten oder während ein Spielzeug bewegt wird, Herzeigen oder auf etwas Hinzeigen (Landry & Loveland, 1988; Wetherby et al., 1989; Mundy et al., 1986). Ebenso findet sich eine Störung im Betrachten von Objekten auf die jemand hinweist. Autistische Kinder äußern weniger ihre Wünsche, indem sie Augenkontakt herstellen, während sie ein Objekt nicht erreichen können oder indem sie auf dieses Objekt zeigen (Mundy et al., 1986). Die intentionale Kommunikation bei diesen autistischen Kindern ist besser ausgeprägt, wenn es darum geht, Ziele in der physikalischen Umwelt zu erreichen. Ungenügende Fähigkeiten haben sie in der sozialen Kommunikation, d.h. wenn es z.B. darum geht, Informationen über etwas zu erfragen (Prizant & Wetherby, 1987; Wetherby, 1986). Zudem verwenden autistische Kinder nicht konventionelle, d.h. allgemein verständliche kommunikative Mittel, um ihre Wünsche zu äußern (Prizant & Schuler, 1987). Die Unterschiede der intentionalen Kommunikation autistischer und verhaltensgestörter Kinder liegen in unterschiedlichen qualitativen Kommunikationsmustern (non-soziale vs. soziale Kommunikation, idiosynkratische vs. konventionelle kommunikative Mittel (Prizant & Wetherby, 1987; vgl. auch: Abschnitt 4.2).

Im Sozialverhalten ist für autistische Kinder kennzeichnend, daß sie an Gewohnheiten und bekannten Verhaltensabläufen festhalten. Die Gleichförmigkeit der Umwelt muß physikalisch aufrechterhalten werden, da das Kind Schwierigkeiten hat, die Gleichförmigkeit in der Vorstellung herzustellen (Innerhofer & Klicpera, 1988). Normale Kinder können diese Gleichförmigkeit selbst herstellen und in den unterschiedlichsten Umwelten, Abläufen und Interaktionen wiedererkennen. Von daher unterscheiden sich intelligente autistische Kinder von verhaltensgestörten Kindern darin, daß erstere komplexe Verhaltensabläufe entwickeln können, jedoch an diese gebunden sind und letztere komplexe Verhaltensabläufe auch kreativ verändern und an ungewohnte Gegebenheiten anpassen können. Häufig beobachtet man bei autistischen und verhaltensgestörten Kindern sozial unangemessenes Verhalten. Hier unterscheiden sich beide Personengruppen darin, daß verhaltensgestörte Kinder fast immer wissen, was sozial angemessen ist, wenn sie befragt werden, wogegen autistische Kinder die sozialen Konventionen erst gar nicht verstehen. Dieses mangelnde Verständnis sozialer Konventionen zeigt sich vor allem im Gespräch mit autistischen Kindern. So können autistische Kinder z.B. unablässig Fragen stellen oder Antworten in einer pedantisch präzisen Weise geben, sie beachten nicht das Bedürfnis des Zuhörers, das Gehörte richtig zu verstehen, d.h. sie geben keine spontanen Informationen, die für ein Verständnis des Gesagten notwendig wären. Autistische Kinder setzen einfach voraus, daß man das weiß, was sie selbst wissen.

5.2.2 Abgrenzung schwer geistig behinderter autistischer Kinder von geistiger Behinderung

Die Mehrzahl autistischer Kinder rangiert im Bereich einer geistigen Behinderung. Ungefähr 70% aller Betroffenen haben einen Intelligenzwert unter 70 und 40% einen unter 50 IQ-Punkten (Rutter, 1978; APA, 1987). Nicht nur bei autistischen Kindern zeigen sich Variationen in der Symptomatik in Abhängigkeit von der Intelligenz. Auch bei nicht-autistischen Kindern finden sich Störungen im Sozialverhalten in Abhängigkeit vom Intelligenzniveau (Wing & Gould, 1979; Shah & Wing, 1986). Diese intelligenzabhängigen Unterschiede treten in bestimmten Verhaltenssymptomen und in der Art des Verhaltens auf (Wing, 1981). Dennoch gibt es wesentliche Unterschiede zwischen autistischen Kindern mit einer geistigen Behinderung und geistig behinderten Kindern ohne Autismus. So findet man z.B. häufig schwer geistig behinderte Kinder, die den Typ der sozialen Beeinträchtigung nicht aufweisen, der für autistische Kinder charakteristisch ist (vgl. Abschnitt 1.2.2; Cohen et al., 1987; Wing & Attwood, 1987).

Eine Erklärung dafür, warum die sozialen Beeinträchtigung autistischer Kinder in Abhängigkeit von der Intelligenz variieren, jedoch trotzdem anders sind als die sozialen Probleme geistig behinderter Kinder, geben Shah und Wing (1986). Sie meinen, daß die spezifische zugrunde liegende Beeinträchtigung aller autistischen Kinder, unabhängig von der Intelligenz, die gleiche ist, aber die intelligenteren Kinder eine kognitive Fähigkeit entwickeln und Mechanismen des sozial angemessenen Verhaltens erlernen, die ihre Einschränkungen teilweise ausgleichen. Dennoch können sozial gestörte geistig behinderte Kinder von sozialen geistig behinderten unterschieden werden.
Generell findet man bei sozialen, geistig behinderten Kindern ein Verhalten, welches dem allgemeinen Entwicklungsalter dieser Kinder entspricht. Dies bedeutet, daß diese Kinder ein solches Sozialverhalten zeigen, welches normale Kinder gleichen Entwicklungsalters ebenfalls zeigen würden. Zu berücksichtigen ist hier ebenfalls das Ausmaß an Hilfestellung, welches dem Kind bei der Untersuchung ihres Entwicklungsstandes gegeben wird. Wir beziehen uns hierbei auf Leistungen, die oft erst nach enormer Hilfestellung gezeigt werden.
Bei sozial gestörten, geistig behinderten Kindern zeigen sich Störungen, die wahrscheinlich unabhängig von der Intelligenz der Kinder zusätzlich betroffen sind (vgl. Rutter, 1983; Fein et al. 1984, 1986; Sigman et al., 1987). Einige der Störungen sollen angeführt werden: Der wechselseitige Augenkontakt zwischen Mutter und Kind ist bereits ab dem 3. Lebensmonat beobachtbar und eine grundlegende Form der reziproken Kommunikation für das sozial normale Kind (Stern, 1985; Schaffer, 1984; Symons & Moran, 1987). Wenn autistische Kinder Blickkontakt haben, so ist dieser zu kurz oder zu lange, jedenfalls nutzen sie ihn nicht angemessen für die Kommunikation (Mirenda et al., 1983). Bevor sozial normale Kinder sprachfähig werden, setzen sie die Gestik für die unterschiedlichsten Zwecke der Kommunikation ein (Seibert et al., 1982; Mundy et al., 1984). Autistische Kinder kommunizieren seltener mittels gestischer und mimischer Äußerungen und wenn, dann zeigen sie lediglich instrumentelle Gesten und keine expressive Gestik (Attwood et al., 1988). Ebenso können sie mittels Gestik nicht auf sich oder auf ein Ereignis aufmerksam machen (Mundy et al., 1984; Landry & Loveland, 1988), sondern sie benutzen andere Personen, als ob diese Objekte wären.
In ihren Gefühlen können autistische Kinder zumeist nur direkten Schmerz oder körperliche Freude (beim Kitzeln) ausdrücken, jedoch lachen sie nicht eine andere Person an, oder sie verziehen nicht das Gesicht, um jemanden nachzuahmen (Langdell, 1981). Während bei sozial unbeeinträchtigten, geistig behinderten Kindern sich eine Erwartungshaltung ausbildet, in welcher sie vor dem Eintreffen des Ereignisses zunehmend lachen und unruhig werden, findet man bei autistischen Kindern mit geistiger Behinderung diese Erwartungshaltung nicht. Eine solche Beeinträchtigung zeigt die Schwierigkeiten autistischer Kinder auf, eine intuitive oder logische Repräsentation anderer Personen auszubilden (Shantz, 1975), d.h.

Schlüsse über die inneren Zustände anderer Personen und deren zukünftiges Verhalten zu ziehen (Leslie, 1987).

Das sozial normale Kind, auch wenn es geistig behindert ist, "merkt", daß wir auf etwas zeigen, wenn wir irgendwo hin zeigen. Das autistische Kind schaut vielleicht nur auf unseren Zeigefinger. Ein wesentlicher Unterschied zwischen beiden mag darin liegen, daß ein autistisches Kind nicht den gesamten situativen Kontext berücksichtigen kann (Shah & Wing, 1986) und keine Verbindung zwischen sich selbst, dem anderen und dem Objekt herstellen kann (Bakeman & Adamson, 1984).

5.2.3 Abgrenzung von der Kindheitsschizophrenie

Rutter und Schopler (1987) verwenden in Anlehnung an Kanner (1943) entwicklungspsychologische Überlegungen zur Differenzierung autistischer Störungen von der Kindheitsschizophrenie. Sie meinen, daß bei der Schizophrenie ein, nach einer normalen oder annähernd normalen Entwicklungsphase erworbener Realitätssinn verloren geht, während beim Autismus eine ernsthafte Störung im Entwicklungsprozeß selbst zu den Abweichungen im Verhalten führt, die von der frühesten Kindheit an beobachtbar sind. Ausgehend von diesen Überlegungen sind drei Fragestellungen der Differentialdiagnostik beider Störungen von Interesse. Erstens ist zu fragen, ob ätiologische Unterschiede, vor allem das Alter bei Krankheitsbeginn, beiden Störungen zugrunde liegen oder ob es Übergänge zwischen beiden Störungen gibt. Zweitens steht in Frage, welche Bedeutung der Entwicklung bei der Entstehung und Aufrechterhaltung beider Störungen zukommt. Drittens ist nach Hinweisen zu suchen, wie sich autistische Störungen von Kinderheitsschizophrenien im beobachtbaren Verhalten unterscheiden.

Der wichtigste Faktor in der Differenzierung autistischer und schizophrener Kinder ist die Abgrenzung aufgrund des *Alters bei Krankheitsbeginn.* Es werden in der letzten Zeit Fälle berichtet, in denen autistische Kinder in späteren Jahren eine Schizophrenie entwickeln (Petty et al., 1984) oder bei denen schizophrene Kinder ungewöhnlich früh schwere Störungen aufweisen (Cantor et al., 1982; Nagy & Szatmari, 1986). Eine neuere gut kontrollierte retrospektive Studie von Watkins et al. (1988) fand bei 18 als schizophren diagnostizierten Kindern bei sieben einen Krankheitsbeginn vor dem 30. Lebensmonat mit einer ursprünglichen Diagnose "Frühkindlicher Autismus", bei 3 Kindern einen Krankheitsbeginn zwischen dem 30. Lebensmonat und vor dem 3. Lebensjahr und einer ursprünglichen Diagnose "tiefgreifende Entwicklungsstörung" und bei 8 Kindern einen Krankheitsbeginn nach dem 9. Lebensjahr und einer Diagnose der Schizophrenie vor. Die Autoren gehen davon aus, daß Kindheitsschizophrenien durchaus früh in der Kindheit auftreten. Der prämorbide Krankheitsverlauf von Kindheitsschizophrenie zeigt stärkere und vermehrte soziale Beeinträchtigungen als derjenige von Schizophrenien des Erwachsenenalters (Goldstein, 1980; Asarnow & Ben-Meir, 1988). Nach Watkins et al. (1988) muß man davon ausgehen, daß die zu starke Betonung des Alters bei Krankheitsbeginn von Schizophrenien (6. Lebensjahr) bei bis zu 39% der Kinder einen Verlauf des Autismus mit einschließen kann.

Mehr als bisher muß man sich bei der Abrenzung auf die *Entwicklung* schizophrener Kinder stützen, da diese sich im Krankheitsverlauf wahrscheinlich auf charakteristische Weise verändert bzw. in bestimmten Altersbereichen andersartig ist (Watkins et al., 1988). Sprachstörungen und Verzögerungen der Sprachentwicklung, motorische Störungen und Hypotonie, bizarre Reaktionen auf die Umwelt und ein Mangel an Reaktionen auf andere Personen zeigen sich in der frühen Kindheit in stärkerem Ausmaß als bisher bei schizophrenen Entwicklungsverläufen erwartet wurden. Während der frühen Kindheit finden sich zusätzliche Symptome wie z.B. extreme Stimmungslabilität, unangemessene Anhänglichkeit, unerklärliche Wutausbrüche und Hyperaktivität. Später (ca. nach dem 6. Lebensjahr) finden sich formale Denkstörungen und flache unangemessene Affekte sowie Halluzinationen und Täuschungen (ca. ab dem 9. Lebensjahr). Ein Zusammenhang der Symptomentwicklung mit der kognitiven Entwicklung liegt nahe, obwohl keine ursächlichen Zusammenhänge vorliegen. Eine gesonderte Berücksichtigung kognitiver Faktoren bei differentialdiagnostischen Fragestellungen zum Autismus und zur Schizophrenie sind daher erforderlich (Rutter, 1983; Nuechterlein & Dawson, 1984). Wichtig wird eine differentialdiagnostische Abklärung diagnostischer Kriterien, die über das Alter bei Krankheitsbeginn hinausgehen, bei intelligenten autistischen Kindern mit passiver oder aktiver, aber sonderbarer sozialer Interaktion (Wing & Attwood, 1987), beim Auftreten von Schizophreniesymptomen, die charakteristisch sind für die residuale Form wie bizarre Gedankenbildungen, unangemessener Affekt, soziale Isolierung, ungewöhnliches Verhalten und Funktionsbeeinträchtigungen. Das Vorliegen von Symptomen ersten Ranges ist für autistische Störungen nicht typisch.

Bestimmte autistische und schizophrene Störungsgruppen haben wahrscheinlich einige *ätiologische Gemeinsamkeiten* (Gottmans & Shields, 1982). Diese Störungsgruppen könnten bei einer stärkeren Betrachtung der Entwicklungsverläufe unter den Gesichtspunkten der Kognition und der Sprache als zu einem Störungsspektrum gehörend erscheinen und zu einer weiteren Klärung beider Störungsverläufe beitragen (Cantor et al., 1982; Petty et al., 1984; Tanguay, 1984). Es ist jedoch ebenso denkbar, daß eine autistische Störung in einer Entwicklung resultiert, die über passive oder aktive, aber sonderbare soziale Beziehungen zu relativ unauffälligem Sozialverhalten führt, bei der sich aber Besonderheiten in bestimmten Denkprozessen und der Sprache entwickeln, die letztlich in eine Schizophrenie münden. Schizophrene Entwicklungsverläufe scheint es nur bei normal oder annähernd normal intelligenten autistischen Kindern zu geben, zudem sind diese Verläufe ausgesprochen selten.

5.2.4 Subgruppierung autistischer Störungen

5.2.4.1 Übersicht

Wir unterscheiden drei Arten von Subgruppierungen: solche, bei denen versucht wird, einzelne Syndrome innerhalb des Spektrums autistischer Störungen zu identifizieren (Tantam, 1988); andere, die auf Grundlage empirisch fundierter Unterschiede zu Subgruppen gelangen (Siegel et al., 1986); und wieder andere, die versuchen, ein allen autistischen Störungen zugrunde liegendes Merkmal für die Subgruppierung heranzuziehen (Wing, 1986; Wing & Altwood, 1987; Volkmar et al., 1989). Alle drei klassifikatorischen Bemühungen haben ihren Stellenwert. Wir wollen uns im folgenden auf die Subgruppierung autistischer Störungen auf Grundlage eines wahrscheinlich allen autistischen Störungen zugrunde liegenden gemeinsamen Faktors, *dem sozialen Defizit*, stützen.

In den letzten Jahren finden sich verstärkt Hinweise dafür, daß die soziale Störung autistische Kinder primär beeinträchtigt (Fein et al., 1986; Schopler & Mesibov, 1986; Wing, 1988; Volkmar et al., 1989). Eine von Wing und Gould im Jahre 1979 entwickelte Subgruppierung autistischer Kinder auf Grundlage ihrer sozialen Beeinträchtigung wurde 10 Jahre später als "soziale Typologie des Autismus" an einer großen Gruppe autistischer Kinder untersucht (Volkmar et al., 1989). Wing und Gould (1979; Wing, 1981) wählten aus der bereits beschriebenen Verhaltenstriade autistischer Störungen (vgl. Abschnitt 1.2.2) die soziale Beziehungsstörung aus, um auf ihrer Grundlage ein System der Subklassifikation zu entwickeln. Dieses Klassifikationssystem hat sich bereits bei epidemiologischen, experimentellen und therapeutischen Vorhaben bewährt (Wing, 1981, 1988; Lord, 1984; Cohen et al., 1987; Volkmar et al., 1989; Bryson et al., 1988; Frith, 1982; Hopkins & Lord, 1981 u.a.).

Die wichtigste Neuerung dieser Subgruppierung ist darin zu sehen, daß sie die charakteristischen Beeinträchtigungen nicht mehr ausschließlich auf die Gruppe der als "Kanner Autismus" oder "Infantiler Autismus" bekannten Störungen begrenzt, sondern darüber hinaus auch bei geistig behinderten autistischen Kindern nachweist (Wing & Attwood, 1987). Manche Autoren halten daher auch den Begriff "Autismus" als nicht länger zutreffend und eine Unterscheidung zwischen sozial gestörten (autistischen), geistig behinderten Kindern und sozialen aber (kognitiv gestörten) geistig behinderten Kindern eher für angemessen (Wing & Gould, 1979; Wing, 1981, 1988).

Die Spektrumsstörung "Autismus" bezieht sich auf drei Arten der sozialen Beeinträchtigung (vgl. Prizant, 1980):

- Soziale Zurückgezogenheit,
- soziale Passivität und
- aktive, aber sonderbare Interaktionen.

1. Soziale Zurückgezogenheit

a) Zurückgezogen und indifferent in den meisten Situationen, außer wenn spezielle Bedürfnisse vorhanden sind.
b) Interaktionen kommen ausschließlich mit Erwachsenen zustande und begrenzen sich auf körperliche Bereiche (Kitzeln, körperliche Exploration).
c) Geringes offenkundiges Interesse an sozialen Aspekten des Kontaktes.
d) Geringe Anzeichen für verbale oder nonverbale Austauschprozesse (turn-taking).
e) Geringe Anzeichen für gemeinsame Aktivitäten oder wechselseitige Aufmerksamkeit.
f) Wenig Augen-/Blick-Kontakt; aktive Blickvermeidung.
g) Repetitive, stereotype Verhaltensweisen können vorliegen.

h) Geringe Berücksichtigung von Veränderungen in der Umwelt (z.B. wenn eine Person den Raum betritt).
i) Mittlere bis tiefgreifende kognitive Störungen.

2. *Soziale Passivität*

a) Wenige spontane soziale Kontaktaufnahme.
b) Akzeptiert die Annäherung anderer Personen die von
- *Erwachsenen initiiertund/oder*
- *Kindern initiiert wird.*

c) Die Passivität mag andere Kinder ermuntern, Interaktionen aufzunehmen.
d) Aus sozialem Kontakt wird nur wenig Freude gewonnen, jedoch ist aktiver Widerstand selten.
e) Das Kind kann zur verbalen und/oder nonverbalen Kommunikation fähig sein.
f) Sofortige Echolalie ist häufiger als verzögerte.
g) Verschiedene Grade der kognitiven Beeinträchtigung sind vorzufinden.

3. *Aktive, aber sonderbare Interaktionen*

a) Spontane soziale Kontakte sind vorhanden, jedoch häufiger mit Erwachsenen als mit anderen Kindern.
b) Die Interaktionen können sich um wiederholende, idiosynkratische Interessen drehen wie
- *unablässiges Befragen und*
- *verbale Routineäußerungen.*

c) Die Sprache mag kommunikativ oder nicht-kommunikativ eingesetzt werden, wenn sie vorhanden ist. Verzögerte und direkte Echolalie ist häufig.
d) Das Kind hat geringe oder gestörte Rollenübernahmefähigkeiten.
Man findet eine
- *geringe Wahrnehmung der Bedürfnisse des Hörers,*
- *keine Modifikation der Komplexität der Sprache oder des Sprachstils und*
- *Probleme im Wechsel der Sprachthemen vor.*

e) Stärkeres Interesse an Routinen der Interaktion als am Inhalt.
f) Das Kind kann sich sehr bewußt über die Reaktionen anderer sein, insbesondere über extreme Reaktionen.
g) Die Verhaltensweisen sind sozial weniger akzeptabel als diejenigen der Kinder der sozial passiveren Gruppe.

5.2.4.2 Ätiologie

Innerhalb der Gruppe der sozial zurückgezogenen Kinder werden am häufigsten organische Beeinträchtigungen beobachtet, die meist mit bestimmten sozialen, sprachlichen oder anderen Verhaltensstörungen verbunden sind. In den Gruppen der passiven und aktiven Kinder finden sich kaum organische Beeinträchtigungen, die in Verbindung zu den sozialen Defiziten gebracht werden können. Nachweisbare organische Störungen treten am häufigsten bei denjenigen Kindern auf, die schwer geistig behindert sind und seltener bei denen mit guten räumlich-visuellen Fertigkeiten.

5.2.4.3 Intelligenz

Die Art der sozialen Beeinträchtigung ist mit der allgemeinen Intelligenz der Kinder in allen drei Gruppen verbunden. Am unteren Ende des Intelligenzniveaus finden sich die Kinder, die völlig zurückgezogen und indifferent anderen gegenüber sind und die andere Personen wie Objekte behandeln. Diese Kinder sind in allen Verhaltensbereichen am stärksten betroffen und haben keine anderen Fähigkeiten außer die körperliche Bewegung. Am oberen Ende des Intelligenzniveaus befinden sich diejenigen Kinder, die sich der sozialen Umwelt sehr wohl bewußt sind und die auch gern Kontakt zu anderen aufnehmen wollen und sozial akzeptiert werden möchten. Die sozialen und kognitiven Beeinträchtigungen sind in dieser Gruppe viel subtiler. Sie zeigen sich in der naiven einseitigen Annäherung anderen gegenüber und der Neigung, ständig über einen eher begrenzten, speziellen Interessenbereich zu sprechen. Die Kinder dieser Gruppe sind weniger intellektuell beeinträchtigt, zeigen jedoch oft geringe grobmotorische Koordination. Zwischen diesen beiden Extremen liegen die Kinder mit geringen sprachgebundenen, jedoch mittelgradigen handlungsgebundenen intellektuellen Fähigkeiten; insbesondere in räumlich-visuellen Bereichen. Zu dieser Gruppe zählen vor allem diejenigen Kinder, die sozialen Kontakt passiv zulassen und sogar genießen können, jedoch selten oder nie von sich aus sozialen Kontakt aufnehmen.

Entsprechend diesen Angaben findet man in der Gruppe der sozial zurückgezogenen Kinder diejenigen mit ausgeprägten geistigen Behinderungen, in der Gruppe der sozial passiven Kinder mittelgradige geistige Behinderungen, die vornehmlich sprachgebundene Aspekte betreffen und in der Gruppe der sozial aktiven, aber sonderbaren Kinder eher schwach ausgeprägte geistige Behinderungen und oft auch normal intelligente Kinder.
Trotz dieser generellen Tendenz der Intelligenzzunahme von einer zur anderen Gruppe finden sich auch innerhalb jeder der drei Gruppen Kinder mit geringer und Kinder mit durchaus normaler Intelligenz. So haben z.B. die Kanner Autisten, die häufig zur Gruppe der sozial zurückgezogenen Kinder zählen, IQ-Werte von 70 oder darüber in nonverbalen Intelligenztests oder einen globalen IQ-Wert von 55 oder darüber (Cohen et al., 1987). Sie machen jedoch den geringsten Teil autistisch gestörter Kinder aus (vgl. Kap.: Epidemiologie). In der Gruppe der sozial aktiven, aber sonderbaren Kinder, die die höchsten IQ-Werte in der Spektrumsstörung erzielen, finden sich sowohl schwer geistig behinderte Kinder als auch hoch intelligente autistische Kinder, die zuweilen als Asperger Autisten beschrieben werden (Tantam, 1988).
Diese Ausführungen verdeutlichen, daß neben der Beurteilung des klinischen Bildes eine Intelligenzmessung notwendig wird, um das Intelligenzniveau eines autistischen Kindes unabhängig von seiner jeweiligen Subgruppe einzuschätzen (vgl. Tabelle 19).

5.2.4.4 *Sprache*

Die drei Subgruppen autistischer Kinder unterscheiden sich auch in ihrem Sprachverständnisniveau. Wing und Gould (1979) verwendeten als Differenzierungskriterium das Sprachverständnisalter von 20 Monaten gemäß den Skalen von Reynell (1967). Sozial zurückgezogene Kinder haben häufiger ein Sprachverständnisalter unterhalb von 20 Monaten (ca. 90%); bei sozial passiven Kindern liegt es etwa um den 20. Monat (40% zu 60%), bei sozial aktiven aber sonderbaren Kindern liegt es häufig über dem 20. Monat (ca. 90%). Dennoch kann das Sprachverständnisniveau innerhalb der Subgruppen variieren, jedoch nicht so stark wie die Intelligenz.

5.2.4.5 *Entwicklung und Entwicklungsverlauf*

Die neurologische Vermutung, die am besten die Verhaltensbesonderheiten autistischer Kinder beschreibt, stammt von Wing (1981, 1988; vgl. auch: Fein et al., 1986). Sie geht davon aus, daß die Verhaltenstriade dann beobachtbar wird, wenn bestimmte Hirnregionen und -funktionen gestört sind oder sich nicht normal entwickeln. Mit der Verhaltenstriade können verschiedene ätiologische Faktoren in Verbindung gebracht werden. Bei einer Minderheit der Betroffenen können solche Bereiche und Funktionen der Hirnentwicklung beeinträchtigt sein, daß sich lediglich die Verhaltenstriade zeigt und eine geistige Behinderung nicht beobachtbar wird. Häufiger aber treten schwerere Störungen auf, die viele Bereiche und Funktionen der Hirnentwicklung beeinträchtigen, und es zeigen sich dann neben der Verhaltenstriade zusätzliche Behinderungen wie Intelligenzminderung und Sprachstörungen. Letztlich ist auch denkbar, daß bestimmte Hirnbereiche und -funktionen nicht beeinträchtigt werden und im Verhalten eine schwere geistige Behinderung ohne zusätzliche soziale Störungen beobachtbar wird.

Da die Hirnentwicklung jedoch zum Zeitpunkt der Geburt nicht abgeschlossen ist, entwickeln sich je nach biologischer Grundstörung die unterschiedlichsten Verhaltensprobleme. So findet man bei den meisten autistischen Kindern zwischen dem 2. bis 5. Lebensjahr die typischen autistischen Symptome der sozialen Zurückgezogenheit (Wing, 1978; Ornitz et al., 1977). In der mittleren und späteren Kindheit verbessert sich dann diese Symptomatik (Wing, 1980). Dies ist jedoch nicht der Beginn normalen Sozialverhaltens, sondern meistens ein Wechsel zwischen den Kategorien der sozialen Beeinträchtigung (Frith, 1982). Die soziale Entwicklung autistischer Kinder hat dabei einen charakteristischen Verlauf (Lord, 1984):
In der *Reaktion* auf soziale Interaktionsangebote verläuft die Entwicklung von der "Zurückgezogenheit" hin zur "Passivität".
In der *Initiierung* von sozialen Interaktionen verläuft die Entwicklung von der "Zurückgezogenheit" über die "Passivität" hin zur "sozialen Aktivität".
Dieser Verlauf kann wahrscheinlich durch intensive therapeutische Bemühungen beschleunigt werden, jedoch sind Veränderungen dieses Verlaufes nur schwer zu erzielen (Lord, 1984, 1985; Volkmar et al., 1986). Gerade die zeitliche Abhängigkeit des Verlaufes verdeutlicht, daß eine hirnorganische Störung vorliegen muß. Die therapeutische Beeinflußbarkeit und die letztendliche Gruppe, bis zu welcher sich ein Kind hin entwickelt, hängen da-

gegen von der mitbeteiligten Störung der Intelligenz und der Sprachfähigkeit ab.

Aufgrund dieser Überlegungen genügt es nicht, autistische Personen je nach ihrer Verhaltensstörung zu beurteilen. Es muß vielmehr das Entwicklungsniveau in den unterschiedlichsten Entwicklungsbereichen eingeschätzt werden. Dabei gibt es bestimmte Entwicklungsniveaus, die von denjenigen autistischen Kindern erreicht werden, die ein sogenanntes *hohes Funktionsniveau* neben ihrer autistischen Störung aufweisen. Die schwer geistig behinderten autistischen Kinder verbleiben dagegen auf einem *niedrigen Funktionsniveau.* Wir sprechen in diesem Zusammenhang von einem Funktionsniveau, da die normalen Entwicklungsabfolgen nicht generell auch für die Entwicklung autistischer Kinder zutrifft, jedoch manchmal zutreffen kann. In der normalen Entwicklung zeigen sich die Entwicklungsfortschritte gewöhnlich in allen Bereichen gleichzeitig. Dieser parallele Verlauf wird bei autistischen Kindern nicht beobachtet. Wir beziehen uns jedoch wegen besserer Vergleichbarkeit in der Festlegung der einzelnen Aspekte des Funktionsniveaus auf die Angaben der üblichen Entwicklungstests.

Tabelle 19: Entwicklungsstand autistischer Kinder mit geringem und hohem Funktionsniveau.

Entwicklungsbereiche und Entwicklungsaspekte	Geringes Funktionsniveau	Hohes Funktionsniveau
Intelligenzbereich		
(Wechsler Skalen)		
Gesamt-IQ	<50	>55
Verbal-IQ	<40	>50
Handlungs-IQ	<60	>70
Sensumotorische Entwicklung		
(Sarimski, 1987)		
Objektpermanenz	Stufe IV	Stufe V-VI
Mittel-Zweck-Relation	Stufe III	Stufe V-VI
Imitation	Stufe 0 bis III	über Stufe III
Kausalität	unter Stufe IV	über Stufe IV
Symbolisches Spiel		
(Sigman & Ungerer, 1981, 1984)	stereotypes oder relationales Spielverhalten	funktionales oder symbolisches Spielverhalten
(Sarimski, 1987)	Stufe III	Stufe V

Sprachentwicklung Sprachverständnisalter (Reynell, 1967)	<20 Monate	>20 Monate
Sprachfähigkeit (Brown, 1973; Brown et al., 1979)	vor Stufe I (prälinguistisch)	Stufe I und II (Ein-Wort- und Zwei-Wort-Stadium)

Die enorme Bedeutung, welche der Klassifikation autistischer Kinder auf dem Hintergrund sowohl der Verhaltenstriade als auch des allgemeinen Funktionsniveau zukommt, liegt besonders im Bereich der Interventionsplanung (Schuler & Prizant, 1987; Wing & Attwood, 1987). Diese Art des klassifikatorischen Vorgehens ist auf dem Hintergrund der kombinierten entwicklungs- und verhaltenspsychologischen Interventionsplanung wichtig (Mirenda & Donnellan, 1987). Innerhalb des Spektrums autistischer Störungen sind folgende Klassifikationen möglich, von denen bisher nur wenige namentlich bekannt sind:

Tabelle 20: Klassifikation autistischer Störungen.

Verhaltensklassen	Geringes Funktionsniveau	Hohes Funktionsniveau
sozial zurückgezogen	"autistische Störung"	z.B. Kanner Autisten
sozial passiv		
sozial aktiv, aber sonderbar		z.B. Asperger Autisten

5.2.5 Abgrenzung des Kanner Autismus vom Asperger Autismus

Die Subgruppierung autistischer Störungen aufgrund der Verhaltenstriade, wie dies oben beschrieben wurde, besitzt therapeutische Bedeutung. Innerhalb dieser Gruppe lassen sich sowohl der Kanner- als auch der Asperger Autismus einordnen. Der Kanner Autismus hat eher ein hohes Funktionsniveau und ist zu der Gruppe der sozial zurückgezogenen Kinder zu rechnen, während der Asperger Autismus ebenfalls ein hohes Funktionsniveau hat, jedoch zur Gruppe der sozial aktiven, aber sonderbaren Kinder gehört. Generell ist es so, daß Kinder mit einem hohen Funktionsniveau, autistische Kinder ohne zusätzliche geistige Behinderung sind, während die Kinder mit einem geringen Funktionsniveau, autistische Kinder mit einer zusätzlichen geistigen Behinderung sind.

Die Differenzierung der "rein" autistischen Kinder, auch wenn ihre Unterscheidung anhand des Verhaltensspektrums schwierig ist, scheint in zwei Hinsichten gerechtfertigt zu sein. Zum einen bleiben derzeit immer noch eine Vielzahl autistischer Kinder unbeachtet (Newson et al., 1982; Tantam, 1986; vgl. auch: Tabelle 20) und die Einführung eines abgrenzbaren Syndroms innerhalb des Spektrums autistischer Störung führt zu deutlichen Verbesserungen des gesellschaftlichen und therapeutischen Umgangs mit den Betroffenen (Wing, 1986). Zum anderen muß der Aspekt der spezifischen Ätiologie autistischer Störung noch näher bestimmt werden, was für die ätiologische Forschung eine genaue Abgrenzung verschiedener Autismus-Syndrome unabdingbar macht (Prior, 1987).

Derzeit gibt es keinen Zweifel mehr darüber, daß der Kanner Autismus (Infantiler Autismus) und der Asperger Autismus hauptsächlich Beeinträchtigungen in den sozialen Beziehungen, ungewöhnliche Interessen und Spielmuster und eine schwere Ausdrucksstörung haben (Wing, 1981, 1988). Beide Störungen zeichnen sich durch eine auf die gesamte Gruppe autistischer Störungen bezogene überdurchschnittliche Intelligenz aus, wobei die Asperger Autisten noch höhere Intelligenzwerte haben als die Kanner Autisten. Im Verhaltensbereich können Asperger Autisten wie folgt beschrieben werden (Tantam, 1988):

- Ihr Sprachgebrauch ist relativ unbehindert, jedoch können sich die Kinder nicht an die unterschiedlichen sozialen Kontexte oder an die Bedürfnisse des Zuhörers anpassen (Pragmatische Störung).
- Sie wünschen Beziehungen mit Gleichaltrigen, jedoch gelingt es ihnen nicht, sozial angepaßt zu sein, sie reagieren kaum angemessen auf soziale Kontaktangebote oder sie gehen einseitig auf andere zu.
- Sie sind auffallend ungeschickt.
- Sie entwickeln idiosynkratische, aber fesselnde Interessen.
- Sie haben ausgesprochene Beeinträchtigungen des nonverbalen Ausdrucks, der die Stimmlage, den Gesichtsausdruck, die Gestik, den Blick und die Körperposition beeinflußt.

Im Gegensatz zu den Asperger Autisten bleiben die Kanner Autisten (Infantiler Autismus) eher ohne Sprachfähigkeiten, oder ihre Sprachentwicklung ist sowohl nicht altersgerecht entwickelt als auch verändert. In ihrem Sozialverhalten zeigt sich eine ausgesprochene Gleichgültigkeit anderen Menschen gegenüber. Sie sind sozial zurückgezogen oder gar sozial isoliert. In der frühen Kindheit und im Vorschulalter sind diese Kinder oft sehr geschickt, was jedoch im Alter verloren geht. Sie entwickeln vielfältige Stereotypien und sich ständig wiederholende Aktivitäten.

Ob beide Verhaltenssyndrome jeweils auf unterschiedliche ätiologische Faktoren zurückgeführt werden können (Wolff & Cull, 1986; Gillberg, 1985; Miles & Capelli, 1987), und ob ihnen zwei unterschiedliche psychologische Störungen zugeordnet werden können (Frith, 1982; Baron-Cohen, 1988, 1989), ist derzeit noch nicht geklärt. Ebenso kann es sein, daß der Asperger Autismus lediglich eine Variante des Infantilen Autismus darstellt (Tantam, 1988).

In Zukunft wird es notwendig werden, innerhalb der schwerst sozial gestörten autistischen Kinder diejenigen Kinder mit hohem Funktionsniveau von denen mit geringem Funktionsniveau zu unterscheiden. Diese Differenzierung soll autistische Kinder mit und ohne zusätzliche geistige Behinderung trennen helfen. Innerhalb beider Gruppen kann es aufgrund der intellektuellen Kapazität und/oder der "natürlichen" Entwicklung zu Veränderungen im Sozialverhalten kommen. Daher sind die Störungsgruppen ebenso aufgrund des Sozialverhaltens zu differenzieren.

5.3 Entwicklungsdiagnostik des Autismus

5.3.1 Einführung

Die Aufgaben der Entwicklungsdiagnostik in der Untersuchung von Kindern im Vorschulalter sind:

- Identifikation von Kindern, die einer Entwicklungsförderung bedürfen,
- Beschreibung des Entwicklungsstandes und -verlaufes und
- Begründung des beobachtbaren Verhaltens.

Wir wollen uns vor allem auf den ersten Aspekt der Entwicklungsdiagnostik beziehen. Die Diagnostik mit Hilfe des *Entwicklungs- und Verhaltensprofils* (P.E.P.) von Schopler und Reichler (1981) werden wir ausklammern, da sie für die spezielle Förderung entwicklungsbehinderter Kinder konstruiert wurde und bereits ein in sich geschlossenes System von Diagnostik und Therapie bildet. Uns geht es viel mehr darum, zum einen dem klinischen Psychologen und dem Kinderarzt Möglichkeiten der entwicklungsbezogenen Diagnostik aufzuzeigen und zum anderen dem Therapeuten für die Abklärung spezifischer Fragestellungen zur Interventionsplanung einige Hilfestellungen anzubieten, die er seinen Bedürfnissen anpassen kann.
Für die entwicklungsbezogene Diagnostik autistischer Kinder stehen verschiedene Verfahren zur Verfügung.

Tabelle 21: Verfahren zur Untersuchung der Entwicklung von Kindern im Vorschulalter.

Verfahren	Alter (in Jahren)	Inhalt
Münchener Funktionelle Entwicklungsdiagnostik (Hellbrügge et al., 1978; Köhler & Egelkraut, 1984)	1 bis 3	- Statomotorik - Handmotorik - Wahrnehmungsverarbeitung - Sprache - Sprachverständnis

		- Selbständigkeit - Sozialverhalten
Southern California Sensory Integration Test (Ayres, 1984; deutsch: Knorn, 1985)	4 bis 10	- visuelle Wahrnehmung - Feinmotorik - taktil-kinästhetische Tests - Körperschema
Ordinalskalen zur sensumotorischen Entwicklung (Uzgiris & Hunt, 1975; deutsch: Sarimski, 1987)	0 bis 2	- Objektpermanenz - Wahrnehmung räumlicher Beziehungen - Wahrnehmung kausaler Zusammenhänge - Laut- und Gestenimitation - Spiel
Symbolic Play Scale (Westby, 1980, 1988)	0.9 bis 5	- symbolisch-repräsentationales Spiel
Early-Social-Communication Scales (Seibert & Hogan, 1982)	0 bis 2	- soziale Interaktion - gemeinsame Aufmerksamkeit - Verhaltensregulation
Pre-Verbal Communication-Schedule (Kiernan & Reid, 1987)	Kleinkinder	- prä-verbale Kommunikation - informelle und konventionalisierte Kommunikation
Infant Charakteristics Questionnaire (Bates, 1984)	0 bis 2	- sieben Temperamentsmerkmale
Social-Emotional-Scales (Lewis & Michalson, 1983)	0 bis 2,6	- Angst - Ärger - Freude - Bindungsverhalten - Kompetenzerleben

Das erstgenannte Verfahren sollte lediglich zur ersten Identifikation von beeinträchtigten Entwicklungsbereichen eingesetzt werden, die anderen werden im Falle einer spezifischen Untersuchung einzelner Entwicklungsfunktionen und deren Förderung eingesetzt (vgl. Sarimski, 1986). Ausführliche Informationen zur Entwicklungsdiagnostik und zu den einzelnen Verfahren finden sich bei Rennen-Allhoff und Allhoff (1987) und Brack (1986).

5.3.2 Erste globale Einschätzung

Mit dem Verfahren zur ersten globalen Einschätzung des Entwicklungsniveaus einzelner Verhaltensbereiche bei Kindern des ersten (Hellbrügge et al., 1978) und des zweiten und dritten Lebensjahres (Köhler & Egelkraut, 1984), der *Münchener Funktionellen Entwicklungsdiagnostik,* sollen Ärzte und Psychologen angeborene und früh erworbene Entwicklungsstörungen möglichst frühzeitig erkennen. Den Hintergrund des Verfahrens bildet die Annahme sensibler Phasen der Funktionsentwicklung mit besonderen Kompensationsmöglichkeiten in der frühen Kindheit. Die Diagnosestellung erfordert eine differenzierte Erfassung des Entwicklungsstandes in den einzelnen Funktionsbereichen. Die Form für das 1. Lebensjahr berücksichtigt acht Funktionsbereiche, diejenige für das 2. bis 3. Lebensjahr sieben Bereiche. Für die Untersuchung jedes dieser Funktionsbereiche ist eine eigene Skala vorgesehen.

Tabelle 22: Funktionsbereiche der Münchener Funktionellen Entwicklungsdiagnostik.

1. Lebensjahr	2. bis 3. Lebensjahr
- Krabbeln	- Statomotorik
- Sitzen	- Handmotorik
- Laufen	- Wahrnehmungsverarbeitung
- Greifen	- Sprechen
- Perzeption	- Sprachverständnis
- Sprechen	- Selbständigkeit
- Sprachverständnis	- Sozialverhalten
- Sozialverhalten	

Die Entwicklungsdiagnostik muß durch eine Elternbefragung und ausgedehnte Verhaltensbeobachtung (vgl. Abschnitt 5.4) ergänzt werden. Dabei soll der Diagnostiker zu verschiedenen Kernfragen Stellung nehmen. Diese sind von Prizant und Schuler (1987) für die Untersuchung autistischer Kinder aufgestellt worden.

Tabelle 23: Kernfragen der Untersuchung autistischer Kinder (nach: Prizant und Schuler, 1987).

Sozialer Bereich

- Strategien des Kindes, soziale Interaktionen zu initiieren
- Reaktionen des Kindes auf die Initiierung sozialer Interaktionen durch andere
- Nonverbales Verhalten in der sozialen und konversationalen Interaktion

Kommunikativer Bereich

- Ausmaß an geäußerten kommunikativen Funktionen des Kindes, die es verbal und nonverbal äußert
- Kommunikative Mittel des Kindes; verbal/nonverbal - konventional/idiosynkratisch

Sprachlicher Bereich

- Niveau des Sprachverständnisses
- Niveau der Sprachproduktion
- Vorhandensein von Echolalie-Äußerungen

Kognitiver Bereich

- Anzeichen von symbolischer Repräsentation
- Anzeichen von Entwicklungsdiskontinuität (Profil der Stärken und Schwächen)
- Auswirkung von und Bedürfnis nach Struktur und Vorhersagbarkeit

---

Auf Grundlage dieser Stellungnahme kann der Untersucher weitere Fragestellungen mit den spezifischen Entwicklungsskalen beantworten.

Einige allgemeine Probleme der entwicklungspsychologischen Diagnostik bei autistischen Kindern stellen wir im folgenden dar: Es ist zu beachten, daß eine an der normalen Entwicklung orientierte, standardisierte Diagnostik nicht unbedingt geeignet ist, Entwicklungsfunktionen autistischer Kinder abzubilden. Bei autistischen Kindern kann eine normale oder annähernd normale Entwicklung in einigen Bereichen wie z.B. Motorik, Objektpermanenz, Sprachproduktion und intentional-instrumentelle, non-verbale Kommunikation mit großen Beeinträchtigungen in der Entwicklung in anderen Bereichen einhergehen, wie z.B. Imitation, kommunikative Sprache, Aufmerksamkeitslenkung und intentional-expressive, nonverbale Kommunikation. Bei autistischen Kindern sind die sich normalerweise gleichzeitig entwickelnden Funktionen oft zeitlich stark verschoben. Die oft relativ guten Fähigkeiten in manchen Entwicklungsbereichen können über starke Rückstände in anderen Entwicklungsbereichen hinwegtäuschen. Zudem führen die Verhaltensprobleme autistischer Kinder zu Schwierigkeiten bei der vollständigen Erfassung der Verhaltensaspekte mit standardisierten Untersuchungen. Es kann vorkommen, daß ein Kind relativ einfache Aufgaben nicht löst und komplexere wieder lösen kann. In der Testsituation kann evtl. keinerlei Leistungsverhalten auftreten, obwohl die Eltern von entsprechendem Verhalten in der häuslichen Situation berichten. Diese Tatsache hat unterschiedliche Gründe. So kann die Aufgabenstellung für das Kind in der standardisierten Darbietung nicht verständlich sein (Testanforderung); das Kind mag sich nicht an die Untersuchungssituation gewöhnt haben (sozialer Kontext); das Kind mag die Kompetenzen tatsächlich nicht besitzen, und die Eltern gehen von anderen Leistungen aus (Kompetenzmangel). Jede Testsituation stellt eine soziale Situation dar, mit der autistische Kinder ihre besonderen Probleme haben; daher müssen Aufgaben und Leistungen unbedingt im sozialen Kontext gesehen werden (Prizant & Schuler, 1987).

5.3.3 Erfassung der sensorischen Integrationsfähigkeit

Das von Ayres (1979) erarbeitete und 1985 revidierte Instrument, der *Southern California Sensory Integration Test,* wurde von Knorn (1985) ins Deutsche übersetzt und überprüft. Ayres (1979) versteht unter Integration die Interaktion und Koordination von zwei oder mehr (neuronalen) Funktionen oder Prozessen, mit denen die Anpassung des Gehirns verbessert wird. Eintreffende Informationen werden mit Hilfe der Unterdrückung (Hemmung) und Hervorhebung (Bahnung) von Reizen auf Hirnstammniveau koordiniert, bevor sie, so gefiltert, in höhere Gehirnregionen gelangen, die eine angemessene Reaktion in Gang setzen. Eine Störung der Filterung sensorischer Reize sowie eine fehlende Koordination visueller und motorischer Funktionen resultiert in Wahrnehmungs- und motorischen Störungen.

Das Verfahren besteht aus 17 verschiedenen Einzeltests, die sich auf folgende Bereiche aufteilen: 3 Tests zur visuellen Wahrnehmung, 2 Tests zu Feinmotorik, 6 taktilkinästhetische Tests und 6 Tests zum Körperschema. Je nach Störung eines zu untersuchenden Kindes muß man mit einer Durchführungszeit von bis zu 4 Stunden (Durchschnittlich 1 bis 2 Stunden) rechnen (Emrich et al. 1985). Die Auswertung ist standardisiert, erfordert jedoch einige Kenntnisse, da das Auswertungsblatt während der Testung auszufüllen ist. Eine Normierung des Instrumentes wurde vorgenommen, sie entspricht jedoch wie die übrigen Testgütekriterien nur unzureichend den Anforderungen der Testkonstruktion (Rennen-Allhoff & Allhoff, 1987).

Der sensorische Integrations-Test von Ayres (1984) ist zwar speziell für die Therapie "der sensorisch-integrativen Dysfunktionen" bei nicht behinderten Schulkindern mit Lernproblemen entwickelt worden, wird aber im Zusammenhang mit den autistischen Störungen verstärkt diskutiert und angewandt (Ayres, 1984; Dzinkowski & Vogel, 1988; Flehmig, 1985). Die neurophysiologische Orientierung des Verfahrens läßt es als einen sinnvollen Bestandteil der Autismustherapie erscheinen (Dzinkowski, 1988) und erhält aus Sicht der gestörten sensorischen Modulation auf Hirnstamm-Ebene (Ornitz, 1987) eine theoretische Fundierung. Dzinkowski (1988) schlägt vor, den Einsatz des Verfahrens nicht nur auf die Diagnosefindung "autistische Störung" zu beschränken, sondern es zur Feststellung eines "individuellen Sinnesprofils" zu verwenden und z.B. bei der Früherkennung derart auszuweiten, daß alle Sinnesbereiche gesondert überprüft werden.

Hat der Diagnostiker mit Hilfe der Münchener Funktionellen Entwicklungsdiagnostik Auffälligkeiten beim Greifen, beim visuellen Verfolgen oder in der visumotorischen Koordination vorgefunden und möchte er eine gesicherte Diagnose des Entwicklungsstandes der visuellen Wahrnehmung und der Motorik vornehmen, so stehen ihm hierzu zusätzlich z.B. Frostigs Entwicklungstest der visuellen Wahrnehmung (Frostig, 1961; Lockowandt, 1974) und die Lincoln-Oseretzky-Skala KF 18 (Eggert, 1971) zur Verfügung. Für die Entwicklung bis zum 1. Lebensjahr liegt ein Verfahren von Vojta (1981) vor.

5.3.4 Erfassung der sensumotorischen Entwicklung

Das von Uzgiris und Hunt (1975) an Piagets Stufenkonzept der sensumotorischen Entwicklung orientierte Verfahren, die *Ordinalskalen zur Sensumotorischen Entwicklung,* liegt auch in deutscher Übersetzung vor (Sarimski, 1987). Der Test ist für ein- bis zweijährige normal entwickelte Kinder konstruiert worden, kann aber auch bei älteren entwicklungsbehinderten oder retardierten Kindern durchgeführt werden. Die Diagnose beruht auf qualitativen Indikatoren eines erreichten kognitiven Entwicklungsniveaus und erlaubt Rückschlüsse auf die Auseinandersetzung des Kindes mit seiner Umwelt. Es wird davon ausgegangen, daß kognitiv kompetentes Verhalten aus funktional unabhängigen, jedoch strukturell verbundenen Fähigkeiten zusammengesetzt ist. Dementsprechend besteht das Verfahren aus sieben Untertests zu den Entwicklungsfunktionen:

Tabelle 24: Untertests der Ordinalskalen zur sensumotorischen Entwicklung.

Skalen-Nr.	Bezeichnung	Beispielitem
I	Visuelles Verfolgen und Objektpermanenz.	Verständnis dafür, daß Objekte unabhängig vom unmittelbaren Wahrnehmungsfeld existieren (anhaltendes Beobachten, Auffinden versteckter Gegenstände).
II	Entwicklung von Mittel-Zweck-Verbindungen.	Einsatz eines Verhaltens, um einen Zweck zu erreichen (Augen-Hand-Koordination, Werkzeuggebrauch).
IIIa	Entwicklung der Lautimitation.	Unmittelbare Imitation der vorgesprochenen Laute und Worte (differenzierte Vokalisation, Nachsprechen einfacher Worte).
IIIb	Entwicklung der Gestenimitation	Unmittelbare Nachahmung von Gesten (Wiedererkennen von Bewegungen, Imitation des Gesichtsausdrucks).

IV	Entwicklung der Einsicht in kausale Zusammenhänge	Verständnis für Ursache-Wirkung-Zusammenhänge (Beobachten der eigenen Hände, Aktivierung mechanischen Spielzeugs).
V	Entwicklung der Wahrnehmung räumlicher Zusammenhänge	Verständnis für räumliche Beziehungen (abwechselnde Beobachtung von zwei Objekten, Wissen um den üblichen Platz von Objekten und Personen).
VI	Entwicklung von Schemata im Umgang mit Objekten	Art der Interaktion mit Objekten (in den Mund nehmen, benennen, spielen).

Die einzelnen Aufgaben der Skala sind gemäß der Stufenkonzeption Piaget's (1975) nach ihrem Schwierigkeitsgrad geordnet. Das kognitive Entwicklungsniveau eines Kindes ergibt sich aus der Zuordnung der Aufgaben, die ein Kind gerade noch lösen kann, zu der jeweiligen Stufe, welcher die Aufgabenschwierigkeit entspricht. Für die Durchführung und Auswertung des Verfahrens sind Richtlinien angegeben und eine Entwicklungsprofilanalyse ist möglich. Diese erlaubt Aussagen darüber, ob ein Kind in seiner sensumotorischen Entwicklung verzögert ist, ob es ein normales oder atypisches Entwicklungsprofil zeigt, in welchem Ausmaß Entwicklungsdiskrepanzen vorliegen und welcher Art die Abweichungen sind. Eine quantitative Auswertung ist nicht vorgesehen. Die Testgütekriterien des Verfahrens sind als hinreichend anzusehen (Sarimski, 1987).

Bei der Untersuchung autistischer Kinder, anders als bei geistig behinderten Kindern, kann nicht einfach davon ausgegangen werden, daß bei Vorliegen von Objektpermanenz auch gleichzeitig ein entsprechendes Konzept von Personen besteht (Schuler & Prizant, 1987). Es ist vorteilhaft zu wissen, an welchen Merkmalen ein autistisches Kind seine Mutter oder den Therapeuten erkennt oder ob und wie es reagiert, wenn es in Abwesenheit der Mutter ihren Namen genannt oder bestimmte Gegenstände der Mutter gezeigt bekommt. Die Fähigkeit, zwischen den eigenen und den Verhaltensweisen einer anderen Person Zusammenhänge herstellen zu können, kann anhand folgender Kriterien bestimmt werden:

<u>Tabelle 25:</u> Niveau um Erkennen sozial-interaktiver Verhaltenszusammenhänge.

Imitationsniveau	Lernniveau	Intentionalitätsniveau
Imitiert, wenn es imitiert wird.	Instrumentelles Lernen; es weiß, daß bestimmte Verhaltensweisen bestimmte Effekte haben.	Prä-Intentional; Verhalten ist abhängiger von inneren als von externen Zuständen (Situationen und Personen).

Ahmt das Verhalten anderer nach.	Funktionales Lernen; es weiß, daß verschiedene Wege zu einem Ziel führen können; Versuch-Irrtum-Lernen.	Semi-Intentional; Verhalten steht in bezug zu externen Bedingungen wie Situationen, Personen oder Verhaltensweisen.
Führt das Verhalten anderer fort oder nimmt es vorweg.	Intentionales Lernen; es weiß von Absichten anderer und kann sie vorwegnehmen; Lernen durch Einsicht.	Intentionales, antizipatorisches Verhalten; Verhalten anderer wird vorweggenommen, eigenes Verhalten kann korrigiert werden.

Das Verhalten autistischer Kinder kann zwischen ausgesprochen gezielten und wunschbetonten Handlungen einerseits und andererseits ständig auf identische Weise wiederholtem Verhalten schwanken, welches eher aus sich heraus als wegen seiner Ziele aufrechterhalten wird. Hauptsächlich zeichnet es sich aber durch seinen semi-intentionalen Charakter, durch instrumentelles und funktionales Lernen im Umgang mit Personen und durch ein niedriges Imitationsniveau aus. Ein wesentlicher Faktor ist hierbei allerdings das Ausmaß der mitbeteiligten geistigen Behinderung des Kindes und weniger ein autismusspezifisches Defizit.

Die konzeptuellen Fähigkeiten eines autistischen Kindes sind ebenfalls abhängig von seinem generellen Entwicklungsniveau. Die Bildung konzeptueller Objektkategorien scheint dabei weniger beeinträchtigt zu sein (Ungerer & Sigman, 1987) als die Fähigkeiten der konzeptuellen Perspektivenübernahme (Baron-Cohen et al., 1985, 1986; Dawson & Fernald, 1987). Zur Prüfung der Objektkategorien können verschiedene Tests eingesetzt werden, wie z.B. der Kognitive Fähigkeitstest-Kindergartenform (Heller & Geisler, 1983) oder es können *ad-hoc-Aufgaben* gestellt werden (vgl. Ungerer & Sigman, 1987).

Ad-hoc-Aufgaben zur Prüfung von kategorialen Fähigkeiten.

Funktionale Kategorie (je 4 Miniaturobjekte)	- *Tiere* - *Obst* - *Fahrzeuge* - *Möbel*
Formkategorie (Holzklötzchen)	- *Quadrat, Dreieck, Kreis*
Farbkategorie	- *Rot, Gelb, Blau, Grün*

Es genügt festzustellen, ob ein Kind fähig ist, Objektkategorien herzustellen. Das Fähigkeitsniveau ergibt sich daraus, welche und wie viele der drei Aufgabengruppen ein Kind lösen kann, und beim wievielten Versuchsdurchgang und mit welcher Hilfe dies dem Kind gelingt. Der Untersucher erhält Auskunft darüber, wie komplex seine therapeutischen Anforderungen an das Kind sein dürfen, wenn er seine Interaktion mit dem Kind berücksichtigt.

Für die erste Untersuchung der konzeptuellen Perspektivenübernahme kann der Subtest "Bilder ordnen" aus den Wechsler Intelligenztests herangezogen und die Fähigkeit des Kindes geprüft werden, eine Bildergeschichte zu "erzählen". Autistische Kinder haben ein eingeschränktes Verständnis für Ereignisabfolgen (Baron-Cohen et al., 1986), vor allem wenn sie den "geistigen Zustand" des Akteurs in der Bildergeschichte berücksichtigen sollen. Diejenigen autistischen Kinder, die derartige Aufgaben annähernd gut lösen, gehören einer Gruppe autistischer Störungen an, die höhere Funktionsniveaus in bestimmten Entwicklungsbereichen erzielen und andersartig behandelt werden sollten (Baron-Cohen, 1989). Eine Untersuchung der Fähigkeit zur konzeptuellen Perspektivenübernahme ist ebenfalls mit dem Wimmer und Perner-Test möglich (1983; Perner & Wimmer, 1985; siehe auch: Abschnitt 4.1.4.3). Autistische Kinder, die derartige Aufgaben annähernd lösen, haben ein relativ hohes verbales und nonverbales Entwicklungsalter. Das chronologische Alter dieser Kinder liegt zumeist über 11 Jahren, was darauf hindeutet, daß sich diese Fähigkeit bei autistischen Kindern erst relativ spät entwickelt (Baron-Cohen, 1989). Normalerweise ist bei autistischen Kindern mit einer derartigen Fähigkeit zur konzeptuellen Perspektivenübernahme nicht zu rechnen. Lediglich bei 20% tritt diese im frühen Jugendalter auf. Bei autistischen Vorschulkindern beobachtet man diese Fähigkeit extrem selten, so daß die Untersuchung der oben dargestellten einfachen Aufgaben zu den Objektkategorien häufig ausreicht.

Die Untersuchung des Umgangs mit konkreten, räumlichen und weniger konkreten, flüchtigen Informationen gibt dem Diagnostiker Hinweise darauf, ob das Kind ein räumliches oder ein zeitliches Repräsentationssystem nützt. Gegenstände (z.B. Spielzeuge) oder räumlich-visuelle Informationen (z.B. Aufgaben des Mosaik-Tests der Wechsler-Skalen) können von autistischen Kindern relativ gut behalten werden. Dagegen ist die Informationsverarbeitung abstrakter Signale (Zeichen, Buchstaben oder der Zahlen-Symbol-Test der Wechsler-Skalen) oder zeitlich angeordneter Informationen (wie Gestik, Sprache, Gesichtsmimik) bei autistischen Kindern problematischer. Die Fähigkeiten autistischer Kinder, Kategorien aufgrund von räumlich-visuellen Informationen auszubilden, kann besonders gut mit den Raven-Tests (Raven, 1965) untersucht werden. Der Diagnostiker kann mit diesem Verfahren das Intelligenzniveau eines autistischen Kindes auf angemessene Weise bestimmen, da bei den Raven-Tests soziale und sprachliche Anforderungen weitestgehend ausgeschlossen werden können.

Die Verarbeitung abstrakter Signale mit sozialen und emotionalen Inhalten (Sprache, Mimik, Gestik) ist bei autistischen Kindern stark beeinträchtigt, zudem sind diese Informationen "flüchtig", d.h. sie sind an ein zeitliches Geschehen gebunden und erfordern daher eine zeitliche oder sequentielle Repräsentation und Verarbeitung. Wir raten vom ausschließlichen Einsatz der Wechsler-Skalen (Tewes, 1983; vgl. auch: Boehnke, 1986) ab, da mit diesen Verfahren die reine sequentielle Verarbeitung ohne den Einfluß sozialer Aspekte (sprachgebundener Testteil des HAWIK) am ehesten noch im Subtest Zahlen-Symbol-Test erfaßt wird, wobei hier noch die Geschwindigkeit und Genauigkeit als Maß der intellektuellen Fähigkeit gilt. Die Schreibfähigkeit autistischer Kinder genügt diesen Anforderungen nicht. Der Untersucher sollte sich im Verlauf seiner Untersuchung eher Notizen zum Umgang des Kindes mit Symbolen, Sprache und Gestik machen; vor allem sollte berücksichtigt werden, inwiefern das autistische Kind soziale Handlungs- und Ereignisabfolgen kennt (vgl. Duchan, 1986, 1987).

5.3.5 Erfassung des symbolischen Spiels

Das Ausmaß des Beharrens auf Routinen gegenüber kreativer Umgangsformen kann im Zusammenhang mit dem Niveau des Umgangs mit Objekten untersucht werden. Hierzu können spezifische Tests zum symbolischen Spielverhalten (Westby, 1980, 1988; Lowe & Costello, 1976) oder die Skala "Schemata im Umgang mit Objekten" der Ordinalskalen zur sensumotorischen Entwicklung (Sarimski, 1987) eingesetzt werden. Bei der Beobachtung des Umgangs mit Objekten sollten den Kindern häufig neue und interessante Objekte vorgelegt werden, da autistische Kinder ihr Interesse an bekannten und häufig verwendeten Spielmaterialien schnell verlieren; mögliche Kompetenzen könnten sonst unberücksichtigt bleiben. Schuler und Prizant (1987) geben folgende Hilfestellungen für die Beobachtung der präsymbolischen Objektmanipulation an:

Tabelle 26: Beobachtungshilfen für präsymbolische Fähigkeiten.

Kriterien und Niveaus präsymbolischen Spiels

Wiederholte und idiosynkratische Objektmanipulation

- In den Mund nehmen
- Begreifen
- Betrachten

Stärker motorische und komplexer unterscheidende Objektmanipulation

- Schütteln
- Fallen lassen
- Veränderung der Winkelstellung des Objektes mit der Hand
- Herumdrehen von Objekten

Exploration von Teil/Ganzes-Beziehungen

- Setzt einen Deckel auf einen Topf und hebt ihn wieder ab
- Dreht die Räder eines Spielzeugautos
- Nimmt einen Telefonhörer ab und setzt ihn wieder auf die Hörergabel

Manipulation eines Objektes in Relation zu einem anderen

- Paralleles Halten zweier Objekte

- Aufreihen von Objekten
- Aufschichten von Objekten
- Aufsammeln von Objekten

Konventionaler Objektgebrauch

- Bewegungen des Haarekämmens
- Nimmt eine Gabel in den Mund
- Trinkbewegungen mit einem Glas

Sozialer Objektgebrauch

- Herzeigen
- Hergeben
- Austausch von Objekten

Das entwicklungsmäßig nächsthöhere Spielverhalten dieser Tabelle würde den symbolisch-vorstellungsmäßigen Umgang mit Objekten beschreiben. Dieses Spielverhalten wird eher bei älteren Kindern mit höherem Funktionsniveau und gewissen Sprachfähigkeiten zu beobachten sein. Wir wollen dieses Spielverhalten separat darstellen.

Die *Symbolic Play Scale* wurde von Westby (1980) entwickelt und in den letzten Jahren auch speziell für die Untersuchung schwer behinderter Kinder überarbeitet (Westby, 1988). Westby sieht sein Verfahren als Ergänzung der Piaget'schen Aufgaben an, die sich seiner Ansicht nach zu stark am Wissen eines Kindes über seine materielle Umwelt orientieren. Westby (1988) versucht, im Spielverhalten von Kindern deren soziale Kompetenz zu erfassen. Soziale Kompetenz zeigt sich für ihn in dem Wissen von Kindern über ihre soziale Umwelt. Dies bezieht sich auf ihr Wissen über das emotionale, motivationale und zielgerichtete Verhalten anderer Personen und darüber, wie materielle Objekte im sozialen Zusammenhang eingesetzt werden. Im Spiel äußern die Kinder ihr Wissen über komplexe räumlich-zeitliche Zusammenhänge von Objekten, Szenen, Personen, Verhaltensweisen und Motiven, die die menschlichen Handlungen ausmachen, und ihre Erfahrungen mit diesen Zusammenhängen. Diese Beziehungen sind als komplexe Schemata oder Skripte kognitiv repräsentiert (vgl. auch: Duchan, 1987) und werden durch effektive kommunikative und interaktive Fähigkeiten im Spiel gezeigt (Bretherton, 1984).

Im Spiel äußert sich die soziale Kompetenz in vier Aspekten (vgl. auch: Bretherton, 1984; Rubin et al., 1983):

- *Dekontextualisierung und Objekt-Substitution.* Das Spielverhalten scheint unabhängiger von der gegenwärtigen physikalischen Umwelt zu werden und das Kind verwendet anfänglich konkrete, später abstrakte und erfundene Spielrequisiten sowie häufiger die Sprache.

- *Integration und Organisation von Spielthemen.* Das Spielverhalten führt zu sequentiellen und hierarchisch organisierten Spielsequenzen mit immer komplexeren Handlungen und Spielthemen.

- *Selbst-anderer Beziehung oder Dezentrierung.* Das Spielverhalten wird unabhängiger vom selbst- und körperbezogenen Spiel und erlaubt es dem Kind, die Rolle anderer in der Vorstellung zu übernehmen.

- *Thematischer Inhalt.* Die kognitiven Skripte, Schemata und Themen des Spiels weiten sich inhaltlich zunehmend aus.

Die Entwicklung kann durch die Symbolic Play Scale in allen vier Dimensionen separat eingeschätzt werden. Der Einsatz dieses Verfahrens empfiehlt sich vor allem dann, wenn ein Kind in den Skalen zur sensumotorischen Entwicklung nahe an Stufe V und VI herankommt, d.h. wenn es annähernd zur vorstellungsmäßigen Repräsentation, zur Antizipation, zur verzögerten Nachahmung und zum adaptiven oder symbolischen Spiel fähig ist. Bei Kindern, die auf oder unterhalb der Stufe IV der Skala liegen, empfiehlt sich der Einsatz dieses Verfahrens nicht. Eine deutsche Fassung des Verfahrens liegt leider noch nicht vor.

Der Aufbau sozialer und pragmatischer (kommunikativer) Kompetenz im Spielverhalten erfordert vom Praktiker, daß er die einzelnen zusammenhängenden Komponenten dieses Spielverhaltens separat fördert und miteinander integriert, damit das Kind diese einfachen Aspekte des menschlichen Verhaltens verstehen lernt. Wenn eine der vier Dimensionen der Symbol-Entwicklung nicht entsprechend entwickelt ist, können Kinder soziale Zusammenhänge nur ungenügend erfassen (Bretherton, 1984; Bates et al., 1979; Hill & McCune-Nicolich, 1981).

5.3.6 Erfassung der sozial-kommunikativen Entwicklung

Von Seibert und Hogan (1982) wurde ein standardisiertes Beobachtungsverfahren entwickelt, um verschiedene soziale und kommunikative Fähigkeiten bei Kleinstkindern zu untersuchen. Die Konzeption der *Early-Social-Communication-Scales* (ESCS) orientiert sich an der Stufenkonzeption Piaget's (vgl. Kap. 1 Abs. 4.3). Unterschieden werden fünf Stufen der prä-verbalen, sozialen und kommunikativen Entwicklung der ersten beiden Lebensjahre. Die sozial-kommunikativen Entwicklungsfunktionen der *"sozialen Interaktion"* der *"gemeinsamen Aufmerksamkeit"* und der *"Verhaltensregulation"* werden in insgesamt acht Skalen untersucht.
Wir werden zu den einzelnen Skalen einige Beispiele der Elternbefragung angeben.

Reaktion auf soziale Interaktion

Ebene O: *Kann das Kind sich beruhigen, wenn es weint und Sie es auf den Arm nehmen....?*
Ebene 1: *Lacht Ihr Kind, wenn es Ihre Stimme hört...?*

Ebene 3: *Wenn Sie Ihrem Kind einen Ball oder einen anderen Gegenstand zurollen, rollt es diesen zurück und lacht und schaut es Sie dabei an?*

Initiierung von sozialer Interaktion

Ebene 1: *Wenn Sie ruhig dasitzen und Ihr Kind nicht beachten, sieht es Sie dann ab und zu an?*
Ebene 3: *Winkt es Ihnen ab und zu einmal zu, bevor Sie es begrüßen, wenn Sie es treffen oder verlassen?*
Ebene 4: *Ruft es Ihren Namen...?*

Aufrechterhaltung der sozialen Interaktion

Ebene 1: *Weint oder wehrt sich Ihr Kind, wenn Sie es hinlegen, nachdem Sie es gehalten haben?*
Ebene 3: *Rollt Ihr Kind Ihnen mindestens dreimal den Ball in einem Ballspiel zu?*
Ebene 4: *Können Sie z.B. mit Ihrem Kind eine Banane dreimal austauschen und dabei so tun als ob ein Telefonanruf kommt?*

Reaktion auf gemeinsame Aufmerksamkeit

Ebene O: *Wenn Sie vor den Augen Ihres Kindes einen Gegenstand hin- und herbewegen, schaut Ihr Kind diesen Gegenstand an?*
Ebene 1: *Wenn Sie vor Ihrem Kind sitzen und es motivieren, auf etwas Bestimmtes zu schauen, indem Sie darauf zeigen, schaut Ihr Kind eher Ihren Finger oder eher den Gegenstand an?*
Ebene 3: *Wenn Sie vor Ihrem Kind sitzen und möchten, daß es hinter sich etwa ansieht, Sie auf den Gegenstand hinter ihm zeigen, dabei Ihren Zeigefinger vor Ihr Kind halten, dreht es sich um und schaut es in die richtige Richtung?*

Initiierung der gemeinsamen Aufmerksamkeit

Ebene 1: *Wenn Ihr Kind mit Gegenständen spielt, schaut es Sie dann manchmal spontan an, so als wollte es sich vergewissern, daß Sie zu ihm hinsehen?*
Ebene 2: *Zeigt es manchmal auf interessante Objekte oder Bilder, ohne diese gleich haben zu wollen, und es vergewissert sich, ob Sie auch auf diese schauen?*
Ebene 3: *Hält es Ihnen manchmal Gegenstände hin, damit Sie diese ansehen oder gibt es sie Ihnen, damit Sie diese betrachten?*
Ebene 4: *Fragt es nach den Namen von Gegenständen, auf die es schaut...?*

Aufrechterhaltung der gemeinsamen Aufmerksamkeit

Ebene 1: *Schaut Ihr Kind auf drei Gegenstände, die Sie ihm nacheinander zeigen...?*
Ebene 3: *Wenn Sie sagen "Schau" und in die Richtung sehen oder zeigen, in die Ihr Kind auch sehen soll; kann es auf drei unterschiedliche Orte schauen, auf die Sie so nacheinander hinzeigen?*

Reaktion auf Verhaltensregulationen

Ebene 1: *Dreht sich Ihr Kind um und schaut es Sie an, wenn Sie es rufen oder etwas zu ihm sagen?*

Ebene 2: *Hört es auf etwas zu tun, wenn Sie "Nein" sagen oder Ihre Stimme erheben und seinen Namen sagen, ihn jedoch nicht berühren?*

Initiierung von Verhaltensregulationen

Ebene 1: *Wenn Ihr Kind weint, weil es hingefallen ist, macht es ab und zu eine Pause beim Weinen, um zu sehen, ob etwas geschieht?*

Ebene 4: *Fragt es Sie nach Objekten, die verschlossen sind, indem es deren Namen benutzt?*

Für die Auswertungen der Elternbefragung und der formalen Untersuchung liegen Profilblätter vor. Das Verfahren ist bisher in einigen Studien überprüft worden (Mundy et al., 1984; Seibert & Hogan, 1982). Seibert und Hogan (1982) gehen in ihrem Konzept davon aus, daß dasselbe Entwicklungsniveau der kognitiven Strukturen, wie es von Piaget (1975) beschrieben wird, auch den einzelnen Entwicklungsstufen der sozial-kommunikativen Fähigkeiten zugrunde liegt. Insofern ergänzen sich die Skalen der sensumotorischen und der sozial-kommunikativen Entwicklung. Die Autoren gehen zudem davon aus, daß sich die kognitiven und sprachlichen Fähigkeiten zeitlich parallel entwickeln, und daß bestimmte kognitive und prä-verbale kommunikative Fähigkeiten eine Voraussetzung des Spracherwerbs darstellen. Die genauen Wechselbeziehungen sind jedoch bisher noch nicht zu Genüge untersucht (Roberts & Schaefer, 1984; Shore et al., 1984).

Für die Untersuchung autistischer Kinder ist sowohl der Einsatz der Ordinalskalen zur sensumotorischen Entwicklung (Sarimski, 1987) als auch der Early-Social-Communication-Scales (Seibert & Hogan, 1982) sehr empfehlenswert, da bei autistischen Kindern gerade in den Zusammenhängen zwischen kognitiven und sozial-kommunikativen Entwicklungsaspekten die größten Defizite zu vermuten sind. In der sozial-kommunikativen Entwicklung ist vor allem die Fähigkeit autistischer Kinder gestört, die Aufmerksamkeit einer anderen Person auf ein Objekt oder Ereignis zu lenken (unabhängig von dem generellen Entwicklungsniveau; vgl. Mundy et al., 1986; Loveland & Landry, 1986); diese Fähigkeit stellt eine wichtige Komponente des Erwerbs pragmatischer Sprachkompetenzen dar (Landry & Loveland, 1988; Sugarman, 1984).

Da der soziale Kontext der Kommunikation fördernd oder hemmend wirken kann, muß der Untersucher unbedingt beachten, in welchem situativen Zusammenhang das autistische Kind kommunikatives Verhalten zeigt. Wir haben hierzu vorgeschlagen, zwischen der Interaktionssituation, d.h. dem situativen Kontext, in welchem Personen miteinander interagieren, dem Interaktionsstil, d.h. den Formen der sozial-interaktiven Austauschprozesse zwischen den Personen und dem Interaktionsverhalten, d.h. der Hörer-Rezipient- und Sender-Agent-Rolle der an einer Interaktion beteiligten Personen zu unterscheiden (Kusch, 1988).

Ein Beispiel soll den Einfluß dieser Variablen auf das Kommunikationsverhalten verdeutlichen: Ein autistisches Kind mag sich eher mitteilen, wenn es sich in einem sozialen Kontext befindet, in welchem die Mutter mit ihrem Kind ein bekanntes Spiel spielt und das Spielzimmer dem Kind bekannt ist (Situation); wenn die Mutter lediglich auf das Kind reagiert und z.B. nicht versucht, die Aufmerksamkeit des Kindes auf ein Objekt zu lenken; wenn sie auch auf die idiosynkratischen Anteile im Verhalten ihres Kindes so reagiert (verbal oder nonverbal), wie es das Kind kennt und versucht, die Absichten ihres Kindes zu erahnen (Stil); wenn die Motivation beider hoch ist und die Mutter konkret auch das stereotype Verhalten ihres Kindes aufgreift, indem sie dieses z.B. leicht verändert imitiert (Verhalten).

5.3.7 Erfassung der Sprachentwicklung

Das Sprachentwicklungsniveau autistischer Kinder kann z.B. mit den *Sprachentwicklungsskalen* von Reynell (1967), der *Spontansprachprobe* (Miller, 1981) oder der *Preverbal-Communication-Schedule* (Kiernan & Reid, 1987; vgl. Sarimski, 1988) erhoben werden. Das Verfahren von Kiernan und Reid (1987) dient der Untersuchung der prälinguistischen und linguistischen kommunikativen Kompetenz, dem Ausmaß pragmatischer Intentionen und dem Verständnis pragmatischer Kommunikation. Mit den 27 Skalen der umfangreicheren Fassung werden im ersten Teil das präverbal-kommunikative Verhalten und im zweiten Teil informelle und konventionalisierte kommunikative Verhaltensweisen erfaßt. Mit zwei separaten Skalen kann die Imitationsfähigkeit von Gesten, Bewegungen und Lauten untersucht werden. Das Verfahren ist so konzipiert, daß es sowohl das Verhalten jüngerer Kinder als auch schwerstbehinderter Erwachsener berücksichtigt. Die Reliabilität hat sich in einer ersten Studie als gut erwiesen, und die Validität der Skalen ist gesichert, so daß diese Skalen tatsächlich etwas anderes messen, als herkömmliche vergleichbare Instrumente, nämlich die pragmatischen Aspekte der Kommunikation.

Neben den pragmatischen Aspekten der Sprachentwicklung müssen die syntaktischen und semantischen Sprachbesonderheiten autistischer Kinder berücksichtigt werden. Hierzu können verschiedene deutschsprachige Tests zur sprachlichen Entwicklung eingesetzt werden (vgl. Rennen-Allhoff & Allhoff, 1987), die belegen, welche Äußerungen ein Kind versteht und welche es produzieren kann. Zusätzlich kann noch das spontane Sprachverhalten des Kindes gesondert überprüft werden (Miller, 1981; Bloom & Lahey, 1978).

Bei autistischen Kindern mit Sprachfähigkeiten empfehlen Prizant und Schuler (1987), das Vorhandensein von Echolalie- und kreativen Äußerungen (generative Sprache) gesondert zu berücksichtigen und vor allem auf die Aspekte des sozialen Kontextes zu achten, welche es dem Kind ermöglichen, flexiblere, regelgeleitete sprachliche Mittel zu erwerben oder mit Hilfe dieser zu kommunizieren (vgl. hierzu: Prizant, 1983, 1984; Abschnitt 4.2.2).
Die Notwendigkeit, Echo-Äußerungen gesondert zu berücksichtigen, ist damit zu begründen, daß bei autistischen, wie bei anderen entwicklungsgestörten Kindern auch, Echo-Äußerungen durchaus intentionalen, kommunikativen Charakter besitzen können und so als eine Übergangsform von der prä-verbalen zur generativen linguistischen Sprachfähigkeit fungieren (Schuler & Prizant, 1985; Prizant & Wetherby, 1987). So wie konkrete Informatio-

nen einen Denkstil fördern, in dem visuelle, kinästhetische und taktile Vorstellungen verarbeitet werden (Tanguay, 1984), so scheinen die Echo-Äußerungen einem Informationsverarbeitungsmodus zu entsprechen, in welchem sprachliche Äußerungen in einer Teil-Ganzes-Analyse und weniger sequentiell und regelgeleitet bearbeitet werden (Prizant & Schuler, 1987). Mit einer Echo-Äußerung wiederholt ein autistisches Kind nicht nur die sprachlichen und semantischen Anteile des zuvor einmal Gehörten, sondern ebenso den gesamten sozialen Kontext, in welchem diese Äußerung einmal gestanden hatte. Daher ist eine ausgiebige Befragung der primären Bezugsperson des Kindes notwendig, damit die sozialen Determinanten einer Äußerung und darüber die kommunikative Intention des Kindes und die kommunikative Funktion der Äußerung erhoben werden können.

5.3.8 Erfassung der emotionalen Entwicklung

Obwohl auf dem Gebiet der emotionalen Entwicklung derzeit intensiv geforscht wird, gibt es nur wenige entwicklungsdiagnostische Verfahren, mit denen das emotionale Verhalten untersucht werden könnte. Zwei wichtige Entwicklungstests zu diesem Bereich wurden von Bates (1984) und von Lewis und Michalson (1983) vorgelegt.
Der *"Infant Characteristics Questionnaire"* (Bates, 1984) liegt in einer experimentellen Fassung vor. Mit diesem Verfahren können sieben Temperamentsmerkmale von Kleinkindern bis zum 24. Lebensmonat untersucht werden. Bates und Mitarbeiter befassen sich vor allem mit dem Nachweis von Temperamentsunterschieden in der Mutter-Kind-Interaktion (Pettit & Bates, 1984) und mit deren Identifikation (Lee & Bates, 1985).

Lewis und Michalson (1983) haben die *"Social-Emotional-Scales"* entwickelt, mit denen fünf verschiedene sozio-emotionale Aspekte bei Kleinkindern bis zum 36. Lebensmonat erhoben werden können. Dieses Verfahren ist für die Untersuchungen autistischer Kinder besonders empfehlenswert, da es genau auf die gestörte sozio-emotionale Reziprozität (Rutter & Schopler, 1987) dieser Kinder zugeschnitten zu sein scheint. Zudem beachten die Autoren auch die "Sozialisation" von emotionalen Störungen in der Kindheit (Lewis & Michalson, 1984) auf dem Hintergrund der normalen emotionalen Entwicklung (Lewis, 1985) sowie die Möglichkeit aus diesen Informationen Aussagen über den kognitiven Entwicklungsstand im Vorschulalter zu ziehen (Coates & Lewis, 1984). Auf diesem Hintergrund erscheint das Verfahren gut geeignet für die Früherkennung autistischer Kinder.

5.3.9 Früherkennung autistischer Störungen

Die Früherkennung ist eine der dringlichsten Erfordernisse der Diagnostik autistischer Störungen (Cordes, 1985). Dies liegt daran, daß eine möglichst frühzeitig beginnende Förderung die besten Chancen besitzt, Beeinträchtigungen zu kompensieren (Brack, 1986; Guralnick & Bennett, 1987), und den Betroffenen ein langer Leidensweg erspart wird. Dennoch ist kaum eine Diagnostik derart kompliziert wie die Früherkennung, da die ersten Anzeichen einer Beeinträchtigung im Säuglingsalter unspezifischer Natur sind (Miller, 1983; Brazelton, 1984), und die ersten gezielten Verfahren zur Früherkennung gerade erst entwickelt werden (Wetherby et al., 1988, 1989; Seibert & Hogan, 1982; Bates, 1984; Bretherton, 1984 u.a.).

Wir haben bereits einige Hilfestellungen für die Früherkennung aufgelistet (vgl. Abschnitt 1.2.3); diese bezogen sich auf Verhaltensweisen beim Vorliegen einer "autistischen sozialen Dysfunktion" (Cohen et al., 1987; vgl. auch: Volkmar et al., 1989), auf die Summationsdiagnosekriterien nach Cordes (1985); auf ein spezifisches Entwicklungsprofil der sensumotorischen Intelligenz (Sarimski, 1987) und auf ein spezifisches Profil der sozial-kommunikativen Entwicklung (Mundy et al., 1986).

Immer wichtiger werden Früherkennungsverfahren, die mit Hilfe audio-visueller Aufzeichnungsmethoden das Verhalten von Kleinstkindern in strukturierten sozialen Kontexten untersuchen (Seibert & Hogan, 1982; Mundy et al., 1984, 1986; Wetherby et al., 1988, 1989). Die Vorteile eines derartigen Vorgehens haben wir bereits dargestellt (Abschnitt 5.1.1.3). Die Reliabilität videogestützter Untersuchungsmethoden ist sehr hoch (Wetherby et al., 1989; Mundy et al., 1986; Landry & Loveland, 1988), und die ökologische Validität derartiger Vorgehensweisen ist offensichtlich. Auch im deutschsprachigen Raum werden derzeit in Früherkennungsprojekten Videoaufzeichnungen der Symptomatik autistischer Kinder eingesetzt, um die Früherkennung zu erleichtern (Cordes, 1985), jedoch befinden sich systematische Vorgehensweisen erst in einem Anfangsstadium (Hartmann & Rohmann, 1985; Kusch, 1988). Derartige Verfahren werden es in den nächsten Jahren ermöglichen, einen systematisierten Katalog an sozialen Kontexten zur Verfügung zu stellen, mit welchem kritische Verhaltensweisen autistischer Kleinkinder untersucht werden könnten. Experten würden so befähigt, einerseits ein betroffenes Kind mit den ausgewählten Situationen zu konfrontieren, und andererseits beobachtetes Verhalten entsprechenden Verhaltenskriterien gegenüberzustellen oder einen Vergleich mit entsprechenden Videoaufzeichnungen autistischer Kinder anzustellen.

5.4 Verhaltensdiagnostik

Die Verhaltensdiagnostik geht davon aus, daß Verhalten von verschiedenen Bedingungen abhängt, wie dem bisher gelernten, dem sozialen Bezug, der spezifischen Reizsituation und den erwarteten Kontingenzen (Mischel, 1968). Wir gehen von einem Ansatz aus, der die traditionelle Verhaltensdiagnostik um den situativen Aspekt erweitert und die Sammlung, Auswertung und Umsetzung von Informationen mit einschließt, die die situationalen Bedingungen menschlichen Handelns explizit berücksichtigen. Besonders bei autistischen Kindern können aus den situationalen Bezügen die beobachtbaren Handlungen zu einem wesentlichen Teil erklärt werden (Kusch, 1988; Duchan, 1983, 1987; Frankel et al., 1987; Prizant & Schuler, 1987; Brown, 1984). Die Tatsache, daß bei autistischen Kindern häufig wenig situationsübergreifendes Sozialverhalten nachweisbar ist, weist unseres Erachtens darauf hin, daß bei ihnen nur ungenügende Mechanismen vorliegen, die die Generalisierung des Sozialverhaltens über Situationen hinweg begünstigen (vgl. auch: Koegel & Koegel, 1987; Koegel et al., 1987; Woods, 1987).

Die Möglichkeiten der audio-visuellen Aufzeichnungsmethodik erlauben dem Untersucher, Situationen zu konstruieren, welche konkrete Bedingungen enthalten, die die situationale Abhängigkeit menschlichen Verhaltens erkennen lassen. Man setzt nicht mehr ausschließlich vorformulierte Kriterienlisten in der teilnehmenden Verhaltensbeobachtung ein, sondern gibt die Variablen des sozialen Kontextes an, mit denen in einer konkreten Situation das autistische Kind konfrontiert wird. Über die Konstruktion verschiedener derartiger Situationen, die audio-visuell aufgezeichnet werden, kann der Untersucher im Stadium der Datenanalyse situationsspezifisches von situationsübergreifendem Verhalten unterscheiden sowie die Stärken und Schwächen im Verhalten autistischer Kinder über Situationen hinweg untersuchen. Erst dieses Vorgehen ermöglicht es, eine Förderung des sozial-interaktiven und des sozial-kommunikativen Verhaltens derart zu organisieren, daß autistische Kinder Sozialverhalten über unterschiedliche Situationen, Interaktionspartner und Inhalte der Interaktion generalisieren.

5.4.1 Konstruktion natürlicher Situationen

Die Notwendigkeit quasi-natürliche Situationen für die Verhaltensbeobachtung autistischer Kinder herzustellen, ergibt sich aus verschiedenen Gründen. Die ausschließliche Bezugnahme auf Informationen aus der entwicklungsdiagnostischen Untersuchung oder auf Daten aus vorstrukturierten Inventaren der Elternbefragung oder der teilnehmenden Beobachtung liefert nur Informationen, die einen Aspekt der Fähigkeiten und Fertigkeiten autistischer Kinder widerspiegeln. Diese Informationen basieren auf Modellen der normalen Entwicklung, welche aber die Entwicklungsveränderungen in manchen Bereichen autistischer Kinder nicht gerecht werden. Die Informationen sind zudem oft nur interpretierbar, wenn sie aus einer standardisierten Untersuchungsdurchführung stammen, was bei autistischen Kindern keineswegs immer zu gewährleisten ist. Die Generalisierung dieser Ergebnisse ist fragwürdig. Obwohl autistische Kinder bestimmte Fertigkeiten im natürlichen Kontext zeigen, brauchen diese in formalen Testsituationen nicht aufzutreten und umgekehrt (vgl. Prizant & Schuler, 1987; Lerea, 1987). Während diese Einschränkung die Aussagekraft diagnostisch, klassifikatorisch und prognostisch relevanter Informationen nicht allzusehr beeinträchtigt, ist der therapeutische Nutzen derartiger Informationen wesentlich größer, wenn sie durch konkrete situationsbezogene Informationen ergänzt werden. Derartige Informationen können am ehesten über die Konstruktion typischer kindgerechter sozialer Kontexte (Essen-, Spiel-, Aufgaben-, Begrüßungssituationen) erhoben werden, die dem natürlichen Kontext weitgehend entsprechen.

Autistische Kinder zeigen häufig ein Beharren auf Gleichförmigkeit, eine Verunsicherung bei Änderungen in geringen Umweltaspekten sowie zwanghafte und stereotype Rituale. Wing (1981) hebt hervor, daß es sich bei derartigem stereotypen Verhalten um "substitutives" Verhalten handelt, mit welchem das autistische Kind versucht, seinen Verhaltensdefiziten zu begegnen. Offensichtlich sind beim autistischen Kind der soziale Kontext oder lediglich bestimmte Aspekte einer Situation wesentliche Verhaltensdeterminanten, an welche kompetentes situationsspezifisches Verhalten gebunden ist.
Ein autistisches Kind mag z.B. die Fähigkeit besitzen, mit einem Puzzle-Spiel zu spielen, wenn die Mutter es vorher zuerst auf den Stuhl setzt, diesen nah an den Tisch heranschiebt und die Puzzle-Teile vor ihrem Kind aufbaut und im Spiel die Aktivitäten des Kindes verbal unterstützt. Der Mutter mag dieses Ritual unter Umständen gar nicht klar sein, und der Untersucher würde die "Puzzlespiel-Ritual-Fähigkeiten" des Kindes übersehen und fehldiagno-

stizieren. Bei diesem autistischen Kind kann die visuo-motorische Leistungsfähigkeit viel stärker vom sozialen Kontext, d.h. der Mutter und ihren rituellen Handlungen oder von situativen Aspekten des Kontextes, d.h. dem Puzzle-Spiel oder der Nähe zum Tisch (Aufmerksamkeit) abhängen. Diese Abhängigkeit des Verhaltens autistischer Kinder von verschiedenen Aspekten des Kontextes ist bereits häufiger experimentell belegt worden (Sigman et al., 1987; Volkmar, 1987).

Dabei sind sowohl eher formale als auch eher inhaltliche Aspekte des Kontextes zu unterscheiden.
Die formalen Aspekte der *Interaktionssituation* beschreiben Einflußvariablen, die die kognitive Kapazität des Kindes betreffen; hochstrukturierte oder ritualisierte und natürliche Situationen erleichtern es dem autistischen Kind eher, sich kompetent zu verhalten als eine freie, unstrukturierte Situation, in der Verhalten schlechter vorhersagbar ist (vgl. auch: Sigman & Ungerer, 1984; Clark & Rutter, 1981).
Die inhaltlichen Aspekte beschreiben Einflußvariablen, die stärker die sozialen Fähigkeiten des Kindes betreffen. So besitzen erwachsene Personen einen anderen Einfluß auf das autistische Kind als Gleichaltrige, Fremde wiederum einen anderen als Bekannte, eine Gruppe einen anderen als eine Einzelperson (vgl. McHale, 1983; Sigman & Ungerer, 1984; Bernard-Opitz, 1982). Dies liegt zwar größtenteils an dem unterschiedlichen Interaktionsverhalten dieser Personen (vgl. Kasari et al., 1988; Sigman et al., 1986; Dadds et al., 1988), muß jedoch als Einflußvariable gesondert berücksichtigt werden, da ansonsten generalisiertes personenunabhängiges Verhalten unbeachtet bleibt.

Vor allem der *Interaktionsstil* der Eltern autistischer Kinder läßt sich von dem der Eltern geistig behinderter oder normaler Kinder unterscheiden (Sigman et al., 1986; Kasari et al., 1988). Der Vater eines autistischen Kindes mag mit diesem häufiger dyadisch interagieren und ein Kitzel-Spiel spielen, er mag dem Kind häufiger konkrete Hilfestellung beim Lösen bestimmter Aufgaben geben und das nonverbale idiosynkratische Verhalten des Kindes besser "lesen" können als der Untersucher es bei dem ersten Kontakt mit dem Kind kann. So verwundert es dann nicht, wenn die Mutter eines autistischen Kindes berichtet, das Kind sei wie verwandelt, wenn der Vater von der Arbeit kommt. Kompetentes Leistungsverhalten, auch wenn es in formalen Tests untersucht wird, ist teilweise eine Funktion der "sozialen Interaktionsform". Die geringen Leistungen, die autistische Kinder oft selbst in nonverbalen Intelligenztests zeigen, gehen zu einem Teil auch auf die "konventionellen" Instruktionen der Testdurchführung zurück (Prizant & Schuler, 1987) und sind daher ebenfalls eine Funktion der sozialen Störungen autistischer Kinder. Die Einflüsse der Interaktionsform zwischen dem autistischen Kind und seinem Partner ist der derzeit am intensivsten erforschte Bereich der autistischen Störung (Landry & Loveland, 1988; Baron-Cohen, 1988; Volkmar et al., 1989; Sigman & Mundy, 1989).

Formale Aspekte des *Interaktionsstils* beinhalten die Organisation der Austauschprozesse; dabei kann z.B. sämtliche Interaktion vom Kind ausgehen und der Partner lediglich reagieren oder es kann zu einem Austausch zwischen beiden Interaktionspartnern kommen bzw. zwischen beiden Interaktionspartner und einem dazwischen geschalteten Objekt (z.B. gemeinsames Betrachten eines Bilderbuches). Die Organisation der Interaktionsform hat im Bereich der Pragmatik (Roth & Speckman, 1984) und der sozial-kommunikativen Entwick-

lung (Bakeman & Adamson, 1984) eine große Bedeutung, da sie hauptverantwortlich ist für das Zustandekommen, die Aufrechterhaltung und den Zusammenbruch zwischenmenschlicher Verhaltensweisen (Mundy et al., 1986).
Unter inhaltlichen Aspekten des *Interaktionsstils* verstehen wir vor allem das Niveau, auf welchem die Interaktionspartner miteinander interagieren; hierbei können beide Partner z.B. an einem beiden bekannten Ritual teilhaben, in dem die Intentionen des Gegenüber nicht erschlossen werden müssen, oder die Mutter kann versuchen, auf alle möglichen Intentionen des Kindes zu reagieren, während das Kind die Intentionen der Mutter nicht berücksichtigt. Beide Partner können verbal kommunizieren und ein idiosynkratisches Kommunikationsthema haben, wie z.B. bei einer Echo-Äußerung des Kindes, von welcher die Mutter weiß, daß ihr Kind damit nach Nahrung verlangt. Die inhaltlichen Aspekte des Interaktionsstils legen nicht fest, zu welchem Zweck die Partner miteinander interagieren, sondern dienen lediglich als Beschreibung, auf welchem Niveau die Interaktion stattfindet, z.B. intentional-verbal-konventional vs. prä-intentional-nonverbal-idiosynkratisch.

Die Konstruktion quasi-natürlicher Situationen, um damit die Abhängigkeit des Verhaltens autistischer Kinder über unterschiedliche soziale Kontexte hinweg zu untersuchen, setzt eine Definition der einzelnen formalen und inhaltlichen Aspekte der drei Einflußvariablen voraus. Dieses Vorgehen erfordert eine Konkretisierung und Festlegung dessen, was der Praktiker mit dem Kind unternimmt. Die formalen Konstruktionsbeispiele A und B sollen das Vorgehen verdeutlichen:

Beispiel A: Spielverhalten

Interaktionssituation:
- *Formal:* *hochstrukturiert*
- *Inhaltlich:* *bekannte Bezugsperson*

Interaktionsstil:
- *Formal:* *dyadisch, unidirektional (passive Rolle)*
- *Inhaltlich:* *geringes Intentionalitätsniveau, nonverbal*

Interaktionsverhalten:
- *Formal:* *einfache Verhaltensweisen, kurze Verhaltensabfolgen*
- *Inhaltlich:* *hohe Reaktionsbereitschaft auf jegliches Verhalten, konkret, imitierend*

In einer solchen Interaktionssituation ist z.B. konkretes Spielmaterial (z.B. Bauklötze, Autos, Puppen usw.) entsprechend den Spielniveaus nach Ungerer et al. (1981) vorgegeben, ebenso ist vorgegeben, wie das Kind mit diesen Materialien konfrontiert wird (z.B. zuerst Bauklötze, dann Autos usw.). Die Mutter interagiert mit ihrem Kind, während der Untersucher abseits dabei sitzt. Sie reicht dem Kind das Spielzeug, bleibt aber ansonsten passiv und versucht nicht, die Aufmerksamkeit ihres Kindes auf ein Objekt zu lenken. Sie fordert von ihm kein absichtsvolles Verhalten und spricht dieses auch nicht an, sondern reagiert auf alle Interaktionsangebote ihres Kindes möglichst konkret und imitierend, wobei sie nur einfache Bewegungen und wenige Verhaltensweisen hintereinander macht.

Beispiel B: Spielverhalten

Interaktionssituation:
- *Formal:* *unstrukturiert*
- *Inhaltlich:* *Untersucher (fremde Person)*

Interaktionsstil:
- *Formal:* *triadisch, bidirektional*
- *Inhaltlich:* *hohes Intentionalitätsniveau, verbal*

Interaktionsverhalten:
- *Formal:* *komplexe Verhaltensweisen, lange Verhaltensketten*
- *Inhaltlich:* *unterbrochene Interaktionsbereitschaft, flexible Reaktion, symbolisches Verhalten*

An beiden Beispielen wird deutlich, daß sich unterschiedliche Kontexte des Spielverhaltens konstruieren lassen, die unterschiedliche Anforderungen an das jeweilige Kind stellen. Der Einsatz dieser Konstruktionen für die therapieorientierte Diagnostik kann für die verschiedensten Zwecke der Interventionsplanung vorgenommen werden.

Die Bezugnahme auf Informationen aus der Anamnese und Entwicklungsdiagnostik ist eine notwendige Voraussetzung für die Konstruktion der Situationen. Sie schränkt den Bereich möglicher Konstruktionen auf ein dem Kind entsprechendes Maß ein. So wird ein autistisches Kind mit einer mitbeteiligten geistigen Behinderung den Anforderungen der ersten Spielsituation eher entsprechen als denen der zweiten. Ebenso geben diese Informationen Aufschluß darüber, welche Variablen des sozialen Kontextes zu manipulieren sind. So kann der Untersucher in der Situation ein völlig offenes unstrukturiertes Spiel initiieren, um die Spielfertigkeiten, die ein Kind in den Ordinalskalen zur sensumotorischen Entwicklung zeigt, unter quasi-natürlichen Bedingungen zu untersuchen. Er kann erkunden, ob diese Fähigkeiten von der Aufgabenstruktur des Tests abhängen oder ob sie generalisiert sind. Kann ein Kind diese Spielfertigkeiten in der hochstrukturierten Testsituation zeigen, jedoch nicht in einer unstrukturierten Spielsituation, so kann der Diagnostiker den Schluß ziehen, daß die *Kompetenzen* bei dem Kind vorhanden sind, jedoch nicht in situationsunabhängiges Leistungsverhalten *(Performanz)* umgesetzt werden. Andererseits kann die Untersuchung des Verhaltens autistischer Kinder zeigen, daß bestimmtes Leistungsverhalten, welches in der formalen Testsituation nicht zu beobachten ist, in der informalen Situation dennoch auftritt. So kann die konstruierte Untersuchungssituation spezifische Fähigkeitsinseln des Kindes aufdecken, die ein vorstrukturierter Test unberücksichtigt läßt.
Die Konstruktion quasi-natürlicher Situationen ist stets am Einzelfall orientiert, und es stellt sich als schwierig heraus, ein derartiges Vorgehen als ein Verfahren zu konstruieren, welches auf autistische Kinder generell angewendet werden kann, obwohl derartige Bemühungen für die Selektionsdiagnostik durchaus angebracht sind.

5.4.2 *Audio-visuelle Aufzeichnung der Untersuchungssituationen*

Nachdem der Diagnostiker aufgrund der Entwicklungsdiagnostik, Elternbefragung und teilnehmenden Verhaltensbeobachtung mehrere Situationen konstruiert hat, die gezielt auf kritische Verhaltensbereiche und Fragestellungen abgestimmt sind, kann er diese derart zusammenstellen, daß sie in einer in sich geschlossenen Untersuchungssituation erhoben und aufgezeichnet werden können. Die Dauer einer derartigen Untersuchung kann durchaus 30 Minuten betragen (Kusch, 1988).
Die Vorteile der audio-visuellen Aufzeichnung sind vielschichtig. Zum einen kann sich der Untersucher während der Datenerhebung voll auf das Geschehen konzentrieren. Dies erfordert nicht nur die Komplexität der konstruierten Situationen, sondern ebenso die Notwendigkeit, eine persönliche Erfahrung mit dem autistischen Kind zu machen. Weiterhin erlaubt es die audio-visuelle Aufzeichnung, die Daten für die unterschiedlichsten Zwecke zu speichern, wie für die Interventionsplanung, Therapieverlaufskontrolle, Therapieeffektivitätskontrolle, Nachuntersuchung und Elternarbeit. Der Vergleich von mehreren aufgezeichneten Untersuchungen ermöglicht so die praktische Arbeit mit dem Betroffenen offenzulegen. Letztlich können die Aufzeichnungen in einer Videoanalyse unter den verschiedenen Gesichtspunkten ausgewertet werden. Vor allem die Möglichkeit, einzelne aufgezeichnete Sequenzen beliebig oft zu wiederholen, ist dabei wertvoll (vgl. Abschnitt 5.1.1.3).

5.4.3 *Auswertung der audio-visuellen Aufzeichnungen*

Die einfachste Möglichkeit, das untersuchte Verhalten des autistischen Kindes auszuwerten, besteht darin, die Verhaltensweisen jeder einzelnen Interaktionssequenz zu untersuchen. Dadurch erzielt man einen schnellen Überblick, unter welchen Bedingungen sich ein autistisches Kind z.B. kompetent verhält. Wenn der Untersucher z.B. sein Interaktionsverhalten variiert hat, anfänglich das autistische Kind lediglich imitierte und später dann von dem Kind Gestenimitation verlangt hat, so kann er über die Beobachtung des Imitationsverhaltens des Kindes direkt Informationen für sein therapeutisches Verhalten erheben. Für die Erfassung des Interaktionsverhaltens eines Kindes stehen auch verschiedene Kriterienlisten zur Verfügung, die jedoch nur einen Teil des möglichen Interaktionsverhaltens berücksichtigen (Prizant & Schuler, 1987).

Die Aussagekraft und die Vielfalt der Informationen, die eine derartige Untersuchung bringt, hängt dabei ausschließlich davon ab, wie genau die einzelnen Situationen konstruiert wurden, und wie systematisch sie im Untersuchungsverlauf dargeboten und durchgeführt wurden. Eine Formalisierung der gesamten Untersuchung erscheint derzeit noch nicht angebracht. Sie ist auch für therapeutische Zwecke nicht so ratsam, da hierbei die einzelfallbezogene Untersuchung wichtiger ist als die Vergleichbarkeit der Daten (vgl. Petermann, 1989).
Eine spezifische Analyse der Daten, die darauf abzielt, bestimmte sozial-interaktive Prozesse zu identifizieren, ist ebenfalls auf Grundlage dieser Untersuchungssituationen möglich. Mit verschiedenen Arten der Mikroanalyse (Frankel & Beckman, 1982; Frankel, 1984, 1988) sollten miteinander verbundene Sequenzen der nonverbalen und verbalen Interaktion untersucht werden können. Die Mikroanalyse wurde entwickelt, um selten auftretende Verhal-

tensweisen zu analysieren, die ohne ihre Hilfe ansonsten unbeachtet bleiben (Frankel, 1982; Volkmar et al., 1986). Bisher wurden einige systematische Untersuchungsmethoden für die Zwecke der Mikroanalyse erarbeitet (Brown,1984). Es handelt sich dabei um die Analyse simultanen Verhaltens (wie Gestik und Vokalisation; Carter, 1979). Diese Verhaltensweisen bestehen aus einer sinnvollen Verbindung von Worten und Handlungen während einer Interaktion. Es liegen auch Untersuchungsmethoden vor, mit denen man die intentionale und nicht beabsichtigte Kommunikation (Bates & McWhinney, 1979) und andere spezifische Interaktionssequenzen (Pawlby, 1977; Papousek & Papousek, 1984; Bruner, 1975) erfassen kann. Der Einsatz der Mikroanalyse bietet sich besonders dort an, wo eine Feinabstimmung des Therapeutenverhaltens im Rahmen der Therapieverlaufskontrolle notwendig wird (Duchan, 1986). So können z.B. nur geringe Fortschritte in der Sprachanbahnung darin liegen, daß es dem Therapeuten nicht gelingt, einen gemeinsamen Interessenbereich mit dem Kind aufzubauen. Über die Konstruktion einer Spielsituation und die Analyse spezifischer Interaktionsmuster des Kindes (Blickkontakt, Körperorientierung, Aufmerksamkeitsreaktionen usw.) kann sich der Therapeut besser auf die tatsächlich vorhandenen Fähigkeiten des Kindes ausrichten und bereits sensibel auf die geringsten Anzeichen einer gemeinsamen Interaktion reagieren.

Die Verhaltensdiagnostik mit Hilfe audio-visueller Aufzeichnungsmethoden ist ein schwieriges und aufwendiges Vorgehen. Die genaue Analyse der Informationen sämtlicher Quellen ist eine notwendige Voraussetzung, um ein für das Verhalten und die Fähigkeiten des Kindes angemessenes Inventar an Untersuchungssituationen zusammenzustellen. Ist eine Basis hierfür erstellt, so ist die Durchführung und Analyse der Videoaufzeichnungen relativ einfach. Der Vorteil eines derartigen Vorgehens liegt nicht nur in der direkten Umsetzbarkeit der erhobenen Informationen in die Intervention, sondern auch darin, daß die erhobenen Informationen unmittelbar die Stärken und Schwächen im Verhalten des Kindes widerspiegeln, wie sie in der natürlichen Umgebung tatsächlich zu beobachten sind (=ökologische Validität).

5.5 Therapieorientierte Diagnostik

Für die Interventionsplanung der pragmatischen Therapie kommunikationsgestörter Kinder hat Duchan (1986) verschiedene therapiebezogene Fragestellungen und Kriterien ausgearbeitet, die wir für die von uns dargestellte "Therapie sozialer Kompetenzen" (vgl. Abschnitt 6.3) umgearbeitet haben.
Eine sensible therapeutische Förderung erfordert vom Kliniker die sogenannte *Feinabstimmung* auf das Entwicklungs- bzw. Verständnisniveau des Kindes innerhalb der sozialen Interaktion. Diese Feinabstimmung hat, wie wir darstellen werden (vgl. Abschnitt 6.3), direkten Einfluß auf jeden Schritt im natürlichen und therapeutischen Interaktionsprozeß.
Die Stadien einer therapeutischen Förderung enthalten:

- Therapiezielbestimmung,
- Planung und
- Durchführung der Übungen.

5.5.1 Therapiezielbestimmung

Die Auswahl dessen, was gefördert wird, basiert neben den Wünschen der Bezugspersonen des Kindes vor allem auf dem Wissen des Kindes und zwar nicht nur auf dem generellen Wissen seines Entwickungsniveaus, sondern auch seinem Wissen in unterschiedlichen Situationen. Zur Bestimmung des Niveaus, auf welchem das Kind mit Förderungsinhalten konfrontiert werden kann, stellt Wygotzky (vgl. Cole et al., 1978) ein Konstrukt zur Verfügung, welches er *"Zone der proximalen Entwicklung"* nennt. Die "Zone der proximalen Entwicklung" ist die Distanz zwischen dem aktuellen Entwicklungsniveau, wie es aus den üblichen Entwicklungstests bestimmbar ist, und dem potentiellen Niveau der Entwicklung, wie es bei einer Aufgabenbewältigung mit Hilfestellung Erwachsener gezeigt wird. Wir haben dieses Vorgehen im Zusammenhang mit der Entwicklungsdiagnostik (vgl. Abschnitt 5.3) und der Durchführung videoanalytischer Untersuchungen (vgl. Abschnitt 5.1.1.3) dargestellt. Wird das Verständnisniveau des Kindes nicht beachtet, kann es zu sogenannten Zusammenbrüchen in der Interaktion kommen.

Duchan (1986) formuliert einige Prinzipien und deren Implikationen, welche bei der Zielbestimmung der "Therapie der sozialen Kompetenz autistischer Kinder" beachtet werden sollten, damit einem Mißlingen der Förderung entgegengewirkt werden kann:

Prinzip 1: Hilf dem Kind, ein Verständnis dafür zu bekommen, was in der sozialen/therapeutischen Situation vor sich geht.

Implikation 1: Arbeite an den kognitiven Strukturen (Ereignisstruktur), bevor du die soziale Interaktion (Austauschprozesse) förderst.
Implikation 2: Baue Intentionen auf, bevor du die Angemessenheit der Intentionen und deren Erweiterung förderst.
Implikation 3: Arbeite an dem konkreten Wissen und Anwenden einer sozial kompetenten Verhaltensweise, bevor du mehrere Verhaltensweisen einübst bzw. den abstrakten Sinn sozialer Kompetenzen vermittelst.

Prinzip 2: Arbeite im Rahmen der "Zone der proximalen Entwicklung" des Kindes.

Implikation 1: Bestimme das Entwicklungsniveau der
- a) Spontaneität,
- b) Imitationsfähigkeit,
- c) Ursache-Wirkung/Mittel-Zweck-Relationen,
- d) Vorstellungsmäßiges Spiel und
- e) Sprachniveaus und Intentionalität,

indem du die Kompetenzen des Kindes (ohne Hilfestellung) und seine Performanzleistungen (mit Hilfestellung) erfaßt (Entwicklungsdiagnostik) (vgl. Lund & Duchan, 1983).
Implikation 2: Bestimme die sozialen Kontexte, in denen das Kind seine Verhaltenskompetenzen zeigt und in welchen sozial kompetente Interaktion mißlingt und arbeite an/in ihnen.

Prinzip 3: Bestimme die Interaktion.

Implikation 1: Arbeite an Strategien, die die soziale Interaktion/Kompetenzen des Kindes und des Interaktionspartners verbessern.
Implikation 2: Arbeite mit den Bezugspersonen des Kindes, damit diese ihr Verhalten auf das Kind abstimmen können.

Prinzip 4: Erarbeite die wichtigen Bereiche (soziale Kontexte), in denen sozial kompetentes Verhalten gezeigt wird und nutze sie, um das gemeinsame Leben des Kindes mit seinen Bezugspersonen besser zu gestalten.

5.5.2 Planung der Interventionsaufgaben

Die verschiedenen Möglichkeiten, eine Aufgabe zu organisieren, resultieren aus den Zielsetzungen des Therapeuten. Liegt das Ziel darin, neue Fertigkeiten aufzubauen (z.B. das Ankleiden), so empfiehlt sich ein stark strukturierter Therapieplan, in welchem die wichtigsten Schritte und Aufgaben vorgegeben sind. Locker abgefaßte Therapiepläne enthalten dagegen möglicherweise nur eine Liste möglicher Aktivitäten. Zudem kann der Therapeut im Interventionsplan jeden einzelnen Schritt seines Vorgehens offenlegen oder diese verdeckt lassen.

Für die "Therapie sozialer Kompetenzen" bei autistischen Kindern scheint es angebracht zu sein, sich einen Übungsplan zu erstellen, der von den kognitiven Möglichkeiten des autistischen Kindes ausgeht. Die Struktur des Übungsplanes sollte dabei in einer Art *Baumstruktur* angelegt sein, wobei viele Wege auf ein Ziel ausgerichtet sind. Der Therapeut kann somit auf die verschiedensten Aktivitäten eines Kindes derart eingehen, daß er das gezeigte Verhalten des Kindes zum Zielverhalten lenkt. Wegen der Komplexität derartiger *Baumstrukturen* ist es jedoch nicht unbedingt notwendig, jeden einzelnen Übungsschritt offenzulegen. Vielmehr kann der Therapeut die einzelnen Entwicklungsschritte strukturieren, die zur Zielerreichung notwendig sind (prä-intentional, semi-intentional, intentional; instrumentell, funktional; non-verbal, verbal usw.). Bei den konkreten Verhaltensweisen, die das Kind wählt, kann der Therapeut dagegen einen eher lockeren Übungsplan organisieren.

In Anlehnung an Duchan (1986) können folgende Prinzipien angegeben werden:

Prinzip 1: Organisiere die einzelnen Übungen derart, daß sie vom Entwicklungsniveau des Kindes ausgehen und globalere sozial-kognitive Strukturen aufbauen, welche das Kind auf tägliche Situationen übertragen kann (Generalisierung).

Prinzip 2: Fördere die neuen kognitiven Strukturen anfänglich an bekannten Materialien und Ereignissen (die das Kind wählt) und füge neue Ereignisse und Materialien hinzu.

Prinzip 3: Achte darauf, daß die einzelnen Übungen dem kindlichen Verständnis der Situation untergliedert werden, verlange z.B. nicht Blickkontakt, bevor das Kind etwas (von dir) möchte.

Prinzip 4: Füge die Übungen in natürlich auftretende, d.h. vom Kind gewählte Kontexte ein. Biete dem Kind z.B. Spiele an, in denen du deine Übungen durchführen kannst oder stelle dem Kind im Übungsraum entsprechende Materialien zur Verfügung.

Prinzip 5: Setze Interaktionsstile ein, die dem Lernstil des Kindes entsprechen, imitiere z.B. das Verhalten des Kindes, fordere das Kind durch Gestik auf oder mach dem Kind etwas vor; stell dem Kind eine Frage oder begleite seine Aktivitäten verbal bzw. fordere es verbal auf, etwas zu tun.

Prinzip 6: Ermögliche es dem Kind, dein Verhalten vorherzusagen. Verhalte dich möglichst inhaltlich kontingent, d.h. entsprechend dem Sinnverständnis des Kindes. Belohne es für Teilschritte auch dann, wenn diese lediglich aus der Situation heraus verständlich (idiosynkratisch) und noch nicht allgemeinverständlich (konventionalisiert) sind.

Prinzip 7: Übertrage gelerntes Sozialverhalten auf die unterschiedlichsten Situationen und laß dabei die Initiative zunehmend auf das Kind übergehen.

Prinzip 8: Vergewissere dich, daß auch andere Bezugspersonen des Kindes auf dieses neugelernte Sozialverhalten eingehen, selbst dann, wenn dieses noch nicht "normales" Sozialverhalten darstellt.

5.5.3 Durchführung von Übungen

In der Förderung des Sozialverhaltens autistischer Kinder ist es wichtig, die Initiative bei dem Kind zu belassen, damit es lernt, sich spontan, d.h. von sich aus sozial kompetent zu verhalten. Es gibt mehrere Arten, eine derartige soziale Interaktion durchzuführen.

- Der Therapeut beginnt mit der Übung *(Initiierung)* und geht im weiteren Verlauf zunehmend dazu über, nur noch auf das Kind zu reagieren. Zum Beispiel, er beginnt das Kind zu kitzeln und wartet in dem weiteren Übungsverlauf immer längere Zeit, bis das Kind ihn zum Kitzeln auffordert.

- Der Therapeut *reagiert* auf das Kind. Zum Beispiel wartet er, bis das Kind ein Spiel beginnt oder hilft dem Kind bei seinen Aktivitäten, d.h. er schaltet sich in Handlungsabläufe des Kindes ein, um somit auf sich aufmerksam zu machen.

- Der Therapeut gibt das *Rüstzeug* vor. Zum Beispiel organisiert er den Übungsraum derart, daß ein bestimmtes Verhalten wahrscheinlich wird (Therapie in einer Küche, im Schlafzimmer usw.) oder er legt dem Kind bestimmtes Spielmaterial vor oder er beginnt mit einer sozialen Verhaltensweise und unterbricht diese plötzlich (z.B. auf das Kind zugehen und stehenbleiben, in die Hände des Kindes klatschen und plötzlich aufhören usw.).

- Der Therapeut versucht zu erahnen, was das Kind gerade beabsichtigt *(Intentionalität).*

Der letzte Aspekt spielt auch in den vorherigen eine wichtige Rolle. Nach Duchan (1986) muß sich ein Therapeut stets selbst fragen:

Wie gut er reagiert, wenn das Kind eine Verhaltensweise zeigt, die er nicht erwartet oder die er aus seiner Sichtweise als falsch ansieht.

Grundsätzlich sollte der Therapeut bei der Förderung der sozialen Kompetenzen autistischer Kinder davon ausgehen, daß es keine *falschen* Reaktionen des Kindes gibt, sondern, daß das Kind die "richtige" Antwort *nicht kennt*. Um angemessener auf ein autistisches Kind zu reagieren, sollte der Therapeut a) sich fragen, woher die Reaktion des Kindes kommt, b) nach Wegen suchen, damit das Kind versteht, was der Therapeut möchte oder c) die Aufgabe neu bestimmen, um dem Kind das Verständnis zu erleichtern oder um die Intentionen des Kindes zu wecken bzw. nicht zu verlieren.

In Anlehnung an Duchan (1986) können wir es dem Kind erleichtern, eine Verhaltensweise zu initiieren, wenn wir

- bestimmen, welche Ereignisse das Kind bereits kennt und vorzieht,
- kontingent auf die Absichten des Kindes reagieren, danach auf die Inhalte seines Tuns und zuletzt auf die Form des Handelns,
- korrigierende Einflußnahmen und Bewertungen minimieren,
- dem Verhalten des Kindes folgen und mit ihm an dem arbeiten, was es möchte,
- eine Reaktion nicht nur als "richtig" bewerten, sondern auch die Absicht des Kindes beachten, d.h. ob es selbst diese Reaktion zeigen wollte oder z.B. nur mechanisch reagierte,
- die intrinsischen Verstärker wählen, die der Absicht und dem Verständnis des Kindes entsprechen,
- von der Spontanaktivität des Kindes ausgehen.

  - Baue Routinen auf, indem du die Spontanaktivität des Kindes in einen routinemäßigen Ablauf bringst.
  - Setze diese Routinen ein, um den Anfang und das Ende eines größeren Ereignisses einzufassen.
  - Verwende gegenseitig verständliche und erprobte Routinen, um neue Informationen einzubauen.
  - Gehe von stark strukturierten Routinen zu unstrukturierten über.

Besonders für stark geistig behinderte autistische Kinder ist der Aufbau von Routinen über das kindliche Spontanverhalten eine notwendige Voraussetzung, bevor komplexeres Sozialverhalten aufgebaut werden kann.

6 Entwicklungsförderung

6.1 Einleitung

Die therapeutischen Möglichkeiten, autistischen Kindern zu einem selbständigeren Leben zu verhelfen, sind in den letzten Jahren enorm angewachsen (Cohen et al., 1987; Dawson, 1988; Kehrer, 1988; Schopler & Mesibov, 1985, 1986). Doch leider entsprechen die therapeutischen Effekte nicht dem erforderlichen Aufwand (Koegel et al., 1982; Rutter, 1985; Strain, 1983). Im Bereich psychologischer Interventionen zeigt sich dieses Problem in der Generalisation der kurzfristig erzielten therapeutischen Effekte (Koegel & Koegel, 1987; Rutter, 1985). Insgesamt unterscheidet man drei Bereiche dieser Generalisationsprobleme:

- die Reizgeneralisierung, d.h. die Übertragung gelernter Verhaltensweisen auf andere relevante Bedingungen als diejenigen, unter denen eine Verhaltensweise erstmals erworben wurde;
- die Generalisierung über die Zeit hinweg (Dauer), d.h. das Andauern gelernter Verhaltensweisen über die Zeitdauer der Förderung hinweg;
- die Reaktionsgeneralisierung, d.h. die Übertragung gelernter Verhaltensweisen auf andere, vergleichbare Verhaltensweisen.

Die Schwierigkeiten autistischer Kinder gelernte Verhaltensweisen unter verschiedenen Reizbedingungen zu zeigen, hängen aus entwicklungspsychologischer Perspektive eng mit ihren Problemen in der Dekontextualisierung zusammen, d.h. sie können Erlerntes nicht vom Kontext der Lernsituation unabhängig machen; ihr Verhalten bleibt daher situationsspezifisch. Verhaltenstherapiestudien belegten, daß das Verhalten autistischer Kinder von den verschiedenen Einflußvariablen des sozialen Kontextes abhängen kann. Reizkontrolle über erlerntes Verhalten haben z.B. die Person des Therapeuten, die therapeutische Situation oder der Therapieraum (Risley, 1968; Rincover & Koegel, 1975); jedoch kann auch der spezifische Verstärker oder gar eine bestimmte motorische Bewegung des Therapeuten das Verhalten des Kindes kontrollieren (Koegel & Rincover, 1977). Es ist auch aus experimentellen Studien bekannt, daß die Generalisation gelernten Verhaltens bei autistischen Kindern von vielfältigen Variablen abhängen kann (Fein et al., 1979).

Andere Studien konnten nachweisen, daß erworbene Verhaltenskompetenzen unmittelbar nach der Intervention verloren gehen können (Lovaas et al., 1973) und von welchen Bedingungen dies abhängt (Koegel & Rincover, 1977). Diese Studien haben zum Verständnis beigetragen, warum autistische Kinder nicht automatisch eine erlernte Verhaltensweise auf andere Bereiche übertragen (Carr & Kologinsky, 1983; Russo et al., 1981). Wenn nur diejenigen Verhaltensweisen sich verbessern, die direkt während der Therapie gefördert werden, so wird deutlich, in welchem Widerspruch Aufwand und Nutzen einer psychologischen Intervention stehen.

Das Generalisationsproblem, welches den Nutzen psychologischer Interventionen bis weit in die achtziger Jahre hinein beeinträchtigte, stellt sich immer deutlicher als ein Problem der

Interventionsplanung und Therapiedurchführung dar (Donnellan et al., 1984; Mirenda & Donnellan, 1987; Koegel & Koegel, 1987; Koegel et al., 1987). Zu lange wurde nur unzureichend beachtet, was und wie gelehrt werden soll, und es wurden häufig weder multidisziplinäre Förderprogramme entwickelt noch unterschiedliche theoretische Perspektiven und somit auch verschiedene diagnostische Informationen genutzt.

6.2 Interventionsplanung

In der Planung einer Therapie greift der Praktiker gewöhnlich auf zwei Informationsquellen zurück, die sein Handeln bestimmen (Mirenda & Donnellan, 1987). Er macht sich Gedanken darüber, *was* er fördern möchte, d.h. er sucht nach Inhalten der Intervention und er fragt sich, *wie* er fördern möchte, d.h. er setzt verschiedene Methoden ein, mit denen er die gewonnenen Inhalte dem Kind nahebringt. In beide Aspekte fließt sein Wissen über den "Autismus" ein.

6.2.1 Was soll gefördert werden?

Für die Erarbeitung der Inhalte von Förderprogrammen gibt es hauptsächlich zwei Ansätze, den entwicklungspsychologischen und den ökologischen Ansatz. Im entwicklungspsychologischen Ansatz werden Informationen der Entwicklungsdiagnostik genutzt, um ein individuelles Profil eines Kindes zu erstellen. Entsprechend dem Entwicklungsstand werden entlang der Entwicklungssequenzen die für das Kind nächsthöheren Entwicklungsschritte gefördert.
Der Vorteil von Entwicklungstheorien als Grundlage von Förderprogrammen liegt darin, daß der Therapeut gewiß sein kann, das Kind mit Handlungen zu konfrontieren, die es seiner kognitiven und konzeptuellen Fähigkeiten angemessen fordern. Ist dies der Fall, so zeigt das autistische wie das normale Kind auch Interesse an der Aufgabe und Freude bei deren Bewältigung (Volkmar et al., 1985; Volkmar, 1986; Papousek et al., 1986). Zudem garantiert ein gerade noch toleriertes Ungleichgewicht (Kagan et al., 1978) zwischen einer neu erworbenen und einer bereits bestehenden Fähigkeit eine Generalisierung der erlernten Verhaltensweisen sowohl auf neue Reizbedingungen als auch auf ähnliche Fähigkeiten (Bricker & Bricker, 1974; Miller & Yoder, 1974). Hat ein autistisches Kind einmal ein Ereignis kognitiv eingeordnet, so kann es die mit dem Ereignis verbundenen Fähigkeiten auch in ähnlichen Situationen zeigen (Sigman et al., 1987; Duchan, 1987).

Bei einem autistischen Kind mit hohen intellektuellen Fähigkeiten (nonverbaler IQ-Punkt über 70), jedoch mit geringen bzw. ohne Sprachfähigkeiten müßten aus entwicklungspsychologischer Sicht folgende Fähigkeiten gefördert werden, damit das Kind zu bedeutungsvoller Sprache fähig wird (vgl. Bates, 1979; Miller et al., 1980; Seibert & Hogan, 1982; Snyder-McLean et al., 1988).

- Sensumotorische Fähigkeiten,

  - Imitation,
  - Mittel-Zweck-Relation,

- funktionaler Objektgebrauch,
- beginnende symbolische Spielfähigkeiten.

• Sozial-kommunikative Fähigkeiten,

  - Gemeinsame Aufmerksamkeit (Stufe II-III),
  - Wortverständnis.

Generell scheint aus entwicklungspsychologischer Sicht sinnvoller Sprachgebrauch nur dann möglich, wenn ein Kind Stufe V oder VI der sensumotorischen Entwicklung erreicht hat.
Für ein autistisches Kind mit geringen intellektuellen Fähigkeiten (IQ-Punkt unter 55) ist aus entwicklungspsychologischer Sicht die Förderung von sinnvollen Sprachfähigkeiten nicht zweckmäßig. Hier empfiehlt sich eine Förderung nonverbaler, sozial-kommunikativer Fähigkeiten, um mit dem Kind soziale Routinen aufzubauen. Es sollten dabei die oben erwähnten Fähigkeiten der Entwicklungsstufen III und IV in der sensumotorischen Entwicklung und Stufe I und II der sozial-kommunikativen Entwicklung erreicht werden. Soziale Routinen, die ein autistisches Kind verstehen kann, und an welche es sich auch im alltäglichen Kontext halten kann, sind aus entwicklungspsychologischer Sicht auf diesen Niveaus zu erwarten.

Die spezielle Situation autistischer Kinder läßt auch die Nachteile entwicklungspsychologischer Förderprogramme deutlich werden. So ist die Umsetzung der Entwicklungstheorien in die praktische Arbeit mit autistischen Kindern schwierig. Häufig werden Strategien eingesetzt, in denen Aufgaben aus den Entwicklungsskalen für die Förderprogramme ausgewählt werden (Donnellan, 1980). Dieser unangemessene Gebrauch von Informationen aus Entwicklungsinventaren resultiert in der Förderung von isolierten Fertigkeiten, die in natürlichen sozialen Kontexten meist sinnlos sind (Stepkens, 1977). Wir sehen daher die Informationen der Entwicklungsdiagnostik lediglich als einen wenn auch wesentlichen Baustein der Interventionsplanung.

Es ist günstiger, Förderprogramme zu erarbeiten, die am täglichen Leben der autistischen Kinder ausgerichtet sind und zu versuchen, direkt die Fähigkeiten des autistischen Kindes zu verbessern. Dieser ökologische Ansatz wurde von Brown et al. (1979) als *"Domain-Strategy"* beschrieben und hat bereits einen festen Platz in der Förderung autistischer Kinder eingenommen (Falvey et al., 1987). Die Auswahl von Förderungsinhalten der "Domain-Strategy" richtet sich an dem realen sozialen Kontext einer autistischen Person aus, an dem Zuhause, der Erholung und Freizeit, dem Beruf und der Arbeit sowie an der Gesellschaft und Öffentlichkeit. Versucht wird dabei, ein dem chronologischen Alter des Betroffenen entsprechendes, auf die spezifischen individuellen Bedürfnisse zugeschnittenes möglichst normales Funktionieren zu erreichen. Das autistische Kind soll befähigt werden, in so vielen Situationen so unabhängig wie möglich zu werden. Es werden hierzu natürlich auch traditionelle Fähigkeiten wie Kognition, Sprache, Lesen usw. gefördert, jedoch in einem weitgehend natürlichen Kontext. Die "Domain-Strategy" richtet sich an altersentsprechenden Notwendigkeiten (Einkaufen gehen, arbeiten usw.) oder den Wünschen und Zielen der Eltern aus, und ist nicht von Entwicklungsmodellen und bestimmten kognitiven Lernvoraussetzungen abhängig. Die Ziele einer derartigen Autismustherapie sind von Kehrer (1988) aufgestellt worden.

Tabelle 27: Ziele der Autismustherapie (nach Kehrer).

1. Kontakt zu Gleichaltrigen
2. Aufgabe der Isolation
3. Gruppenfähigkeit (z.B. in der Schule)
4. Selbständigkeit (An- und Ausziehen, Waschen, Sauber-sein etc.)
5. Normale, auch kommunikative Sprache
6. Zeichensprache
7. Angepaßtsein zu Hause
8. Angepaßtsein außer Haus
9. Gutes Spiel- und Arbeitsverhalten
10. Intellektueller Fortschritt
11. Kulturtechniken
12. Schulbesuch und Berufsausbildung
13. Berufliche Tätigkeit
14. Vermeidung von Heimunterbringung im Kindesalter
15. Leben in einer Gruppe

Kehrer (1988) gibt ebenfalls an, welche Hindernisse im Verhalten autistischer Personen den Zielen entgegenstehen und abgebaut bzw. aufgebaut werden müssen (vgl. auch: Ross & Petermann, 1987).

Tabelle 28: Hindernisse der Autismustherapie (nach Kehrer).

Verhaltensabweichungen

1. Unruhe
2. Stereotypien
3. Aggressivität
4. Autoaggressivität
5. Zwangsrituale
6. Einnässen, Einkoten

Verhaltenslücken

1. Isolation, Rückzug
2. Zu wenig Kontakt mit Mitmenschen
3. Antriebsmängel, Apathie
4. Sprachmängel
   a) im Sprachverständnis
   b) in Wortschatz, Grammatik etc.
   c) der Sprachkommunikation
5. Mangelnde Selbständigkeit

6. Mangelndes Spiel- und Arbeitsverhalten
7. Unkonzentriertheit
8. Sensorische Mängel

Da Stereotypien, Zwangsrituale und andere Verhaltensexzesse durchaus kommunikative Bedeutung für autistische Kinder haben können (Prizant & Schuler, 1987; Prizant & Wetherby, 1987), ist der Abbau dieser "idiosynkratischen" Verhaltensweisen nur unter gleichzeitigem Aufbau von alternativem, konventionellem Verhalten sinnvoll.

Dieser Ansatz greift vor allem auf Informationen der Verhaltensdiagnostik (Befragung, Beobachtung usw.) zurück und versucht, daraus seine Förderungsbereiche zu bestimmen. Die Spezifizierung der Inhalte, die in solchen Bereichen gefördert werden sollen, lassen sich mit Hilfe der Verhaltensdiagnostik (vgl. Abschnitt 5.4) bestimmen. Die bereits dargestellte Konstruktion natürlicher Untersuchungssituationen erlaubt dabei die von der "Domain-Strategy" geforderte Festlegung der sozialen Kontexte einer Förderung.
Falvey et al. (1987) fordern hierzu die Förderungsinhalte anhand folgender Kriterien festzulegen, die wir für die Förderung autistischer Vorschulkinder entsprechend umgearbeitet haben:

1. Einteilung der Inhalte in folgende Förderungsbereiche: z.B. tägliche Aktivitäten, Spielen, Lernen, Umgang mit anderen.

2. Beschreibung der Aktivitäten nicht-behinderter Vorschulkinder in diesen Bereichen.

3. Beschreibung untergeordneter Förderungsbereiche:

Tägliche Aktivitäten:	*Aufstehen, Essen, Schlafengehen usw.*
Spielen:	*Selbständiges, gemeinsames Spielen, verschiedene Spielaktivitäten.*
Lernen:	*Bewältigen bestimmter Aufgaben wie Sprechen, Malen, Zählen, Bitten usw.*
Umgang mit anderen:	*Soziale Interaktion, soziale Routinen, Begrüßen usw.*

4. Beschreibung der Aktivitäten in diesen Teilbereichen:

Tägliche Aktivitäten:	*Anziehen, Waschen, Tischdecken, Durchschlafen, zur Toilette gehen usw.*
Spielen:	*Puzzle-Spielen, Puppen-Spiele, Schaukeln, die Mutter zum Spielen auffordern.*
Lernen:	*Kommunikation, Bauklötze aufeinanderreihen, Einüben von neuen Routinen.*
Umgang mit anderen:	*Winken, Bitten, auf sich aufmerksam machen, Blickkontakt usw.*

5. Definiere Teilschritte, die zur Bewältigung dieser Aktivitäten notwendig sind.

Während häufig Strategien entwickelt wurden, in denen dem Fähigkeitsniveau eines Kindes Rechnung getragen wird (Baumgart et al., 1982), haben sich die Generalisierungsprobleme ökologisch orientierter Förderungsmaßnahmen erst beheben lassen, als man begann, entwicklungsangemessene Fertigkeiten in natürlichen Umwelten mit natürlichen Materialien zu fördern (Koegel et al.,1987). Gelingt es, eine soziale Situation herzustellen, in der das autistische Kind sein eigenes Verhalten mit dem des Interaktionspartners in vorhersagbare Beziehung bringen kann, bekommt die gesamte Situation oder einige Aspekte der Situation Bedeutung, und wo immer es dem Kind gelingt, sich von der konkreten Handlungsabfolge zu lösen und die Struktur des Ereignisses kognitiv zu repräsentieren (sprachlich, als Vorstellung oder symbolisch), kann es dieses Verhalten auch unabhängig von der Situation zeigen. Die Zeitpunkte, zu denen dies gelingt, gehen mit emotionalen Äußerungen einher (Aebli, 1980; Papousek et al., 1984, 1986; Hartmann & Rohmann, 1988).
Wir werden im folgenden Abschnitt therapeutische Vorgehensweisen beschreiben, die speziell auf die Förderung des Sinnverständnisses (Duchan, 1986) autistischer Kinder abzielen.

6.2.2 Wie soll gefördert werden?

Für die Erarbeitung der methodischen Vorgehensweise einer Förderung stehen dem Praktiker verschiedene Ansätze zur Verfügung, von denen wir den interaktionalen und den behavioralen Ansatz darstellen.
Zur Beantwortung der Frage, wie man eine Förderung gestalten sollte, können interaktionistische Strategien herangezogen werden. Diese Strategien resultieren aus der Beobachtung der natürlichen Mutter-Kind-Interaktion (Chapman, 1981) und werden als *sanfte Verfahren* betrachtet, da sie:

- die Interaktionssituation derart gestalten, daß das Interesse des Kindes automatisch aufrechterhalten bleibt und Erfahrungen fördert, an denen ein Kind aktiv teilhat;
- die einzelnen Aspekte einer Förderung in einen größeren Sinnzusammenhang stellen und nicht separate Verhaltensaspekte wie Blickkontakt, Reaktionsbereitschaft, Echolalie, Stereotypien behandeln;
- das Kind anfänglich mit konkreten Materialien, die hervorstehende Merkmale besitzen, konfrontieren, bevor weniger auffallende natürliche Materialien eingesetzt werden;
- die Abfolgen, Inhalte und Funktionen des Trainings kindgerecht gestalten, d.h. das Kind aktiv an der Bestimmung und Kontrolle der Aktivitäten teilnehmen lassen (Bricker & Carlson, 1981);
- die Aufgaben so auswählen, daß sie für das Kind motivierend sind;
- die "falschen" Antworten des Kindes nicht korrigieren, sondern diesem helfen, passendere Reaktionen zu suchen und keine Anforderungen oder Fragen stellen, die entweder richtig oder falsch beantwortet werden können (Conn-Powers, 1982);
- vom Therapeuten die Fähigkeit verlangen, die Verhaltensweisen, welche ein Kind zeigt, in die angestrebte Richtung zu lenken (Hart & Risley, 1986; Carr, 1985).

Der Hauptvorteil der interaktionalen Strategie resultiert daraus, daß von bestehenden Fertigkeiten ausgehend systematisch neue Fertigkeiten aufgebaut werden (McLean & Snyder-Mc

Lean, 1978). In der Therapie autistischer Kinder verspricht dieser Ansatz das Spontanverhalten zu fördern und zu verhindern, daß die Kinder auf Anforderungen, Personen und Situationen mechanistisch reagieren (Donnellan, 1984). Das Kind lernt Ereignisse zu initiieren und diese zu kontrollieren. Der Nachteil dieses Ansatzes ist darin zu sehen, daß er auf bereits vorhandenen Fähigkeiten basiert und es nur schwer gelingt, völlig neue Verhaltensweisen aufzubauen. Leider haben die meisten autistischen Kinder nur sehr begrenzte Verhaltensmöglichkeiten, die zudem oft von wenigen dafür aber übertriebenen und konkreten Konsequenzen abhängen und nur in sehr geringem Maß auf die Umwelt abgestimmt sind.

Die behaviorale Strategie geht von einem Modell aus, welches auf der Lerntheorie basiert (Skinner, 1957; Reichle et al., 1980) und exakte, strukturierte Instruktionsstrategien vorgibt, deren Effektivität bisher häufig belegt wurde (Baer, 1981; Koegel et al., 1982, 1987; Lovaas, 1987). Der behaviorale Ansatz geht davon aus, daß

- weniger der kognitive Entwicklungsstand als die gegenwärtigen Reaktionsfähigkeiten eines autistischen Kindes die Voraussetzungen der Förderung darstellen;
- die einzelnen Verhaltensdefizite in ihre einzelnen Komponenten isoliert und in einer genau vorgegebenen Abfolge von Maßnahmen zu beheben sind;
- die Verhaltensweisen vor allem durch die Manipulation ihrer Konsequenzen aufgebaut bzw. abgebaut werden können (vgl. Ross & Petermann, 1987).

Die Vorteile dieses Vorgehens liegen darin, daß mit behavioralen Strategien den verschiedensten Verhaltensproblemen autistischer Kinder begegnet werden kann (vgl. Rutter, 1985; Kehrer, 1988; Ross & Petermann, 1987), und autistische Kinder mit Hilfe behavioraler Strategien neue Fertigkeiten effektiv und schnell erwerben können (Koegel et al., 1982, 1986). Probleme bieten sich diesem Ansatz bei der Generalisierung therapeutischer Effekte und bei der Förderung spontanen, selbst-initiierten Interaktionsverhaltens (Koegel & Koegel, 1987; Donnellan et al., 1984).
Studien der letzten Jahre konnten zeigen, daß die behaviorale Verhaltensmodifikation fast alle Prinzipien der interaktionalen Strategie in sich vereinen kann (La Vigna & Donnellan, 1988; Mesaros & Donnellan, 1987; Peck & Schuler, 1983), wobei sie jedoch auch ihren operanten Ansatz öffnet und mentale Konstrukte wie Regeln und Intentionen einbezieht (Duchan, 1986).

6.3 Therapie sozialer Kompetenzen

6.3.1 Prinzipien einer entwicklungsorientierten Autismustherapie

Duchan (1986) hat für die Sprachintervention ein Konzept entwickelt, welches die oben dargestellten Aspekte der Interventionsplanung zu integrieren versucht. Sie erarbeitete einen konzeptuellen Rahmen für die Beurteilung dessen, was während der natürlichen und therapeutischen Interaktion geschieht und verwendete hierzu die Theorie der Pragmatik, da diese die Aufmerksamkeit auf den Sprachgebrauch in den verschiedensten Kontexten lenkt

(Bloom & Lahey, 1978; Roth & Spekman, 1984). Zudem beachtet sie die entwicklungspsychologischen Überlegungen zur Entwicklung der "semiotischen Funktionen" (Piaget & Inhelder, 1969; Lund & Duchan, 1983) sowie zum "Ereignisstrukturalismus" (Duchan, 1987). All diese Aspekte lassen Duchans (1986) Konzept der Sprachintervention auch für die Arbeit mit autistischen Kindern als sinnvoll erscheinen (vgl. auch: Prizant & Schuler, 1987), wenn es für die Förderung der sozialen Kompetenz umgearbeitet wird.
Wir wollen hierzu unsere theoretischen und praktischen Vorstellungen darstellen und damit ansatzweise verdeutlichen, wie ein Förderungskonzept der sozialen Kompetenz schwer entwicklungsgestörter Kinder aufgebaut sein könnte. Dieses Förderungskonzept entspricht weitestgehend den Vorstellungen von Judith Duchan (1983, 1986, 1987). Es wurde von uns in der praktischen Arbeit erst an wenigen autistischen Kindern und nur in Auszügen erprobt.

Autistische Kinder haben eine Vielzahl an sozialen und kommunikativen Inkompetenzen, die nach Baron-Cohen (1988) und Prizant (1983) geradezu den gesamten Bereich der Pragmatik betreffen, ihn sogar definieren. Hierzu gehören nicht nur die Schwierigkeiten, die autistische Kinder damit haben, sich verbal und nonverbal mitzuteilen (Landry & Loveland, 1988; Attwood et al., 1988), sondern ebenso ihre Probleme, eine zwischenmenschliche soziale Interaktion einzuleiten und aufrechtzuerhalten (Mundy et al., 1986; Sigman & Mundy, 1989). Diese Schwierigkeiten werden derzeit sowohl auf spezifische sozial-kognitive (Baron-Cohen, 1988, 1989) als auch auf affektive (Hobson, 1988) Störungen und Störungen des sozialen Lernens (Sternberg, 1987) zurückgeführt. Der Eindruck, den diese Defizite bei jeder Person hinterlassen, die einem autistischen Kind begegnen, besteht aus einem Gefühl der Fremdheit, dem sich schnell ein Gefühl der Hilflosigkeit dazugesellt. Dennoch, es gibt Belege dafür, und die nahen Bezugspersonen der Betroffenen können dies bestätigen, daß sich das autistische Kind ebenso wie die Bezugspersonen mitunter sehr bemühen, Kontakt herzustellen und Interaktionen aufrechtzuerhalten (Sigman et al., 1986; Kasari et al., 1988). Manche autistischen Personen wollen sogar Freundschaften schließen und leiden darunter, daß ihnen hierzu die notwendigen Voraussetzungen fehlen (Schopler & Mesibov, 1986; Shah & Wing, 1986). Es liegt daher nahe, sowohl die soziale Kompetenz des Kindes zu fördern, an "normalem" Kontakt teilzuhaben, als auch die soziale Kompetenz der Eltern und Therapeuten zu fördern, am "autistischen" Kontakt teilzuhaben. Gerade diese Annäherung scheint uns die Voraussetzung dafür zu sein, daß eine soziale Interaktion mit dem autistischen Kind sowohl für dieses als auch für die Beteiligten befriedigender verläuft und das Kind etwas darüber erfährt, wie seine "normale" Umwelt die Welt und was in ihr geschieht betrachtet.

Nach Duchan (1986) kann dies dann erzielt werden, wenn beide an einer normalen oder therapeutischen Interaktion teilnehmenden Personen sich darüber klar werden, was in ihrer Interaktion passiert und was der Partner über das Geschehen denkt, und wenn beide ihren Teil der Interaktion so auf ihren Partner abstimmen, daß ihre Vorstellungen von dem, was vor sich geht, mit denen des anderen übereinstimmen.
Den ersten der Prozesse nennt Duchan (1986) *Sinngestaltung* , den zweiten *Feinabstimmung*. Beide Prozesse liegen zwischen dem, was als "subjektiv" und dem, was als "objektiv" an einer Interaktion oder an einem therapeutischen Geschehen angesehen werden kann (vgl. Strassmeier, 1986; Anstötz, 1984; Hintermair, 1984), insofern jeder aus dem, was er

sieht, Rückschlüsse darüber zieht, warum der andere dies getan hat und entsprechend diesen Vorstellungen auf den anderen reagiert (vgl. hierzu: Duchan, 1986, 1987). Alle an einer Interaktion Beteiligten machen diese aus ihrer Sichtweise sinnvoll (Berger & Keller, 1981), was Duchan *"Sinngestaltung"* nennt und wofür sie Kriterien angibt, die helfen sollen ein gemeinsames Sinnverständnis dafür zu entwickeln, *"was gerade vor sich geht"*.

Duchan (1986) nennt sechs Aspekte, mit denen Interaktionspartner einer Situation gemeinsam Sinn geben können:

- *den übergeordneten Sinn,*
- *die Austauschprozesse,*
- *die Absichten,*
- *das übergeordnete Ziel,*
- *das Thema,*
- *die Zusammenbrüche und Wiederherstellungsversuche.*

Das zentrale Konstrukt in Duchans Konzept ist der *übergeordnete Sinn* eines Ereignisses. Dieser kann als eine Antwort auf die Frage "Was geht hier vor?" betrachtet werden, z.B. "Wir spielen!", "Wir gehen Einkaufen!" oder "Wir unterhalten uns!". Der übergeordnete Sinn bezeichnet das "Wesentliche" an einem Ereignis, wobei für zwei Interaktionspartner unterschiedliche Aspekte eines Ereignisses wesentlich sein können. Dies ist z.B. dann der Fall, wenn ein Therapeut glaubt, daß er mit einem autistischen Kind Ball *spielt*, während das autistische Kind dieses Ereignis als die Aufgabe interpretiert, einen zurollenden Ball zu einer Person zurückzurollen. Beide Personen sehen den übergeordneten Sinn des Ereignisses anders, da sie dieses Ereignis andersartig strukturieren bzw. andere Skripte bezüglich dieses Ereignisses gespeichert haben. Dieses sogenannte *Ereignisskript* (Duchan, 1986, 1987) beschreibt Konzepte über die Struktur und die Abfolge von Ereignissen. Während der Therapeut im obigen Beispiel das Ballspiel-Ereignis als "Spiel" interpretiert, da sein Ereignisskript den Aspekt des Gemeinsamen an dem Ereignis und die Abfolge des Hin- und Herrollens betont, legt das Ereignisskript des autistischen Kindes Wert auf den Aspekt, einen zurollenden Ball in diejenige Richtung zurückzurollen aus der dieser herkam, und es interpretiert das Ereignis somit als Aufgabe. Zudem legt der Therapeut entsprechend seinem Spiel-Skript Wert auf Blickkontakt zum Ball und zum Kind, während das autistische Kind entsprechend seinem Aufgaben-Skript Wert auf die korrekte Ausführung legt und nur den Ball fixiert.

Ereignisskripte entwickeln sich vor allem in der sozialen Interaktion (Bruner & Sherwood, 1983; Bakeman & Adamson, 1984), wobei sie anfänglich ritualisiert und idiosynkratisch und damit an einen spezifischen Kontext gebunden sind und später flexibel und konventionalisiert sowie kontextunabhängig werden. Daher empfiehlt es sich, anfänglich hoch strukturierte Ereignisse einzuüben und diese im Therapieverlauf aufzulockern und kontextunabhängig (Generalisierung) zu machen. Wir haben bereits die Einflußvariable der Interaktionssituation beschrieben, die dem Aspekt "übergeordneter Sinn" von Duchan (1986) weitgehend entspricht (vgl. Abschnitt 4.2.2.3).

Die *Austauschprozesse* beschreiben das Hin und Her zwischen den Interaktionspartnern, den Wechsel der Hörer-Rezipient- und Sender-Agent-Rolle. Manchmal sind die Austauschprozesse durch ein Ereignisskript vorgeschrieben (Rituale; "Mensch-ärgere-Dich-nicht-Spiel"; Schulstunden; Mittagessen usw.); ein anderes mal entstehen Austauschprozesse erst in einer Interaktion, sie resultieren aus einer Abmachung (frei erfundene Spiele zwischen Gleichaltrigen, Kennenlernen zweier Personen, jemanden auf etwas aufmerksam machen). Soziale Interaktionen werden häufig vom übergeordneten Ereignis bestimmt, das lediglich mögliche Austauschprozesse nahe-, jedoch nicht festlegt (Party, "Einer bekannten Person begegnen", Kaffeepause, Tischgespräche usw.). Gestörte Austauschprozesse sind zumeist nicht das Resultat einer Unfähigkeit zum Austausch an sich, sondern sind deshalb vorhanden, weil die Interaktionspartner den übergeordneten Sinn oder das Skript eines Ereignisses nicht gleich erfassen, wenn z.B. einer spielt und der andere eine Aufgabe ausführt. Auch die Intentionen der Interaktionspartner unterscheiden sich dabei.

Eine *Absicht* ist der Grund, eine Handlung (Akt) auszuführen. Ein Akt besteht aus einem oder mehreren Austauschprozessen, die verbal oder nonverbal vollzogen werden können. Der Grund, eine Handlung auszuführen, kann vom Ereignisskript vorgegeben sein und z.B. in der Aufgabe einen Ball zurückzurollen, liegen. Diese Auffassung geht davon aus, daß jedem einzelnen Akt eine Intention zukommt (Coggins & Carpenter, 1981; Prizant, 1983; Prizant & Schuler, 1987). Duchan (1986) sieht in den Absichten die Funktion, ein Ereignis als sinnvoll zu gestalten bzw. diesem Sinn *zuzuschreiben*. Ein und demselben Ereignis, wie z.B. dem oben beschriebenen Hin und Her des Balles, schreibt die eine Person "Spielqualitäten" zu und die andere eine "Aufgabenqualität". So macht zwar das Ereignis für beide Sinn, der jedoch auf unterschiedlichen Absichten beruht. Der Therapeut hat evtl. die Absicht, dem Kind den Ball zuzurollen, um ein gemeinsames Ziel, das Ballspielen zu erreichen, das autistische Kind hat vielleicht die Absicht, den Ball möglichst korrekt zurückzurollen oder einer antizipierten Bestrafung auszuweichen oder eine Verstärkung zu erhalten. Beide Interaktionspartner verbinden aber die einzelnen "intentionalen Akte", die sich im Gelingen oder Mißlingen der Austauschprozesse, d.h. im Verhalten zeigen, um ein übergeordnetes Ziel zu erreichen.

Das *übergeordnete Ziel* nennt Duchan (1984, 1986) "Agenda", und sie bezieht sich damit auf die jeweiligen Gesichtspunkte, aus denen heraus eine Person an einer sozialen Interaktion teilnimmt. So hängen die intentionalen Akte des autistischen Kindes dadurch miteinander zusammen, weil es vielleicht an der korrekten Handlungsausführung interessiert ist (intrinsische Motivation/Verstärkung) oder eine Bestrafung vermeiden bzw. Lob erzielen möchte (extrinsische Motivation/Verstärkung), während die Akte des Therapeuten deshalb zusammenhängen, da dieser ein gemeinsames Spiel aufrechterhalten möchte (soziale Motivation/Verstärkung). Einen gemeinsamen Sinn können die Interaktionspartner lediglich dann herstellen, wenn es ihnen gelingt, vergleichbare übergeordnete Ziele zu verfolgen, d.h. wenn sie ein gemeinsames Thema haben.

Das *Thema* einer sozialen Interaktion kann als deren Inhalt beschrieben werden. Besonders deutlich können verbale intentionale Akte ein Thema beschreiben, z.B. dann, wenn eine Person themenbezogene Fragen stellt ("Hat der Wolf alle sieben Geißlein gefressen?"). Dabei können Themen mit den Intentionen und den übergeordneten Zielen etwas zu tun haben (Ab-

sicht: Das Kind möchte etwas über die Fähigkeit des Wolfes, sieben Geißlein fressen zu können, wissen; übergeordnetes Ziel: Das Kind ist daran interessiert, das Thema weiterverfolgen zu können) oder auch nicht (stereotypes Fragenstellen eines autistischen Kindes). Bei einem "Small-talk" wird die Interaktion unter einem Thema geführt, das gar nichts mit dem übergeordneten Ziel zu tun zu haben braucht. Der Inhalt des Gespräches mag, z.B. dem Kennenlernen dienen und nicht der Frage nach dem letzten Urlaub.
Ein Ereignis, z.B. eine Lesestunde mag viele verschiedene Themen haben, wobei die einzelnen Geschichten wiederum zu einem übergeordneten Thema wie Gute-Nacht-Geschichten zählen können. Therapeutische Themen, z.B. "Wir spielen Ball!" stehen unter Kontrolle des Ereignisskripts oder sie werden herbeigeführt, um das Ereignisskript "Ballspielen" aufzubauen. Bei dem Versuch, ein Thema aufzubauen oder durchzuführen, ebenso wie bei allen anderen Aspekten der Sinngestaltung, kann es zu Zusammenbrüchen der sozialen Interaktion kommen, welche wiederhergestellt werden müssen.

Zusammenbrüche können aus jedem einzelnen Aspekt der sozialen Interaktion resultieren. Wenn eine Therapie beginnt, mag der Therapeut den übergeordneten Sinn des Ereignisses darin sehen, dem autistischen Kind "etwas beizubringen", während das Kind bereits auf dem Weg zum Therapieraum "Spielen" erwartet, weil der Therapieraum gewöhnlich als Spielzimmer genutzt wird. Während der Therapeut dem Kind einen Ball zurollt und erwartet, diesen wieder zugerollt zu bekommen, mag das autistische Kind diese Gelegenheit nutzen, um den "roten Gegenstand" in den Mund zu nehmen. Die Absicht des Therapeuten, den Ball zu rollen, mag in dem übergeordneten Ziel begründet liegen, ein Ballspiel-Thema herzustellen, während das autistische Kind erst gar keine Absichten ausgebildet hat, die es befähigen würden, einen derart komplexen Handlungsablauf aufzubauen und es stattdessen daran "interessiert" ist, die Kälte des Balles auf seinen Lippen zu spüren (prä-intentionales Niveau; Bates, 1979).
Häufig bemüht sich dann der Therapeut vergebens, sein Spielthema aufrechtzuerhalten, indem er all die "Unfähigkeiten" des autistischen Kindes kompensiert und auch den Teil der Austauschprozesse des Kindes in seinen Aktivitäten übernimmt. Den Grund für derartige Zusammenbrüche sieht Duchan (1986) darin, daß es beiden Interaktionspartnern nicht gelingt, sich "fein aufeinander abzustimmen" und somit die soziale Interaktion wiederherzustellen.

Die *Feinabstimmung* ermöglicht es den Interaktionspartnern, sich derart aufeinander einzustellen, daß sie Interaktionen durchführen können, welche für beide Partner sinnvoll sind. Jede gelungene Feinabstimmung, die es den Interaktionspartnern ermöglicht, eine mißlungene soziale Interaktion wiederherzustellen, wird als *Wiederherstellungsstrategie* gespeichert (vgl. Gallagher & Darnton, 1978). Dieselben Aspekte, die eine Sinngestaltung ermöglichen, dienen auch der Feinabstimmung.

Die Abstimmung auf das übergeordnete Sinnverständnis erfordert eine Sensibilität gegenüber dem Ereignisskript des Interaktionspartners. Gerade diese konzeptuelle Perspektivenübernahmefähigkeit (Baron-Cohen, 1988, 1989) oder die dafür notwendigen affektiven Fähigkeiten (Hobson, 1988) scheinen aber den autistischen Kindern zu fehlen, so daß es verständlich ist, daß mit einer Feinabstimmung durch das autistische Kind nicht zu rechnen ist. Je genauer der Therapeut aber das Ereignisskript bzw. die entwicklungspsychologischen

Voraussetzungen dafür beschreiben kann (Entwicklungsdiagnostik), und umso genauer er die Gründe für den Zusammenbruch einer sozialen Interaktion identifizieren kann, desto besser gelingt ihm eine Feinabstimmung. Besonders wichtig sind hier die Austauschprozesse. In ihnen liegt sozusagen der Schlüssel für die Feinabstimmung aller anderen Aspekte einer sozialen Interaktion. Wir haben diesen Aspekt in dem Interaktionsstil der Einflußvariablen des sozialen Kontextes beschrieben, müssen aber darauf hinweisen, daß das Interaktionsverhalten *beider* Partner für die Analyse der Austauschprozesse notwendig ist.

In unserem obigen Beispiel des Ereignisses "Ballspielen" haben wir eine auf Verhaltensebene gelingenden interaktiven Austauschprozeß zwischen dem Therapeuten und dem autistischen Kind beschrieben. Wir haben auch angedeutet, daß es zu Zusammenbrüchen kommen kann, wenn ein Therapeut ein autistisches Kind überfordert. Dies lag in dem obigen Beispiel daran, daß das Ereignisskript des (zudem geistig behinderten) autistischen Kindes lediglich die Elemente enthielt, Ball greifen und in den Mund nehmen. Dieses Kind, so kann man aus dem Verhalten folgern, befindet sich auf sehr niedrigem Entwicklungsniveau (Stufe I, evtl. II der sensumotorischen Entwicklung) und ist lediglich zu stereotypem Spielverhalten (Ungerer et al., 1981) fähig. Ebenso können Zusammenbrüche auch aus einer Unterforderung entstehen, wenn z.B. das Verhalten eines intelligenteren autistischen Kindes ständig imitiert wird.

Die sozialen Austauschprozesse zwischen Interaktionspartnern liefern genügend Informationen, um daraus das Gelingen oder Mißlingen einer sozialen Interaktion abzuleiten. Hierzu wurden in den letzten Jahren verschiedene Konzepte der Mikroanalyse sozialer Austauschprozesse entwickelt, von denen wir einige in dem Abschnitt zur Verhaltensbeobachtung dargestellt haben. Beim oben dargestellten "Ballspielen" konnte kein gemeinsamer übergeordneter Sinn zwischen dem Therapeuten und dem autistischen Kind entstehen, da der Therapeut nur ungenügend auf das Interaktionsverhalten des Kindes während der sozialen Interaktion, d.h. den Austauschprozessen achtete. So hat er z.B. nicht bemerkt, daß ihn das Kind nicht ansah; er konnte nicht feststellen, daß das Kind eine irgendwie geartete affektive Regung (z.B. einen Laut oder "in die Hände klatschen" usw.) zeigte. Wahrscheinlich ist ihm auch entgangen, daß das Kind lediglich auf den Verstärker achtete (z.B. ein bereit gehaltenes Bonbon) und nach dem "Spiel" die Entgegennahme des Verstärkers mit einem Laut begleitete.

Die kurze Darstellung dieses "Ballspiels" verdeutlicht, daß der Therapeut während der sozialen Austauschprozesse ständig die Aufgabe hat, sich auf Grundlage seines Vorwissens ein Urteil zu bilden und Hypothesen zu den sechs Aspekten der Sinngestaltung aufzustellen und zu überprüfen. Die Überprüfung dieser Hypothesen erfolgt anhand der aktuellen sozial-interaktiven Austauschprozesse. Dabei ist dem Therapeuten im obigen Beispiel die bereits beschriebene Feinabstimmung, in welcher er auch die Leistungen des Kindes in seinem Verhalten übernimmt, vom therapeutischen Standpunkt aus betrachtet, mißlungen.

In einem ständigen Prozeß der Hypothesengenerierung, -testung und -evaluation macht sich der Therapeut auf Grundlage der konkreten sozial-interaktiven Austauschprozesse klar, warum es zu einem Zusammenbruch kommt und wie *beide Interaktionspartner* die soziale Interaktion wieder herstellen können. Einen solchen Prozeß wollen wir im folgenden darstellen.

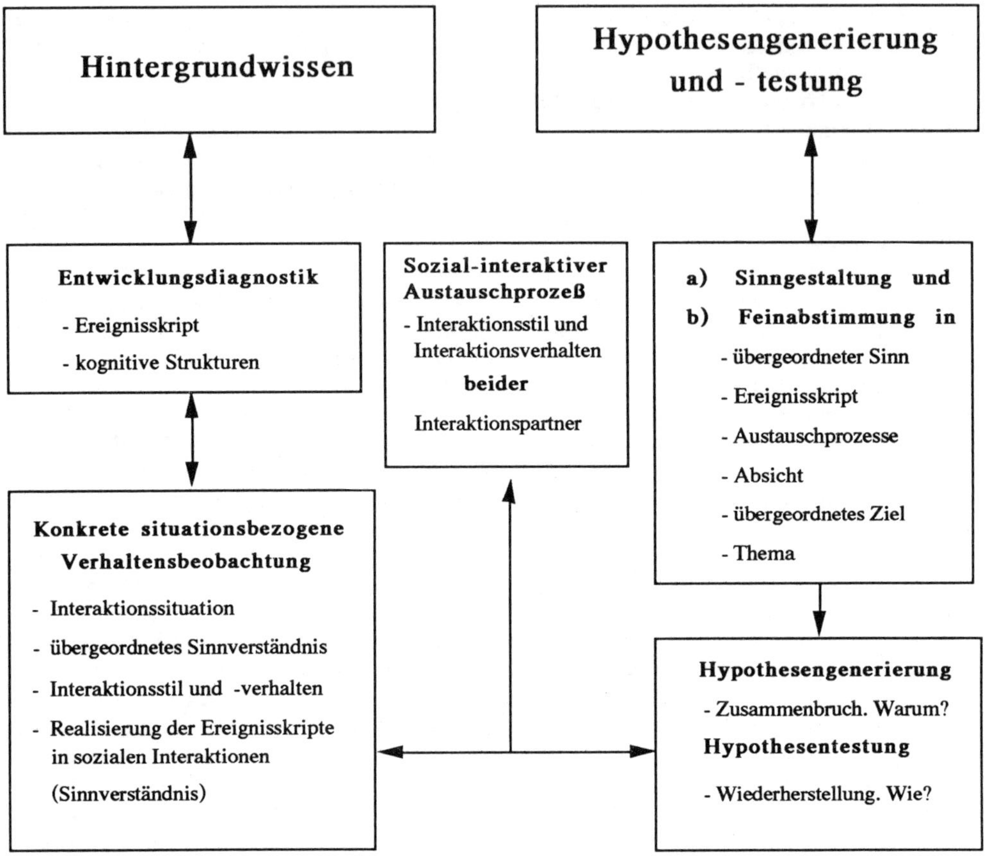

Abbildung 12: Aspekte der Feinabstimmung während der laufenden sozialen Interaktion sowie in der Mikroanalyse.

6.3.2 Ein Fallbeispiel

Es handelt sich in diesem Beispiel um die soziale Interaktion mit einem intelligenten, jedoch nicht sprachfähigen autistischen Mädchen von 5 Jahren, welches wir im folgenden *"Ba"* nennen wollen, da es lernte, diese Laute kommunikativ einzusetzen.

Die Förderung entsprechend dem Wunsch der Mutter war darauf abgezielt, Ba die Fähigkeit des Bittens und Wünschens nahezubringen, da sie ständig Dinge tat, ohne um diese zu bitten. Ba konnte jedoch ab und zu die Hand des Therapeuten nehmen und ihn irgendwo hinführen, so daß gewisse kommunikative Fähigkeiten und absichtsvolles Verhalten vorausgesetzt werden konnten. Im Therapieraum, es war ein Spielzimmer, konnte ich (M.K.) beobachten, was Ba am liebsten tat. Hierzu gehörten Aktivitäten wie Klettern, Trampolin springen und in der Hängematte liegen. Ba's *übergeordnetes Verständnis* der Situation bestand somit, so meine Hypothese, in dem Satz: "Ich mache etwas alleine!". Ich habe mich daraufhin in Ba's Aktivitäten eingeschaltet, indem ich ihr half, höher zu klettern und zu springen und indem ich sie schaukelte. Das Schaukeln machte Ba die größte Freude und sie äußerte freudige Laute, wenn ich sie so kräftig schaukelte, daß sie die Wand berühren konnte. Dadurch änderte sich das *übergeordnete Verständnis* des Ereignisses "Ich mache etwas alleine!" zu "Wir machen etwas gemeinsam!". Das *Ereignisskript* bestand aus den Elementen: Ba liegt in der Hängematte, ich schaukele sie bis sie die Wand berührt und Ba lacht. Die *Austauschprozesse* erforderten von mir die aktive Rolle des Agierenden, während Ba passiv war. Die *Absichten* Ba's konnte ich erschließen, da ich zum einen wußte, daß sie sich absichtsvoll verhalten kann und ich zum anderen ihre Freude bei der Wandberührung *vorhersagen* konnte. Die Absicht bestand also im "die Wand berühren".

Das *übergeordnete Ziel* von Ba bestand darin, die Wand so oft wie nur möglich zu berühren. Ebenso haben Ba und ich ein gemeinsames Interaktions*thema* etablieren können, da ich sie unablässig schaukelte, bis sie die Wand berührte. Ba konnte dieses Thema "Ich schaukele dich, bis du die Wand berührst und lachst!" auch selbständig herbeiführen, indem sie sich in die Hängematte legte; sie konnte so mein Verhalten vorhersagen und kontrollieren, und sie erschien mir intrinsisch motiviert, da ihr dieses "Spiel" viel Freude machte. Da ich aber, und dies ist das wesentliche an der Interaktion, mein Verhalten nicht veränderte und ständig die aktive Rolle behielt, waren Ba und ich *fein* aufeinander *abgestimmt*, die Situation machte *Sinn* und es kam zu keinen *Zusammenbrüchen*. Ba oder ich mußten daher auch nicht daran arbeiten, die soziale Interaktion wiederherzustellen. Wir haben eine soziale Routine etabliert, die in der Literatur so oft beschrieben wird (Schopler & Mesibov, 1986).

Um aber Ba an das Zielverhalten heranzuführen, kommunikativ um etwas zu bitten, veränderte ich den von uns erarbeiteten Inhalt, das Thema der sozialen Interaktion, und hörte ab und zu einfach mit dem Schaukeln auf. Somit habe ich aber auch einen *Zusammenbruch* der gesamten sozialen Interaktion *herbeigeführt*, den Ba nicht wiederherstellen konnte. Ba und ich mußten uns erneut "fein" aufeinander abstimmen, sollte der übergeordnete Sinn der Interaktion "Wir machen etwas gemeinsam!" wiederhergestellt werden. Solange ich aber nichts anderes tat, als an Ort und Stelle stehenzubleiben und Ba lediglich nicht mehr schaukelte, habe ich in unserem gemeinsamen Ereignisskript nur *ein*, aber das wesentliche Element verändert. Dies ist insofern von Bedeutung, weil ich das gesamte Ereignis und sein übergeordnetes Verständnis verändert hätte, wenn ich z.B. weggegangen wäre; wir würden dann nämlich nicht mehr "etwas gemeinsam" machen. So aber blieb für Ba genug im Ereignisskript bestehen, was sie an das gemeinsame übergeordnete Verständnis erinnerte, jedoch mußte sie nun aktiv werden. Ba hatte die Wahl, auf den Zusammenbruch zu reagieren. Sie konnte entweder das gesamte Ereignis, den übergeordneten Sinn "Wir machen etwas gemeinsam!" verändern und z.B. weggehen, oder sie konnte bleiben und mich dadurch auffordern, sie weiterhin zu schaukeln, d.h. mich auf Ba fein abzustimmen. Ba konnte aber auch andere Wiederherstellungsversuche zeigen. Diese bestanden darin, daß Ba unruhig wurde, sich in der Hängematte hin und her schlug und schrie, jedoch die Hängematte *nicht* verließ. Gerade das Nichtverlassen der Hängematte ließ mich vermuten, Ba's Verhalten sei ein Wiederherstellungsversuch und eine Feinabstimmung auf *mein* Verhalten.

Ich ging davon aus, daß alle Verhaltensweisen dem Zielverhalten näherkommen, außer das Verlassen der Hängematte. Ich habe das Verhalten Ba's als Austauschprozeß betrachtet und ihm die (idiosynkratische) kommunikative Absicht *zugeschrieben*, das übergeordnete Ziel und das Thema unserer sozialen Interaktion wieder zu erreichen. Meine Antwort auf Ba's Unruhe und Schreien war der ursprüngliche, nun aber idiosynkratisch kommunikative Austauschprozeß - Weiterschaukeln -.

Ba und ich waren somit wieder fein aufeinander abgestimmt. Wir machten zwar immer noch etwas gemeinsam, jedoch lautete nun das Thema: "Wenn du unruhig wirst und schreist, schaukele ich dich bis du die Wand berührst!" bzw. "Wenn ich unruhig werde und schreie, dann kann ich die Wand berühren!". Letztlich wurde äußerlich dasselbe übergeordnete Sinnverständnis des Schaukel-Ereignisses hergestellt, aber das Thema (Ereignisskript) war ein anderes geworden. Ich konnte Ba dazu veranlassen, unruhig zu werden und sie konnte mich dazu veranlassen, sie weiterzuschaukeln. Diese idiosynkratische soziale Kommunikation zwischen Ba und mir konnte aber eine fremde Person nicht verstehen. Wie sollte diese ahnen können, was Ba möchte, wenn sie in einer Hängematte lag und unruhig wurde. Ein Fremder kann nicht ahnen, daß dem Schreien und der Unruhe eine Absicht unterliegt, und daß sich Ba nicht anders zu helfen weiß.

Der nächste Schritt zum Zielverhalten bestand demnach nun in dem Aufbau konventioneller Mittel der Kommunikation, die von allen Personen verstanden werden konnten. Ba mußte veranlaßt werden, vom semi-intentionalen Niveau der Kommunikation, "wenn ich unruhig werde und schreie, kann ich die Wand berühren", zum vollständigen intentionalen Niveau der Kommunikation zu gelangen. Ba mußte lernen, daß eine Person veranlaßt werden konnte, etwas auszuführen, was sie (Ba) wollte. Hier kann man einwenden, daß Ba dies ja bereits konnte, indem sie eine andere Person bei der Hand nahm und diese zu einem bestimmten Objekt führte.
Es ist aber leider so, daß autistische Kinder jede kommunikative Funktion erneut erlernen müssen (Wetherby, 1986) und viele Personen das "bei der Hand nehmen" nicht als kommunikativen Akt interpretieren. Ba sollte ja gerade lernen, eine Person anzuschauen, dabei in die Hände zu klatschen und evtl. einen Laut zu produzieren (Baumstruktur; vgl. Abschnitt 5.5.2). Diese drei Elemente der normalen konventionellen Kommunikation von jungen, noch nicht sprachfähigen Kleinkindern fehlten in dem Ereignisskript von Ba. Hierfür wurden weitere Durchgänge in der "Therapie sozialer Kompetenz" durchgeführt.

Dabei wurde die etablierte, idiosynkratische Kommunikation, in welcher Ba durch Unruhe und Schreien kommunizierte, von Ba *selbständig* variiert, bis sie mich plötzlich von sich aus ansah. Ich reagierte auf diese neue Fähigkeit, die einem Element des Zielverhaltens entsprach derart, daß ich einen erneuten Zusammenbruch provozierte und so lange nichts tat, bis Ba mich wieder ansah und somit die Interaktion wieder herstellte. Im Verlaufe der weiteren Interaktionen reagierte ich selbst auf den Blickkontakt nur, wenn Ba dabei einen Laut produzierte.

In einer parallelen Prozedur habe ich in einem entsprechenden Vorgehen die imitativen Fähigkeiten von Ba aufgebaut, indem ich ihr ein Modellverhalten "In die Hände klatschen" vormachte. Dabei ging ich entsprechend dem Konzept von Duchan so vor, daß ich Süßigkeiten auf einem Stuhl auslegte und darauf wartete bis Ba eine davon wollte, und sodann ihr das Modellverhalten vormachte. Nachdem sie selbständig um die Süßigkeiten mit "In die Hände klatschen" bitten konnte, habe ich in den beiden völlig unterschiedlichen sozialen Kontexten, dem "Gemeinsamen Schaukelspiel" und dem "Bitten um Süßigkeiten", nur reagiert, wenn alle drei Elemente des Ereignisskriptes "kommunikatives Bitten" von Ba gezeigt wurden. In einer späteren Phase, als Ba die kognitiven Voraussetzungen und sozial-interaktiven Fähigkeiten des "kommunikativen Bittens" erworben hatte, habe ich Ba's Kindergärtnerinnen gebeten, auf diese Elemente der neuen sozialen Kompetenz von Ba zu achten und diese zu fördern. Ein positiver Effekt dieser therapeutischen Bemühungen war nicht nur Ba's Fähigkeit, das Gelernte auf verschiedene Interaktionssituationen mit den unterschiedlichsten Interaktionspartnern zu generalisieren, sondern auch die Leichtigkeit mit der Ba und ich nun eine soziale Interaktion aufbauen konnten und mit der sie z.B. ihre Fähigkeit kommunikativ "Ba" sagen zu können, erlernte.

6.3.3 Bewertung therapeutischer Effekte

Die Therapiebewertung kann erfolgen, indem zu Beginn und am Ende der Therapie die soziale Interaktion mit dem autistischen Kind audio-visuell aufgezeichnet wird. Da therapeutische Effekte durch die Generalisierung neu erworbener Fähigkeiten auf neue Situationen, Reize und Reaktionen (vgl. Koegel & Koegel, 1987) bestimmt werden, muß der Therapeut analysieren,

- auf welche sozialen Kontexte das neu Gelernte generalisiert und
- welcher Aspekt des sozialen Kontextes relevant ist (Steht das Verhalten unter Reiz oder Reaktionskontrolle?).

Es wird notwendig, die Reaktion von der Kontextgebundenheit (Reizkontrolle) und einer bestimmten Handlungsabfolge (Reaktionskontrolle) zu lösen. Dies gelingt dann, wenn die kognitiven Strukturen des Kindes, die es z.B. bezüglich der Funktionen des Bittens erworben hat, unabhängig von einem gegebenen Kontext gemacht werden (Dekontextualisierung), und das Kind statt einer Verhaltensabfolge "Bitten" ein Konzept des Bittens erwirbt (Konzeptualisierung). Die Beobachtung, daß das Kind von sich aus um etwas bittet, verdeutlicht es dem Beurteiler, daß die kommunikative Funktion des Bittens von intrinsischen Konsequenzen des Kindes abhängt und beabsichtigt ist. Aus diesem Grund muß man prüfen, ob die Konsequenzen des Verhaltens extrinsisch sind, d.h. das Verhalten nicht beabsichtigt ist oder ob das Kind intrinsisch motiviert ist.

Das Problem der Generalisierung und die Therapie sozialer Kompetenzen: Was die Techniken der Verhaltensmodifikation auszeichnet, ist der Nachweis ihrer therapeutischen Effizienz, die eng mit der Erforschung der Generalisierungskriterien zusammenhängt. Gerade aber die Konzentration auf die wesentlichen therapeutischen Variablen ist der Verhaltenstherapie in der Arbeit mit autistischen Kindern zum Verhängnis geworden (Koegel et al., 1982) und erst in den letzten Jahren werden neue Techniken in der Arbeit mit autistischen Kindern erfolgreich erprobt (Koegel et al., 1987). Diese neuen Techniken beruhen auf der wachsenden Berücksichtigung entwicklungspsychologischer Erkenntnisse, wonach Gelerntes generell nur dann für ein Kind Sinn macht, wenn das Kind die Struktur der Ereignisse (Ereignisskript) kennt, in denen es das Gelernte anwenden kann (Dekontextualisierung), wenn es die Verhaltensmaßregeln kennt, die in diesen Ereignissen relevant sind (Konzeptualisierung) und wenn es einen Grund für sein Handeln erfaßt (intrinsische Motivation, Intentionalität; vgl. auch: Duchan 1986, 1987). Dies sind die wesentlichen Aspekte der Sinngestaltung und Feinabstimmung in der Therapie sozialer Kompetenzen.

Tabelle 29: Verlauf des Wissenserwerbs im therapeutischen Prozeß; eine Verbindung verhaltenstherapeutischer und entwicklungspsychologischer Überlegungen.

	Neues Wissen	Bekanntes Wissen
Reiz	situationsspezifisch und kontextgebunden	situationsübergreifend und kontextunabhängig
Reaktion	einzelne Elemente einer Verhaltensabfolge	Konzepte eines Verhaltensablaufes
Konsequenzen	extrinsisch, nicht beabsichtigt	intrinsisch, absichtsvoll, antizipatorisch

Das Problem, Erlerntes zu generalisieren, stellt sich nicht, wenn das Erlernte in allen drei beschriebenen Aspekten bekannt ist. Die drei bestimmenden Kennzeichen der "Therapie sozialer Kompetenzen" gehen bereits von bekannten Verhaltensweisen aus und versuchen diese zu verändern und auszuweiten, so daß sich ein Generalisierungsproblem vermeiden läßt. Wo immer aber die Voraussetzungen der Therapie sozialer Kompetenzen fehlen und notwendiges Wissen nicht vorhanden ist, müssen verhaltenstherapeutische Techniken herangezogen werden, um erst einmal dieses Wissen aufzubauen. Uns scheint darin der Mangel dieser Therapie zu liegen: Sie setzt ein Intentionalitätsniveau voraus zumindest ein semi-intentionales Stadium und beruht darauf, daß das autistische Kind von sich aus etwas tut. So mußten wir z.B. die Therapie sozialer Kompetenzen bei einem schwer geistig behinderten autistischen Kind darauf reduzieren, die Grundzüge von "Ereignisskripten" aufzubauen, d.h. das Gerüst sozial-kognitiver Strukturen (Bruner, 1975; Bruner & Sherwood, 1983; Seibert et al., 1982). Hierzu ließen sich lediglich verhaltenstherapeutische Strategien wie "shaping", "prompting", "modeling" und "chaining" (vgl. Revenstorf, 1982) einsetzen.

Alles was notwendig ist, um verhaltenstherapeutische Elemente für die "Therapie der sozialen Kompetenz" nutzbar zu machen, ist zum einen die subjektive, d.h. interpretative Komponente, und zum anderen die entwicklungspsychologische Perspektive. Wenn ein autistisches Kind eine Verhaltensweise nicht generalisiert, so hat es das Ereignis, in welchem diese Verhaltensweise eingesetzt werden kann, noch nicht verstanden. So kann z.B. für ein autistisches Kind eine Reaktion wie Blickkontakt daran gebunden sein, daß eine Person sagt: "Schau mich an!" (Reiz-abhängig), und sie äußert sich z.B. im Überdrehen des Kopfes, wobei die Pupille unter dem Augenlid verschwindet (unzusammenhängende Verhaltensabfolgen). Lernt das Kind den Blickkontakt aber in einer potentiell sinnvollen Situation, so macht auch der Hinweisreiz "Schau, möchtest du einen Apfel" Sinn, wenn das Kind tatsächlich Hunger verspürt und somit intrinsisch motiviert ist.

6.4 Abschließende Bewertung

Der Ansatz von Duchan (1986) besitzt große Überschneidungen zur Verhaltensmodifikation, unterscheidet sich von dieser jedoch in drei Merkmalen. Der Therapeut organisiert die Förderung im Kontext der natürlichen Interaktion, er beläßt die interaktive Aktivität beim Kind bzw. läßt diese zunehmend auf das Kind übergehen, und er konzentriert sich auf die Veränderung und Ausweitung dessen, was das Kind sagt oder tut (vgl. auch: Duchan & Weitzner-Lin, 1984).
Das Problem der Generalisierung kann umgangen werden, wenn das Kind dort gefördert wird, wo es sich gewöhnlich aufhält und in dem gefördert wird, was es gewöhnlich macht. Die neueren familientherapeutischen Programme sehen ihre Aufgabe darin, die Eltern dazu zu befähigen, ihr Kind entsprechend seinen entwicklungsbedingten Fähigkeiten in der häuslichen Umgebung zu fördern (Morgan, 1988). Wir erachten daher den Einsatz der "Therapie sozialer Kompetenzen" dort für angebracht, wo man in einer ersten intensiven therapeutischen Anstrengung soziale Fähigkeiten aufbaut, die von den Eltern in der zweiten Phase übernommen und weitergeführt werden können.

Häufig wird das interaktionale Modell als unstrukturiert kritisiert, da es die Aktivität im interaktiven Geschehen weitestgehend beim Kind beläßt. Duchan (1986) bemerkt hierzu treffend, daß diese Vorstellung darin besteht, daß Struktur dasjenige sei, was *der Therapeut dafür hält.* Gerade aber die entwicklungsorientierte Autismustherapie hat sich zur Aufgabe gesetzt, die Intentionen des autistischen Kindes zu erfassen (Prizant & Schuler, 1987) und nach Möglichkeit von dem auszugehen, was das Kind über eine Situation weiß, d.h. von seiner "kognitiven Ereignisstruktur" (Duchan, 1987). Je mehr Möglichkeiten dem Therapeuten an die Hand gegeben werden, das Situationsverständnis eines autistischen Kindes zu erfassen, desto besser kann er in dem, was das Kind tut, Sinn und Struktur erkennen und desto eher wird es ihm gelingen, das Verhalten des Kindes aus sich heraus zu verändern und

Weiterentwicklung möglich werden zu lassen. Eben dies scheint auch der normalen Entwicklung eines Säuglings in der Mutter-Kind-Interaktion zu entsprechen (Bruner & Sherwood, 1983; Papousek et al., 1986; Bretherton et al., 1986; Wellman, 1988; Leslie, 1988). Die Eltern bauen in der sozialen Interaktion mit ihrem Kind kognitive Ereignisskripte auf (Bruner & Sherwood, 1983; Helm, 1988) und das Kind lernt von seiner Sichtweise der Welt "abzusehen" und diejenige anderer zu berücksichtigen (Leslie, 1988).

Eine Abstimmung gelingt dann am besten, wenn eine Bezugsperson nicht nur berücksichtigt, was ein Kind sagt oder tut und darauf sozusagen "semantisch kontingent" reagiert, sondern vor allem dann, wenn sie beachtet, warum und wie das Kind seine sozialen Austauschprozesse in Übereinstimmung mit dem Verständnis der Situation bringt (vgl. Duchan, 1986; Helm, 1988). Es macht selbst im täglichen Umgang mit Kleinkindern einen Unterschied, ob die Bezugsperson eines Kindes, das an seinem Hosengurt herumwirkt und sagt "Babezimmer" (Badezimmer), auf dieses Kind semantisch kontingent reagiert und sagt "Ba-*de*-zimmer, Du bist im Badezimmer!" oder ob diese inhaltlich kontingent ist und sagt "Komm, ich helfe dir mit deinem Gurt!". Diese Unterschiede trennen geradezu die neuen Therapien mit echolalierenden autistischen Kindern (Prizant & Wetherby, 1987) von den früher üblichen, welche diesen Verhaltensexzeß abbauten (Schreibman & Carr, 1978).

7 Zukünftige Entwicklungen

7.1 Grundlagen der Entwicklungspsychopathologie

Die Entwicklungspsychopathologie bezieht sich auf das Studium klinischer Störungen über deren Verlauf hinweg (Kazdin, 1989). Grundlegende Annahme dieses Ansatzes ist die Auffassung, daß die normale Entwicklung zum Verständnis von Konzepten abweichenden Funktionierens, und pathologische Entwicklungsverläufe zur Klärung der unbeeinträchtigten Ontogenese psychischen Funktionierens beitragen können. Die Entwicklungspsychopathologie definiert die normale Entwicklung als Erwerb einer Serie miteinander verwobener sozialer, emotionaler und kognitiver Verhaltenskompetenzen (Waters & Sroufe, 1983). Von besonderem Interesse ist dabei die Betrachtung der Fortschritte und Verzögerungen in einem Bereich der psychischen Entwicklung in Relation zu den anderen, da vorliegende Kompetenzen in einem Verhaltenssystem notwendige Bedingungen für die Entwicklung anderer Verhaltenskompetenzen darstellen (Cicchetti, 1987). Die erworbenen Kompetenzen einer Entwicklungsperiode, die in einer verbesserten Anpassung an die Umgebungsbedingungen des Kindes münden, bereiten den Weg für die nachfolgenden Kompetenzen vor (Sroufe & Rutter, 1984). Pathologische Entwicklung wird als fehlende Integration sozialer, emotionaler und kognitiver Kompetenzen angesehen, die für die Anpassung zu einem bestimmten Entwicklungszeitpunkt notwendig sind (Cicchetti & Schneider-Rosen, 1984). Verzögerungen in der Entwicklung eines Verhaltenssystems können in kompensatorischen Entwicklungen münden, die in gewisser Weise das Kind vulnerabel für (pathogene) Einflüssen machen. Da die frühen Verhaltensstrukturen in die späteren eingebaut werden, kann eine frühe Abweichung oder Verzögerung der Entwicklung zu nachfolgenden und dann deutlicher identifizierbaren Entwicklungs- oder Verhaltensstörungen führen. Ätiologische Fragestellungen im Rahmen der Entwicklungspsychopathologie werden anhand des differentialätiologischen Modells behandelt (Sameroff & Chandler, 1975). Dieses Modell berücksichtigt die wechselseitigen Einflüsse zwischen genetischen, konstitutionellen, neurobiologischen, biochemischen, psychologischen und sozialen Faktoren des Verhaltens (Sameroff, 1983). Weiterhin werden die Verhaltenskompetenzen zu jedem Zeitpunkt ihres Auftretens als Resultat der Wechselwirkungen zwischen dem Verhalten des Kindes, den Reaktionen der Bezugsperson des Kindes und den Umgebungsbedingungen, die beide beeinflussen, betrachtet (Sameroff, 1983, 1987). Die kumulative Ansammlung derartiger Erfahrungen hat einen bedeutsamen Einfluß auf die weitere Entwicklung des Kindes und seiner Bezugsperson (Sameroff & Fiese, 1990).

7.2 Entwicklungspsychopathologie autistischer Störungen

Die Entwicklungspsychopathologie gilt als geeignete wissenschaftliche Disziplin für die Erforschung der primären Besonderheiten in der Entwicklung autistischer Kinder, insbesondere der wechselseitigen Verwobenheit der einzelnen Entwicklungsbereiche miteinander (Cicchetti, 1989). Sie bietet einen konzeptuellen Rahmen für die Untersuchung der Übergänge zwischen den neurobiologischen und psychosozialen Beeinträchtigungen, die für ein

Verständnis autistischer Störungen von zentraler Bedeutung sind. Autistische Störungen können als paradigmatisch für die Beeinträchtigungen der biopsychischen Zusammenhänge im Entwicklungsverlauf angesehen werden, insofern hier eine Kette an miteinander zusammenhängenden, biologischen und psychologischen Faktoren anzutreffen ist (Frith, 1989; Gillberg, 1990).
Die Annäherung an den biopsychischen Bereich der Beeinträchtigungen autistischer Kinder hat in den letzten fünf Jahren bedeutsame Fortschritte gemacht (Cohen et al., 1987; Dawson, 1989; Gillberg, 1990). Als kritische Entwicklungsphase, in der biologische und psychologische Entwicklungsaspekte bei autistischen Kindern pathogene Formen annehmen, hat bereits Kanner (1943) die Zeit um die Geburt angesehen. So gibt es Anzeichen dafür, daß die verschiedenen ätiologischen Faktoren vorwiegend auf die Endphase der pränatalen, zentralnervösen Entwicklung pathogen wirken (vgl. Kap. 3) und zu den verschiedensten neurophysiologischen und neuropsychologischen Beeinträchtigungen führen (Gillberg, 1990; Kuperman et al., 1990). Die neueren verhaltensmedizinischen (Gillberg et al., 1990) und insbesondere die entwicklungspsychologischen Studien (Dawson & Galpert, 1990; Kasari et al., 1990; Mundy et al., 1990; Volkmar & Mayes, 1990) befassen sich dementsprechend zum einen mit der Untersuchung von sehr jungen autistischen Kindern und zum anderen mit Entwicklungsaspekten, die in den ersten drei Lebensjahren verhaltenswirksam werden.

Im folgenden stellen wir einige, für die Erforschung der primären psychologischen Beeinträchtigungen autistischer Kinder relevante Entwicklungsaspekte dar.

Tabelle 30: Relevante neuropsychologische, soziale, emotionale und kognitive Entwicklungsaspekte bei autistischen Störungen.

Entwicklungsaspekt	Entwicklungszeitpunkt	Verhaltensaspekt
Neuropsychologie		
Selbstregulation von Erregungszuständen	Geburt	Neurophysiologische Regulation
Soziale Interaktion		
Affektive Regulation	ab ca. 2. Lebensmonat eines Aktivitätsmusters	Wiederholter "Nachvollzug"
Triadische Aufmerksamkeit	6. bis 13. Lebensmonat	Gemeinsame Interaktion
Referentieller Blickkontakt	6. bis 9. Lebensmonat	Zwischen Personen und Objekten hin- und herschauen

Aufmerksamkeits-lenkung	9. bis 12. Lebensmonat	Herzeigen und Hinzeigen im referentiellen Blickkontakt
Emotionalität		
Empathie	ab ca. 2. bis 12. Lebensmonat	
Interpersonale Bezogenheit	ab ca. 2. Lebensmonat	Emotionale Reaktionen als Richtungsweisungen in der Face-to-face-Interaktion
Primäre Intersubjektivität	2. bis 5. Lebensmonat	Emotionale Reaktionen, um emotionale Resonanz zu erhalten
Emotionale Ko-orientierung	ab ca. 12. Lebensmonat	Emotionale Gemeinsame Aufmerksamkeit
Kognitive Entwicklung		
Primäre Repräsentation	ab ca. 9. Lebensmonat	Stereotypes und relationales Spiel Sensorische Perspektivenübernahmefähigkeit
Metarepräsentation	14. bis 18. Lebensmonat	Vorstellungsmäßiges Spiel - funktional
So-tun-als-ob-Fähigkeit	ab ca. 24. Lebensmonat	Vorstellungsmäßiges Spiel - symbolisch
"Theory of Mind"	ab ca. 36. Lebensmonat	Konzeptuelle Perspektivenübernahmefähigkeit

Autismusspezifische Beeinträchtigungen wie die Störungen der "Theory of Mind" (Baron-Cohen, 1989), das "So-Tun-Als-Ob-Spiel" (Leslie, 1987), die "emotionale Ko-Orientierung" (Hobson, 1989) oder die "Gemeinsame Aufmerksamkeit" (Mundy et al., 1986) entwickeln sich bei normalen Kindern in den ersten drei Lebensjahren. Aus diesen spezifischen Beinträchtigungen läßt sich die Verhaltenstriade autistischer Störungen (Wing & Attwood, 1987) ableiten und der weitere Entwicklungsverlauf autistischer Kinder erklären (vgl. Kap. 3.4; Dawson, 1989; Frith, 1989). Die Suche nach einem gemeinsamen Nenner dieser Beeinträchtigungen gestaltet sich dagegen als weitaus problematischer. Zwar gilt die Gemeinsame Aufmerksamkeit und hierbei insbesondere die Aufmerksamkeitslenkung als die früheste, identifizierbare autismusspezifische Beeinträchtigung (Mundy & Sigman, 1989; Mundy et al., 1990) jedoch ist noch unklar, worauf die Störung der Aufmerksamkeitslenkung zurückführbar ist.

Gemeinsame Aufmerksamkeit und insbesondere die Aufmerksamkeitslenkung bezeichnen Fähigkeiten, die sich in der Regulation von Selbst, Anderen und Objekten äußern (Bakeman & Adamson, 1984). Sie spezifiziert einen Entwicklungszeitpunkt, in dem erste Anzeichen sozial-kognitiver Kompetenzen beobachtbar werden. Weiterhin verdeutlicht sie den Beginn der Entwicklung eines Bewußtseins des Kindes darüber, daß andere Personen diejenigen Objekte und Ereignisse sehen können, die es selber sieht (Rheingold et al., 1976). Diese Kompetenzen unterscheiden sich von anderen Arten nonverbaler Kommunikation, insofern sie Fertigkeiten bezeichnen, die häufig mit affektiven Reaktionen verbunden sind (Mundy & Sigman, 1989).

Gemeinsame Aufmerksamkeit stellt die Tendenz des Kindes dar, affektive Zustände mit anderen Personen in Bezug auf Objekte oder Ereignisse zu teilen (Kasari et al., 1990). Autistische Besonderheiten in der Gemeinsamen Aufmerksamkeit können durch die Aufmerksamkeitsregulation (Dawson & Galpert, 1990), die sozial-kognitiven (Leslie & Happe, 1989) und affektiven Prozesse (Hobson, 1990) beeinträchtigt werden (vergleiche auch: Kasari et al., 1990). Die zentrale Bedeutung dieser Besonderheiten ist darin zu sehen, daß sie vor der Symbolbildung einen Entwicklungszeitpunkt markieren, aus dem sich im weiteren Verlauf soziale, affektiv-emotionale und kognitive Verhaltenskompetenzen entwickeln (vgl. Abb. 6; Bates et al., 1987; Hartrup, 1989; Tronick, 1989). Diese Verhaltenskompetenzen können als intentional (Dore, 1986) bezeichnet werden, insofern sie auf gemeinsam geteilten, affektiven Erfahrungen beruhen, die als Grundlage intentionalen Verhaltens gelten und Vorläufer der normalen und beeinträchtigten, kommunikativen und sprachlichen Entwicklung darstellen (Baltaxe & Simmons, 1990; Bates et al., 1987; Prizant et al., 1990; Prizant & Wetherby, 1990).

Die Aufmerksamkeitslenkung wird dementsprechend als ein Meilenstein in der sozial-kommunikativen Entwicklung angesehen. Sie entwickelt sich in der zweiten Hälfte des ersten Lebensjahres (Hannan, 1987).

7.3 Sozial-kommunikative Kompetenzen autistischer Kinder

7.3.1 Normale Entwicklung sozial-kommunikativer Kompetenzen

Im Mittelpunkt sozial-kommunikativer Kompetenzen steht die Entwicklung der Gemeinsamen Aufmerksamkeit; sie bezeichnet das hinweisende Verhalten von Interaktionspartnern. Gemeint ist die Fähigkeit eine andere Person auf charakteristische Weise auf ein bestimmtes Objekt oder Ereignis aufmerksam zu machen (Bakeman & Adamson, 1984; Ervin-Tripp & Gordon, 1986; Hannan, 1987).

Bereits im Alter von 0 bis 5 Lebensmonaten entwickeln sich nonverbale Kommunikationsfertigkeiten, in denen zwischen dem Säugling und der Mutter affektive Signale ausgetauscht werden; die ostentative Kommunikation (Traverthen, 1979). Um den zweiten Lebensmonat ist der Säugling bereits in der Lage, wahrgenommene Aktivitätsmuster (begleitet von emotionalen Äußerungen) wiederholt nachzuvollziehen (Papousek & Papousek, 1987). Innerhalb des 2. bis 6. Lebensmonats baut er diese "Nachvollzüge" in die dyadische Mutter-Kind-Interaktion ein, um damit eine soziale Kontaktaufnahme einzuleiten und aufrechtzuerhalten (Mayes & Carter, 1990). Zwischen dem 6. bis 18. Lebensmonat entwickeln sich triadische Austauschprozesse zwischen Interaktionspartnern (Adamson & Bakeman, 1982). Während der Säugling um den 6. bis 9. Lebensmonat visuell zwischen Personen und Dingen zu unterscheiden lernt (Walden & Ogan, 1988), lernt er ab dem 9. bis 12. Lebensmonat das soziale "Hinzeigen" auf und "Herzeigen" von Gegenständen (Hannan, 1987). In der Folgezeit setzt er diese Kompetenzen zunehmend zur Koordination der Aufmerksamkeit zwischen Interaktionspartnern (dyadische Interaktion) und den Objekten oder Ereignissen ihrer Umwelt ein (Rheingold et al., 1976). Zunehmend konventionalisierte kommunikative Akte wie Gestik (Herzeigen, Hinzeigen) und Mimik in der Aufmerksamkeitslenkung des Interaktionspartners verdeutlichen die wachsende Fähigkeit des Säuglings zur intentionalen Kommunikation (Prizant & Wetherby, 1990).

7.3.2 Störung der Gemeinsamen Aufmerksamkeit

Umfangreiche Befunde liegen zu verschiedenen Aspekten sozial-kommunikativer Fähikeiten autistischer Kinder vor. So zeigen autistische Kinder spezifische Beeinträchtigungen in verschiedenen Aspekten nonverbaler, gemeinsamer Interaktion (Landry & Loveland, 1988; Mundy et al., 1990). Einige Aspekte der sozial-kommunikativen Entwicklung, wie die der Gemeinsamen Aufmerksamkeit und hier insbesondere die Aufmerksamkeitslenkung, sind stärker beeinträchtigt als andere, wie die Verhaltensregulierung oder die einfache soziale Interaktion (Mundy et al., 1986, 1990). Das Besondere an der Fähigkeit der Aufmerksamkeitslenkung ist die Integration und Koordination von Selbst, Interaktionspartner und Objekt, d.h. die triadische Interaktion (Rheingold et al., 1976).
Innerhalb der triadischen Interaktion gelten die Störungen des referentiellen Betrachtens, in dem das Kind zwischen einem Objekt und dem Interaktionspartner hin- und herschaut, als eine der frühen Beeinträchtigungen autistischer Kinder; sie entwickeln sich normalerweise zwischen dem 6. und 9. Lebensmonat. Diese sind nach Mundy und Sigman (1989) Aus-

druck einer psychophysiologischen Störung, die sowohl die affektive als auch die kognitive Entwicklung innerhalb der triadischen Interaktion verändert.

Die grundlegende psychophysiologische Störung autistischer Kinder zeigt sich in Veränderungen der Selbstregulation von Erregungszuständen (Dawson & Lewy, 1989). Dawson und Lewy (1989) vermuten, daß die bei autistischen Kindern chronisch erhöhte autonome und kortikale Aktivität (Kootz et al., 1982) zum einen zu Störungen im Aufbau von Kontingenzen aus spontanen sozialen Interaktionen führt und zum anderen mit beeinträchtigten affektiven Reaktionen auf soziale Interaktionsmuster einhergeht. Die Anforderungen triadischer Interaktionen erfordern eine spezifische Selbstregulierung von Erregungszuständen, die es normalen Kindern ermöglicht, ihre Aufmerksamkeit zwischen sich, dem Interaktionspartner und der materiellen Umwelt hin und her gleiten zu lassen. Bei Beeinträchtigungen in der Fähigkeit zur Aufmerksamkeitslenkung kommt es zu wenigen Erfahrungen positiv getönter gemeinsamer Interaktion (Snow et al., 1987; Yirmiya et al., 1990) und zu einer veränderten kognitiven Entwicklung (Sigman & Mundy, 1987).

Beeinträchtigungen affektiver Art sind wahrscheinlich, da einen Vorläufer Gemeinsamer Aufmerksamkeit die Face-to-face-Interaktionen darstellen, in denen die Mutter mit dem Kind affektive Zustände teilt (Adamson & Bakeman, 1982). Hieraus entwickeln sich gestische Interaktionen, in denen affektive Zustände bezüglich Objekten und Ereignissen der Umwelt geteilt werden (Adamson & Bakeman, 1985). So zeigen autistische Kinder, während sie auf ein Spielzeug zeigen, dem Interaktionspartner gegenüber neutrale, entgegen positiven Affekten bei normalen und geistig behinderten Kindern (Kasari et al., 1990). Gemeinsame Aufmerksamkeit ist normalerweise mit positiven Affekten gekoppelt. Bei autistischen Kindern liegt eine Störung nicht nur in den affektiven Äußerungen (Hertzig et al., 1989) oder im Erkennen affektiver Äußerungen vor (Hobson, 1990), sondern auch in der gemeinsamen affektiven Interaktion (Kasari et al., 1990), so daß es zu Störungen im sozialen Lernen kommen muß (Sternberg, 1987). Kognitive Veränderungen entwickeln sich, da viele Aspekte der sozial vermittelten materiellen Umwelt, die Teil metarepräsentationaler Kompetenzen sind, dem autistischen Kind verschlossen bleiben.

7.3.3 Störung der metarepräsentationalen Kompetenzen

Leslie (1987) geht davon aus, daß sich beim Säugling die normale Entwicklung vorstellungsmäßigen Spiels und der "Theory of Mind" aus einer sich spontan neu entwickelnden metarepräsentationalen Kompetenz bilden (Leslie & Happe, 1989). Bei autistischen Kindern ist die primäre von der Metarepräsentation entkoppelt, was Beeinträchtigungen in der Entwicklung metarepräsentationaler Kompetenzen zur Folge hat (Leslie & Frith, 1988; Baron-Cohen, 1990). Metarepräsentationale Kompetenzen liegen dann vor, wenn vorstellungsmäßiges Spiel erstmals beobachtbar ist; um den 14. bis 18. Lebensmonat. Autistische Kinder zeigen spezifische Defizite im vorstellungsmäßigen Spiel (Baron-Cohen, 1987) und im Gebrauch der "Theory of Mind" (Perner et al., 1989; Russell et al., 1989). Kognitive Kompetenzen, wie die primäre Repräsentation, die sich bereits um den 9. Lebensmonat entwickeln und als sensorische Perspektivenübernahmefähigkeit beobachtbar sind, scheinen bei autistischen Kindern nicht beeinträchtigt zu sein (Baron-Cohen, 1989). Erste, sich um den 7. bis 9. Lebensmonat entwickelnde Fähigkeiten der Metarepräsentation, zu denen Baron-Cohen (1989) und Leslie und Happe (1989) auch die Gemeinsame Aufmerksamkeit zählen, gelten als die ersten Anzeichen der Intersubjektivität (Stern, 1985) und erfordern die Fähigkeit, die Repräsentationen einer anderen Person repräsentieren zu können (Baron-Cohen, 1989, S. 187). Experimentelle Studien hierzu liegen jedoch noch nicht vor.

Leslie und Happe (1989) ziehen einen, die Gemeinsame Aufmerksamkeit einschließenden Ansatz der "ostentativen Kommunikation" heran, um damit eine grundlegende Beeinträchtigung metarepräsentationaler Kompetenzen autistischer Kinder näher zu beschreiben (Sperber & Wilson, 1986). Ostentative Kommunikation bezeichnet jeden Akt, mit dem eine Person einen Reiz in die Umwelt einer anderen Person setzt, um Kommunikation einzuleiten; hierzu zählt auch die Kommunikation durch Aufmerksamkeitslenkung. Grundlegend dafür ist die Fähigkeit "so-tun" zu können "als-ob" (Leslie & Happe, 1989). Die ostentative Kommunikation zeigt sich auch in der Sprache, den "hinweisenden Begriffen" (Baltaxe & Simmons, 1988). Obwohl Belege vorliegen, das ostentativ-kommunikative Akte eine "Theory of Mind" erfordern (Bretherton et al., 1981), konnte diese allerdings erst bei 36 Monate alten Kleinkindern nachgewiesen werden (Wellman & Bartsch, 1988). Das Problem des Nachweises spiegelt sich auch in den vielen Belegen zur ostentativen Kommunikation und Metarepräsentation bei autistischen Kindern wider (Leslie & Frith, 1990).

Eine Diskrepanz besteht zwischen den beobachtbaren Fähigkeiten der Gemeinsamen Aufmerksamkeit im Sinne der Aufmerksamkeitslenkung, die ab dem 12. Lebensmonat deutlich werden (Franco & Butterworth, 1989) und den vorstellungsmäßigen oder "so-tun-als-ob" Fähigkeiten, die deutlich erst ab dem 24. Lebensmonat beobachtbar sind (Bretherton, 1984).

Die Entkoppelung von primärer und Metarepräsentation scheint nicht so deutlich zu sein wie von Leslie (1987) und Baron-Cohen (1989) angenommen. Lewis und Boucher (1988) konnten zeigen, daß bei autistischen Kindern gewisse vorstellungsmäßige oder "so-tun-als-ob" Fertigkeiten vorliegen. Demnach besitzen manche autistische Kinder Fähigkeiten, beide Arten der Repräsentation zu koppeln, diese sind allerdings gestört oder schwer zu aktivieren. Auch nach Harris (1990) liegt keine grundlegende Störung der Entkoppelung der primären von der Metarepräsentation vor. Autistische Kinder erwerben diese Fähigkeiten entweder später (Baron-Cohen, 1989) oder bedeutend langsamer (Harris, 1990).
Harris (1989) beschreibt die verzögerte Entwicklung kognitiver Fähigkeiten autistischer Kinder als Resultat einer Beeinträchtigung der Vorstellungen von nicht in der gegenwärtigen Erfahrung vorliegenden Ereignissen. So können autistische Kinder sich nicht vorstellen, daß Interaktionspartner sich in ihre Lage (Wünsche, Annahmen usw.) **nicht** versetzen können. Hierzu wäre es notwendig, anderen Personen mentale Zustände zuzuschreiben. Autistische Kinder können aber mit physikalischen Objekten oder einfachen zwischenmenschlichen Interaktionen vorstellungsmäßig umgehen; dabei müssen sie Objekten oder Personen nur physikalische Eigenschaften zuschreiben. Da autistische Kinder dann spezifische Defizite zeigen, wenn sie mit Puppen spielen oder anderen Personen Absichten zuschreiben müssen, kann die Annahme einer generellen Entkoppelung nicht haltbar sein. Harris (1989) verzichtet somit auf die Annahme einer generellen Entkoppelung und erklärt die entsprechenden Phänomene mit einer Asymmetrie zwischen Metarepräsentationen von Wünschen,

Emotionen oder Annahmen, wie sie in der Gemeinsamen Aufmerksamkeit entstehen, und physikalischen Aspekten oder einfachen zwischenmenschlichen Aktivitäten, die in einfachen sozialen Interaktionen erforderlich sind. Dieser Unterschied metarepräsentationaler Fähigkeiten ist derjenige, der zwischen intentionaler sozialer Interaktion (Prizant & Wetherby, 1987) und vorstellungsmäßigem Umgang mit der physikalischen Welt (Kategorienbildung) zu treffen ist. Beide Kompetenzen bedürfen zwar der Fähigkeit zwischen physikalisch gegebenen und erst erschlossenen Aspekten der Umwelt zu unterscheiden, haben jedoch einen jeweils anderen Ursprung. Während Intentionen sich aus der dyadischen Interaktion zwischen Mutter und Kind entwickeln (Prizant & Wetherby, 1987, 1990), kann kategoriales Wissen ohne soziale Einflüsse erworben werden (Sigman et al., 1987).

7.3.4 Störung der affektiven Entwicklung

Hobson (1986) führt Belege dafür an, daß autistische Kinder die verschiedenen Ausdrucksformen emotionaler Zustände nur schwer zusammenfügen können. Sie können z.B. nicht die emotionale Äußerung eines verärgerten Gesichtsausdrucks mit derjenigen einer verärgerten verbalen Äußerung verbinden. Zugrunde liegen soll eine angeborene Unfähigkeit die Bedeutung emotionaler Zustände zu verstehen, d.h. eine Störung der Empathie. Ozonoff et al. (im Druck) konnten zeigen, daß die von Hobson postulierten Beeinträchtigungen in der von ihm beschriebenen Form nicht autismusspezifisch sind, sondern auch bei vergleichbaren geistig behinderten Kindern auftreten. Zudem konnten Harris & Muncer (1988) eine Gruppe autistischer Kinder identifizieren, die korrekte Kombinationen verschiedener emotionaler Äußerungsformen vornehmen können. Diese Kinder konnten Zusammenhänge zwischen einem Wunsch, einem Effekt und entsprechenden Emotionen herstellen. Ausgehend von diesen und weiteren Befunden nehmen Mundy und Sigman (1989) an, daß autistische Kinder zwar die emotionalen Äußerungen und gewisse Absichten ihrer Interaktionspartner erfassen, jedoch keine Kontingenzen zwischen diesen und den eigenen Verhaltensweisen oder emotionalen Äußerungen herstellen können.

Hobson (1989; 1990) stellt sich aus Sicht der affektiven Entwicklung die Frage, wie die Bildung von Kontingenzen aus sozialen Interaktionen beeinträchtigt ist, und ob es notwendig ist, diese in Begriffen der Informationsverarbeitung zu beschreiben. Kann die Repräsentation einer emotional getönten Interaktionssequenz "ich lache --- der andere lacht" vergleichbar sein mit der aktionalen "ich trete --- der Ball rollt"? Baron-Cohen (1989) vermutet entgegen Mundy und Sigman (1989), daß die Veränderungen der sozialen Interaktionen von der gestörten Intersubjektivität autistischer Kinder und weniger aus deren beeinträchtigten interpersonalen Fertigkeiten (affective sharing) herrührt. Leslie (1987) beschreibt die zweite Interaktionssequenz als primäre Repräsentation (beobachtbares Verhalten), die erste als Metarepräsentation, insofern die Ursache des Lachens des Interaktionspartners nicht allein aus seinem offenen Verhalten erschlossen werden kann. Hobson (1989, S. 199) fragt, woher wir wissen, daß die Gefühle einer Person, ihre Gedanken, Wünsche usw. stets im offenen Verhalten beobachtber sind? Nach seiner Annahmen liegt bereits in der Mutter-Kind-Interaktion eine intrinsische, grundlegende Verbindung zwischen bestimmten Formen offenen, emotionalen Körperausdrucks und zugrunde liegender oder verdeckter Erfahrungen vor. Was im offenen Verhalten erfaßt werden kann, ist mehr oder weniger bereits das, was dem

Verhalten zugrunde liegt. Bereits zwei Monate alte Säuglinge reagieren emotional auf Richtungsweisungen in der Face-to-face-Interaktion mit der Mutter (Murray & Trevarthen, 1985). Bereits etwas ältere Säuglinge reagieren emotional, um emotionale Resonanz zu erhalten. Diese Qualität reziproker, interpersonaler Bezogenheit nennt Traverthen (1979) primäre Intersubjektivität, und Stern (1985) nimmt an, daß Kinder dadurch Personen von Objekten zu differenzieren lernen. Hobson (1989) glaubt, daß es kontingente natürliche Gefühlsäußerungen und Reaktionen der Interaktionspartner gibt, die zweierlei interpretiert werden können. Zum einen als das äußerlich erkennbare, zum anderen als das, was wir dahinter vermuten.

Entwicklungspsychologisch betrachtet können bestimmte Emotionen anderer Personen vom Säugling direkt erfahren und geteilt werden. Dieses einfache sozial-affektive Verständnis entsteht aus den natürlichen, angeborenen Qualitäten zwischenmenschlichen Wahrnehmens, Fühlens und Handelns. Zu diesen Qualitäten gesellt sich im weiteren Verlauf die Objekt-Gerichtetheit des Wahrnehmens, Fühlens und Handelns in der sozialen Interaktion. Die Welt "dort draußen" (Hobson, 1989, S. 200) wird dem Kind durch die Objekt-Gerichtetheit in der qualitativen zwischenmenschlichen Interaktion nahegebracht. Bereits mit sechs Monaten besitzen Säuglinge eine Fähigkeit, die Gerichtetheit der Blicke von Interaktionspartnern nachzuahmen (Butterworth & Grover, 1988). Aufgrund dieser visuellen Ko-orientierung, gelingt es Säuglingen sich die Welt visuell zu erschließen, ohne daß bereits metarepräsentationale Fähigkeiten vorliegen müssen. Um jedoch die eigene Aufmerksamkeit mit derjenigen des Interaktionspartners und einem Objekt in Übereinstimmung zu bringen (Aufmerksamkeitslenkung), sind die intentionalen Aspekte der sich später entwickelnden metarepräsentationalen Kompetenz vonnöten. Bereits bei einjährigen Kindern spielt die visuelle Ko-orientierung eine entscheidende Rolle in der triadischen Interaktion. Diese Kinder scheinen auch intentional zu kommunizieren, statt das Verhalten der Interaktionspartner lediglich zu beeinflussen (Bretherton et al., 1981). Eine Erklärung dieser visuellen Ko-orientierung und Aufmerksamkeitslenkung bedarf sowohl der vorstellungsmäßigen (so-tun-als-ob) als auch der sozial-interaktiven Entwicklung (Hobson, 1990; Mundy & Sigman, 1989).

Durch die angeborene, direkte Wahrnehmung der Gefühle anderer in deren körperlichem Ausdruck und deren zunehmender Differenzierung erfährt der Säugling etwas darüber, was es bedeutet ein Mensch zu sein, und durch die beobachtbare Gerichtetheit des emotional-bezogenen Verhaltens anderer (visuell-affektive Perspektivenübernahme) erfaßt der Säugling etwas darüber, worauf sich die Gefühle von Menschen beziehen (Hobson, 1989, 1990). Die Fähigkeit soziale und situationale Bezüge herzustellen, entwickelt sich um den 9. bis 12. Lebensmonat (Feinman, 1982; Klinnert et al., 1983). Sie gilt als Voraussetzung dafür, zu verstehen, daß die Welt eine Bedeutung für das Selbst und eine Bedeutung für Andere hat und beide Bedeutungen nicht übereinzustimmen brauchen sowie, daß die Welt aus Objekten und Ereignissen besteht, über die man sich mit anderen Personen austauschen kann. Somit ist nach Hobson (1989) die Entwicklung der Gemeinsamen Aufmerksamkeit (Aufmerksamkeitslenkung) und der "Theory of Mind" bereits das Resultat emotionaler Ko-orientierung. Sie stellt eine nicht erst zu erschließende, sondern bereits im offenen Verhalten beobachtbare emotionale Äußerung anderer Personen dar. Verschiedene Befunde zeigen, daß die visuelle Perspektivenübernahme autistischer Kinder unbeeinträchtigt ist (Baron-Cohen, 1989; Hobson, 1984; Leslie & Frith, 1988), die emotionale Perspektivenübernahme jedoch nicht

(Weeks & Hobson, 1988). Beeinträchtigt sind weiterhin spezifische Formen der sozial-kommunikativen Interaktion (die Aufmerksamkeitslenkung), die nach Hobson (1990; Hobson et al., 1989) auf die affektiven Aspekte des sozialen Austausches begrenzt sind.

7.3.5 Störung in der Entwicklung des sozialen Lernens

Wir wollen uns im folgenden lediglich auf sozial-kommunikative Kompetenzen beschränken, die als Voraussetzung kompetenter Gemeinsamer Aufmerksamkeit angesehen werden und bei normalen Kindern vor dem 6. Lebensmonat beobachtbar sind. Autistische Kinder besitzen viele dieser Kompetenzen zur sozial-kommunikativen Interaktion nicht oder nur unzureichend (Dawson, 1989; Prizant & Wetherby, 1987, 1988).
Blickkontakt als fundamentale Verhaltenskompetenz in der Regulation früher sozialer Austauschprozesse (Kleinke, 1986) ist für autistische Kinder sowohl in bezug auf Personen als auch auf Aufgaben schwer zu erzielen und aufrechtzuerhalten (Volkmar & Mayes, 1990). Dabei ist zu beachten, daß mit zunehmender Strukturierung der Situation der Blickkontakt zunimmt (Dawson & Lewy, 1989). Die einfache Annahme, daß sozialer Blickkontakt autistische Kinder überstimuliert (Hutt & Hutt, 1976) ist daher nicht aufrechtzuerhalten.
Eine weitere fundamentale Verhaltenskompetenz in der Regulation früher sozialer Austauschprozesse ist die Imitation (Heimann, 1989). Säuglinge mit deutlicher Imitation während der ersten Lebenstage zeigen im Alter von drei Monaten in der Mutter-Kind-Interaktion die geringsten Werte an Blickvermeidung (Heimann et al., 1989; Reissland, 1988). Autistische Kinder zeigen deutliche Mängel in der Imitation von Körperbewegungen und Gesichtsausdrücken anderer (Dawson & Adams, 1984; Hobson, 1986) sowie in den sich daraus entwickelnden Kompetenzen der wechselseitigen Interaktion (Rutter, 1983) und dem intentionalen Bezug zu anderen (Prizant & Wetherby, 1987). Die imitativen Kompetenzen autistischer Kinder entsprechen denen zwei- bis sechsmonatigen Säuglingen (Dawson & Adams, 1984). Die Imitation entwickelt sich normalerweise in der Face-to-face-Interaktion von Mutter und Kind (Messer & Vietze, 1988; Field et al., 1986), und ist das Medium in dem frühe Lernprozesse stattfinden (Papousek & Papousek, 1987). Dawson und Galpert (1990; Dawson et al., 1990) fanden in einer Therapiestudie, daß die Kontrolle der Imitation autistischer Kinder in imitativen Spielprozeduren zu einem deutlichen Anstieg des Blickkontaktes zwischen Kind und Mutter und vermehrtem, kreativen Spiel führten. Zudem spricht die Tatsache dafür, daß die autistischen Kinder nicht nur auf die Handlungen ihrer Bezugspersonen, sondern auch vermehrt auf deren Gesicht sahen, daß imitative Interaktionen einen positiven Effekt auf das Interesse der Kinder an Personen als Sozialwesen haben. Die Effekte zeigten jedoch keine Generalisierung, was für eine Kontextabhängigkeit des imitativen Verhaltens autistischer Kinder spricht.

Imitative Interaktionsstrategien sind ebenfalls in der Lage, ein ausgewogenes Erregungsniveau der häufig übererregten (Kootz et al., 1982; Ornitz, 1987) autistischen Kinder zu erzielen (Dawson & Galpert, 1986). Dawson und Galpert (1989) vermuten, daß autistische Kinder Störungen in der Selbstregulation von Erregungszuständen haben und daher mit veränderten Affekten auf soziale Interaktionen reagieren; insbesondere, da diese Interaktionen für die Kinder zu komplex sind. Im Gegensatz zu normalen (Papousek & Papousek, 1987) können autistische Kinder die imitative Interaktion nicht nutzen, um das Ausmaß an sozialer

Stimulation durch Variation der Häufigkeit und Intensität ihrer Aktionen zu regulieren. Dawson & Lewy (1989) vermuten, daß die Störungen im affektiven Austausch zwischen Mutter und Kind die weitere Entwicklung der zwischenmenschlichen Koordination affektiver Zustände beeinträchtigen und es im Vorschulalter zu einem Ungleichgewicht zwischen negativen und positiven emotionalen Äußerungen in der sozialen Interaktion kommt (Dawson et al., 1988; Yirmiya et al., 1990). Positive Affekte stellen einen wesentlichen Anreiz für die Imitation des Säuglings durch die Mutter dar (Malatesta & Izard, 1984). Bereits von der Geburt an findet soziales Lernen in der Mutter-Kind-Interaktion statt (Papousek & Papousek, 1987). Aufgrund der beschriebenen Beeinträchtigungen kommt es in der Entwicklung autistischer Kinder zu beträchtlichen Veränderungen im sozialen Lernen, die sich bei intelligenten autistischen Kindern vorwiegend auf den Bereich sozial erworbenen Wissens beziehen (Harris, 1989; Leslie & Happe, 1989). Wissen, welches ohne soziale Einflüsse erworben werden kann, bleibt bei diesen autistischen Kindern unbeeinträchtigt (Sigman et al., 1987).

7.3.6 Zusammenfassung und Schlußfolgerungen

Die Gemeinsame Aufmerksamkeit gilt als die erste autismusspezifische Veränderung der normalen Entwicklung. Sie beginnt zwischen dem 6. und 13. Lebensmonat und hat weitreichende Folgen auf die weitere soziale, affektive und kognitive Entwicklung, insofern sie den Beginn intentionaler, sozial-kommunikativer Kompetenzen markiert (Prizant & Wetherby, 1990).
Der Erklärungsansatz zur Gemeinsamen Aufmerksamkeit von Sigman und Mundy (1989) spezifiziert die betroffenen sozial-kommunikativen Aspekte und führt diese auf beeinträchtige psycho-physiologische Störungen in der Selbstregulation von Erregungszuständen zurück. Diese haben sowohl kognitive als auch affektive Beeinträchtigungen zur Folge. Baron-Cohen (1989) und Leslie und Happe (1989) führen die Veränderungen auf eine primäre Störung metarepräsentationaler Fähigkeiten zurück, die sich bereits in einer veränderten ostentativen Kommunikation äußern sollen, jedoch nicht, wie von den Autoren angenommen, Resultat einer generellen Entkoppelung sind (Harris, 1989). Eine primäre, affektive Störung wird von Hobson (1989) postuliert. Er geht davon aus, daß der Gemeinsamen Aufmerksamkeit keine generelle kognitiv-affektive Beeinträchtigung zugrunde liegt, sondern daß bereits einfache sozial-affektive Aspekte zwischenmenschlichen Wahrnehmens verändert sind und die Ko-orientierung in der triadischen Interaktion beeinträchtigen.

Eine detaillierte Auseinandersetzung mit denjenigen Entwicklungsveränderungen autistischer Kinder, die sich normalerweise bereits in den ersten sechs Lebensmonaten entwickeln, legt eine grundlegende Störung in der Entwicklung des sozialen Lernens (Sternberg, 1987) nahe. Bezogen auf die Entwicklungspsychopathologie (Cicchetti, 1990) und das differentialätiologische Modell der Entwicklung (Sameroff & Fiese, 1990) können wesentliche organische Beeinträchtigungen autistischer Kinder zu einem neuroanatomisch-neurochemischen Mechanismus führen, der bereits in den späten Phasen der zentralnervösen Entwicklung, d.h. kurz vor und nach der Geburt pathogen wirkt (vgl. auch: Kusch & Petermann, 1991). Weiterhin finden sich bei einer primären, organischen Beeinträchtigung notgedrungen sekundäre Störungen in der normalen Anpassung der Umwelt an die Bedingungen und Erfordernisse des beeinträchtigten Organismus (vgl. Papousek et al., 1986; Papousek & Papousek, 1987). Diese zeigen sich in der Interaktion der Mutter mit einem autistischen Kind darin, daß das Kind der Mutter inkonsistente Signale bezüglich seines physischen und psychischen Zustandes übermittelt. Eine bereits von Geburt an bestehenden Modulationsstörung verhaltensbezogener Anpassungsmuster (Ornitz, 1987), und eine daraus resultierende Beeinträchtigung der Regulation von Erregungszuständen (Dawson & Lewy, 1989) kann zu Veränderungen in den sozial-affektiven Äußerungen von seiten des Kindes führen, auf die dann kaum adäquat von seiten der sozialen Umwelt reagiert werden kann. Wenn die Regulation von Erregungszuständen in der sozialen Interaktion erfolglos bleibt, kann es zu ungewöhnlichen selbstregulierenden Mechanismen (Kuczaj & Bean, 1982) als Reaktion auf Umgebungsbedingungen und im Umgang mit der materiellen Umwelt kommen, was sich in Stereotypien oder komplexeren repetitiven Verhaltensmustern zeigen kann (Favell et al., 1982; Frith, 1989).

Die Selbstregulation von Erregungszuständen zeigen bereits Neugeborene im Umgang mit der materiellen und insbesondere der sozialen Umwelt (Greenspan, 1988). Wesentlich ist hierbei, daß es zur Synchronizität der Verhaltensmuster von Säugling und Mutter kommt (Beebe et al., 1985; Reissland, 1988; Stratton, 1982). Störungen der Synchronizität werden mit Hilfe der Imitation korrigiert, wobei eine Kontingenz mit dem vorhergehenden Verhalten des Interaktionspartners erzielt wird (Cohn & Tronick, 1988; Lester et al., 1985). Bei autistischen Kindern treten Veränderungen in der Imitation sozialer Interaktionsmuster auf, insbesondere denjenigen, die mit affektiven Reaktionen einhergehen (Mundy & Sigman, 1989). Sicher identifizierbar werden diese Störungen dann, wenn komplexere soziale Anforderungen, wie diejenigen der Gemeinsamen Aufmerksamkeit an das Kind gestellt werden (Kusch & Petermann, 1990). In der Gemeinsamen Aufmerksamkeit werden diejenigen sozialen, emotionalen und kognitiven Verhaltenskompetenzen miteinander verbunden, die für die intentionale Auseinandersetzung mit der sozialen und materiellen Umgebung des Kleinkindes, d.h. das soziale Lernen, erforderlich sind.
Autistische Kinder ohne zusätzliche Geistige Behinderung zeigen kompetentes Verhalten dementsprechend vorwiegend im Umgang mit der materiellen Umwelt und dann, wenn in der sozialen Interaktion keine intentionale Kommunikation erforderlich wird (Sigman et al., 1987; Harris, 1989). Defizite finden sich in Bereichen sozialen Lernens, d.h. überall dort, wo Kompetenzen im Rahmen triadischer Interaktionen erworben werden. Bei den Defiziten handelt es sich um Veränderungen der intentionalen Kommunikation (Prizant & Wetherby, 1987), der expressiven emotionalen Interaktion (Attwood et al., 1988; Mundy & Sigman, 1989), der pragmatischen Sprachfähigkeit (Baltaxe & Simmons, 1988) der Wahrnehmung komplexer, emotionaler Zusammenhänge (Hobson, 1989), der symbolischen Prozesse (Sigman & Mundy, 1987) und bestimmten metarepräsentationalen Kompetenzen (Baron-Cohen, 1989; Leslie & Happe, 1989).

Literatur

Adamson, L. & Bakeman, R. (1982). Affectivity and reference: Concepts, methods and techniques in the study of communication development in 6- to 18-month-old infants. In: T. Field & A Fogel (Eds.), Emotion and Early Intervention (pp. 213-236). Hillsdale, NJ: Erlbaum.

Adamson, L. & Bakeman, R. (1985). Affect and attention: Infants observed with mothers and pers. Child Development, 56, 582-593.

Aebli, H. (1980). Denken: Das Ordnen des Tuns. Band I. Kognitive Aspekte der Handlungstheorie. Stuttgart: Klett-Kotta.

Alpern, G.D. (1967). Measures of untestable autistic children. Journal of Abnormal Psychology, 72, 478-496.

Alpern, G.D. & Kimberlin, C.C. (1970). Short intelligence test ranging from infancy levels through childhood levels for use with the retarded. American Journal of Mental Deficiency, 75, 65-71.

American Psychiatric Association. (1980). Diagnostical and Statistical Manual of Mental Disorders (3rd. Edn.). Washington, DC: Author.

American Psychiatric Association. (1987). Diagnostical and Statistical Manual of Mental Disorders (3rd. Edn. Rev.). Washington, DC: Author.

Amsterdam, B. & Greenberg, L.M. (1977). Self-consciness behavior of infants: A videotape study. Developmental Psychobiology, 10, 1-6.

Anderson, L.T., Campbell, M., Grega, D.M., Perry, R., Small, A.M. & Green, W.H. (1984). Haloperidol in infantile autism: Effects on learning and behavioral symptoms. American Journal of Psychiatry, 141, 1195-1202.

Anstötz, C. (1984). Die Rolle der Objektivität in der Frühförderdiagnostik. Frühförderung interdisziplinär, 3, 115-118.

Anthony, E.J. (1958). An experimental approach to the psychopathology of childhood autism. British Journal of Medical Psychology, 21, 211-225.

Argyle, M. (1972). Non-verbal communication in social interaction. In: R.Hinde (Ed.), Nonverbal Communication. New York: Cambridge University Press.

Arnold, G. & Schwartz, S. (1983). Hemispheric lateralization of language in autistic and aphasic children. Journal of Autism and Developmental Disorders, 13, 129-139.

Asarnow, J.R. & Ben Meir, S. (1988). Children with schizophrenia spectrum and depressive disorders: A comparative study of premorbid adjustment, onset pattern and severely of impairment. Journal of Child Psychology and Psychiatry, 29, 477-488.

Attwood, A.J. (1984). Gestures of autistic children. London: Unpublished doctoral dissertation.

Attwood, A.J., Frith, U. & Hermelin, B. (1988). The understanding and use of interpersonal gestures by autistic and Down's Syndrome children. Journal of Autism and Developmental Disorders, 18, 241-257.

Austin, J. (1962). How to Do Things with Words. Oxford: Basil Blackwell.

Ayres, A.J. (1979). Lernstörungen. Sensorisch-integrative Dysfunktionen. Berlin: Springer.

Ayres, A.J. (1984). Bausteine der kindlichen Entwicklung. Berlin: Springer.

Bakeman, R. & Adamson, L.B. (1984). Coordinating attention to people and objects in mother-infant and peer-interaction. Child Development, 55, 1279-1289.

Ball, J. (1978). A pragmatic analysis of autistic children's language with respect to aphasic and normal language development. Melbourne: Unpublished undergraduate dissertation.
Baltaxe, C. & Simmons, J.Q. (1973). Echolalia and Language Acquisition in Autism. Paper presented at the American Speech and Hearing Association, Chicago.
Baltaxe, C. (1977). Pragmatic deficits in the language of autistic adolescents. Journal of Pediatric Psychology, 2, 176-180.
Baltaxe, C. & Simmons, J.Q. (1977). Bedtime soliloquies and linguistic competence in autism. Journal of Speech and Hearing Disorders, 42, 376-393.
Baltaxe, C. & Simmons, J.Q. (1981). Disorders of language in childhood psychosis: Current concepts and approaches. In: J. Darby (Ed.), Speech Evaluation in Psychiatry. New York: Grune & Stratton.
Baltaxe, C. & Simmons, J.Q. (1985). Prosodic development in normal and autistic children. In: E. Schopler & G.B. Mesibov (Eds.), Communication Problems in Autism. New York: Plenum, pp. 95-126.
Baltaxe, C. & Simmons, J.Q. (1987). Pragmatic deficits in children and adolescents with emotional disorders. In: R. Schiefelbusch (Ed.), Perspectives in Pragmatics. Austin: Pro-Ed.
Baltaxe, C. & Simmons, J.Q. (1988). Communication deficits in preschool children with psychiatric disorders. Seminars in Speech and Language, 9, 81-90.
Baron-Cohen, S. (1985). Social Cognition and Pretend Play. London: Unpublished doctoral dissertation.
Baron-Cohen, S. (1987). The more able autistic child's theory of mind. London: Unpublished M.Phil.-Thesis.
Baron-Cohen, S. (1987). Autism and symbolic play. British Journal of Developmental Psychology, 5, 139-148.
Baron-Cohen, S. (1988). Social and pragmatic deficits in autism: Cognitive or affective? Journal of Autism and Developmental Disorders, 18, 379-402.
Baron-Cohen, S. (1989). The autistic child's theory of mind: A case specific developmental delay. Journal of Child Psychology and Psychiatry, 30, 285-297.
Baron-Cohen, S. (1989). Joint-attention deficits in autism: Towards a cognitive analysis. Development and Psychopathology, 1, 185-189.
Baron-Cohen, S. (1990). Precursors to a theory of mind: Understanding attention in others. In: A. Whiten (Ed.), Mindreading. Oxford: Blackwell.
Baron-Cohen, S., Leslie, A.M. & Frith, U. (1985). Does the autistic child have a theory of mind. Cognition, 21, 37-46.
Baron-Cohen, S., Leslie, A.M. & Frith, U. (1986). Mechanical, behavioral and intentional understanding of picture stories in autistic children. British Journal of Developmental Psychology, 4, 113-125.
Bartak, L. & Rutter, M. (1976). Differences between mentally retarded and normally intelligent autistic children. Journal of Autism and Childhood Schizophrenia, 6, 109-120.
Bartak, L., Rutter, M. & Cox, A. (1975). A comparative study of infantile autism and specific developmental receptive language disorder: I. The children. British Journal of Psychiatry, 126, 127-145.
Bartak, L., Rutter, M. & Cox, A. (1977). A comparative study of infantile autism language disorders: III. Discriminant function analysis. Journal of Autism and Childhood Schizophrenia, 7, 383-396.

Bartlett, F.C. (1932). Remembering: A study in experimental and social psychology. London: Cambridge University Press.
Bartolucci, G., Pierce, S. & Streiner, D. (1980). Cross-sectional studies of grammatical morphemes in autistic and mentally retarded children. Journal of Autism and Developmental Disorders, 10, 39-50.
Bartolucci, G., Pierce, S., Streiner, D. & Eppel, P. (1976). Phonological investigation of verbal autistic and mentally retarded subjects. Journal of Autism and Childhood Schizophrenia, 6, 303-316.
Bates, E. (1976). Language in Context. New York: Academic Press.
Bates, E. (1979). The Emergance of Symbols: Cognition and Communication in Infancy. New York: Academic Press.
Bates, E. & McWhinney, B. (1979). A functionalist approach to the acquisition of grammar. In: E. Ochs & B. Schiefflin (Eds.), Developmental Pragmatics. New York: Academic Press.
Bates, E., O´Connell, B. & Shore, C. (1987). Language and communication in infancy. In: J. Osofsky (Ed.), Handbook of Infant Development (2nd. ed.). Hillsdale, NY: Wiley.
Bates, E. & Snyder, L. (1983). The cognitive hypothesis in language development. In: I. Uzgiris & McV. Hunt (Eds.), Research with Scales of Psychological Development in Infancy. Champaign-Urbana: University of Illinois Press.
Bates, E., Benigni, L., Bretherton, I., Camaioni, L. & Volterra, V. (1977). From gesture to the first word: On cognitive and social prerequisites. In: M.Lewis & L.Rosenblum (Eds.), Interaction, Conversation and the Development of Language. New York: Wiley.
Bates, E., Benigni, L., Bretherton, I., Camaioni, L. & Volterra, V. (1979). Cognition and communication from nine to thirteen months: Correlational findings. In: E. Bates (Ed.), The Emergence of Symbols: Cognition and Communication in Infancy. New York: Academic Press.
Bates, E., Camaioni, L. & Volterra, V. (1975). The acquisition of performatives prior to speech. Merrill-Palmer-Quarterly, 21, 205-226.
Bates, J. (1984). Infant Characteristics Questionnaire. 24 Months Experimantal Version. Bloomington: Indiana University Press.
Baumeister, A., MacLean, W., Kelley, J. & Kasari, C. (1980). Observational studies of retarded children with multiple stereotype movement. Journal of Abnormal Child Psychology, 8, 501-521.
Baumgart, D., Brown, L., Pumpian, I., Nisbet, J., Ford, A., Sweet, M. et al. (1982). Principle of partial participation and individualized adaptation in educational programs for severly handicapped students. Journal of the Association for the Severe Handicapped, 7, 17-27.
Bear, D.M. (1981). The nature of intervention research. In: R.L. Schiefelbusch & L.L. Lloyd (Eds.), Early Language: Acquisition and Intervetion. Baltimore: University Park Press.
Beebe, B., Jaffe, J., Feldstein, S., Mays, K. & Alson, D. (1985). Interpersonal timing: The application of an adult dialougue model to mother-infant vocal and kinesic interaction. In: T. Field & N. Fox (Eds.), Social Perception in Infants. Norwood, NJ: Ablex.
Belsky, J. & Most, R.K. (1981). From exploration to play: A cross-sectional study of infant free play behavior. Developmental Psychology, 17, 630-639.

Berger, P. & Keller, H. (1981). Sociology Reinterpreted: An Essay on Method and Vocation. Garden City, NY: Doubleday.

Bernard-Opitz, V. (1982). Pragmatic analysis of the communicative behavior of an autistic child. Journal of Speech and Hearing Disorders, 47, 99-109.

Berninger, G. & Garvey, C. (1981). Questions and the allocation construction and timing of turns in child discourse. Journal of Psycholinguistic Research, 10, 375-402.

Bettelheim, B. (1967). The Empty Fortress: Infantil Autism and the Birth of the Self. New York: Free Press.

Black, M., Freeman, B.J. & Montgomery, J. (1975). Systematic observation of play behavior in autistic children. Journal of Autism and Childhood Schizophrenia, 5, 363-371.

Bleuler, E. (1911). Dementia Praecox, oder die Gruppe der Schizophrenien. In: G. Aschaffenburg (Hrsg.), Handbuch der Psychiatrie. Spezieller Teil, 4. Abt. Leipzig: Deuticke.

Bloom, L. (1974). Talking, understanding and thinking: Developmental relationship between receptive and expressive language. In: R.L. Schiefelbusch & L.L. Lloyd (Eds.), Language Perspectives: Acquisition, Retardation and Intervention. Baltimore: University Park Press.

Bloom, L., Rocissano, L. & Hoold, L. (1976). Adult-child discourse: Developmental interaction between information processing and linguistic knowledge. Cognitive Psychology, 8, 521-552.

Bloom, L. & Lahey, M. (1978). Language Development and Language Disorders. New York: Wiley.

Boehnke, K. (1986). Probleme der Intelligenzmessung bei Kindern mit dem HAWIK-R. Praxis der Kinderpsychologie und Kinderpsychiatrie, 35, 34-41.

Bohman, M., Bohman, I.L., Björck, P.O. & Sjöholm, E. (1983). Childhood psychosis in a northern Swedish county: Some preliminary findings from an epidemiological survey. In: M.H. Schmidt & H. Remschmidt (Eds.), Epidemiological Approaches in Child Psychiatry. Stuttgart: Thieme.

Boucher, J. (1981). Memory for recent events in autistic children. Journal of Autism and Developmental Disorders, 11, 239-302.

Bower, R. (1973). A First Language. Cambridge, MA: Harvard University Press.

Bowlby, J. (1969). Attachment and Loss. Vol.1. Attachment. Hammondsworth: Penguin.

Brack, U. (Hrsg.), (1986). Frühdiagnostik und Frühtherapie. München: Psychologie Verlags Union.

Brazelton, B.T. (1984). Neonatal Behavioral Assessment Scale (2nd Edn.). Philadelphia: International Medical Publication.

Bretherton, I., Fritz, J., Zahn-Waxler, C. & Rigeway, D. (1986). Learning to talk about emotions.: A functionalist perspective. Child Development, 57, 529-548.

Bretherton, I. (1984). Representing the social world in symbolic play: Reality and fantasy. In: I. Bretherton (Ed.), Symbolic Play: The Development of Social Understanding (pp. 3-41). New York: Academic Press.

Bretherton, I., McNew, S. & Beegley-Smith, M. (1981). Early person knowledge as expressed in gestural and verbal communication: When do infants aquire a "theory of mind"?. In: M.E. Lamb & L.R. Sherrod (Eds.). Infant social cognition: Empirical and theoretical considerations (pp. 333-373). Hillsdale, NJ: Erlbaum.

Bricker, D.D. & Carlson, L. (1981). Issues in early language intervention. In: R.L. Schiefelbusch & D.D. Bricker (Eds.), Early Language: Acquisition and Intervention. Baltimore: University Park Press, pp. 477-515.

Bricker, W. & Bricker, D.D. (1974). An early language training strategy. In: R.L. Schiefelbusch & L.L. Lloyd (Eds.), Language Perspectives: Acquisition, Retardation and Intervention. Baltimore: University Park Press, pp. 431-468.

Brown, L. (1973). The First Language: The Early Stages. Cambridge: Harvard University Press.

Brown, L. (1984). Teaching manual: Realtime sociolinguistic behavior of an autistic child. Regional Children's Center, Ontario: Unpublished manuscript.

Brown, L., Branston, M.B., Baumgart, D., Vincent, L. et al. (1979). Utilizing the characteristics of a variety of current and subsequent least restrictive environments as factors in the development of curricular content for severly handicapped students. AAESPH Review, 4, 55-62.

Brown, L., Branston, M.B., Hamre-Nietupski, S., Pumpian, I. et al. (1980). Strategies for generating comprehensive, longitudinal and chronological age appropriate individual educational plans for adolescent and young adult severely handicapped students. Journal of Special Education, 14, 199-215.

Bruner, J. (1973). Organization of early skilled action. Child Development, 44, 1-11.

Bruner, J. (1975). The ontogenesis of speech acts. Journal of Child Language, 2, 1-20.

Bruner, J. (1975). From communication to language: A psychological perspective. Cognition, 3, 255-287.

Bruner, J. (1981). The social context of language acquisition. Language and Communication, 1, 155-178.

Bruner, J. & Sherwood, V. (1983). Thought, language and interaction in infancy. In: J.D. Call, E. Galenson & R.L. Tyson (Eds.), Frontiers of Infant Psychiatry. New York: Basic Books.

Bryson, S.E., Clark, B.S. & Smith, I.M. (1988). First report of a canadian epidemiology study of autistic syndroms. Journal of Child Psychology and Psychiatry, 29, 433-445.

Burd, L., Fischer, W. & Kerbeshian, J. (1987). A prevalence study of pervasive developmental disorders in North Dakota. Journal of the American Academy of Child Psychiatry, 26, 700-703.

Butollo, W.H.L., Meyer-Plath, S. & Winckler, B. (1978). Bedingungen der Entwicklung von Verhaltensstörungen. In: L.J. Pongratz (Hrsg.), Handbuch der Psychologie. Band 8. Klinische Psychologie. Göttingen: Hogrefe, S. 3074-3101.

Butterworth, G.E. & Glover, L. (1988). The origins of referential communication in human infancy. In: L. Weiskrantz (Ed.), Thought without Language. Oxford: Oxford University Press.

Cairns, R.B. (1979). Social Development: The Origins and Plasticity of Interchanges. San Francisco: Freeman.

Cairns, R.B. (1986). Social development: Recent theoretical trends and relevance for autism. In: E. Schopler & G.B. Mesibov (Eds.), Social Behavior in Autism. New York: Plenum, pp. 15-34.

Campbell, M. (1985). Pervasive developmental disorders: Autistic and schizophrenic disorders. In: J.M. Wiener (Ed.), Psychopharmacology of Childhood and Adolescence. New York: Wiley.

Campbell, M., Anderson, L.T., Green, W.H. & Deutsch, S.I. (1987). Psychopharmacology. In: D.J. Cohen, A.M. Donnellan & R. Paul (Eds.), Handbook of Autism and Pervasive Developmental Disorders. New York: Wiley, pp. 545-565.
Campbell, M., Anderson, L.T., Meier, M., Cohen, I.L., Small, A.M. et al. (1978). A comparison of haloperidol, bahavior therapy and their interaction in autistic children. Journal of the American Academy of Child Psychiatry, 17, 640-655.
Campbell, M., Anderson, L.T., Small, A.M., Perry, R., Green, W.H. & Caplan, R. (1982). The effects of haloperidol on learning and behavior in autistic children. Journal of Autism and Developmental Disorders, 12, 167-175.
Campbell, M., Green, W.H. & Deutsch, S.I. (1985). Child and Adolescente Psychopharmacology. Beverly Hills, CA: Sage.
Campbell, M., Hardesty, A.S., Breuer, H. & Dolevoy, N. (1978). Childhood psychosis in perspective: A follow-up of 10 children. Journal of the American Academy of Child Psychiatry, 17, 14-28.
Campbell, M., Perry, R., Small, A.M. & Green, W.H. (1987). Overview of drug treatment in autism. In: E. Schopler & G.B. Mesibov (Eds.), Neurobiological Issues in Autism. New York: Plenum, pp. 341-355.
Campbell, M., Rosenbloom, S., Perry, R., George, A.E. et al. (1982). Computerized axial tomography in young autistic children. American Journal of Psychiatry, 139, 510-512.
Campbell, M., Small, A.M., Green, W.H., Jennings, S.J., Perry, R. et al. (1984). Behavioral efficacy of haloperidol and lithium carbonate: A comparison in hospitalized aggressive children with conduct disorder. Archives of General Psychiatry, 41, 650-656.
Campos, J.J. (1983). The importance of affective communication in social referencing: A commentary on Feinman. Merrill-Palmer-Quarterly, 29, 83-87.
Cantor, S., Evans, J. & Pezzot-Pearce, T. (1982). Childhood schizophrenia: Present but not accounted for. American Journal of Psychiatry, 139, 758-762.
Cantwell, D., Baker, L. & Rutter, M. (1978). A comparative study of infantile autism and specific developmental receptive language disorder: IV. Analysis of syntax and language acquisition. Journal of Child Psychology and Psychiatry, 19, 351-362.
Caparulo, B. & Cohen, D.J. (1977). Cognitive structures, language and emerging social competence in autistic and aphasic children. Journal of the American Academy of Child Psychiatry, 15, 620-644.
Carr, E. (1985). Behavioral approaches to language and communication. In: E. Schopler & G.B. Mesibov (Eds.), Communication Problems in Autism. New York: Plenum, pp. 37-57.
Carr, E. & Kologinsky, E. (1983). Acquisition of sign language. I: Spontaneity and generalization effects. Journal of Applied Behavioral Analysis, 16, 297-314.
Carter, A.L. (1979). The ontogenesis of speech acts. In: E. Ochs & B. Schiefflin (Eds.), Developmental Pragmatics. New York: Academic Press.
Casby, M.W. & Corte, M.D. (1987). Symbolic play performance and early language development. Journal of Psycholinguistic Research, 16, 31-42.
Cazden, C. (1979). Peekaboo as an instructional model: Discourse development at home and at school. Stanford University Papers and Reports on Child Language Development, 17, 1-29.

Chapman, R. (1978). Comprehension strategies in children. In: F. Kavanagh & W. Strange (Eds.), Speech and Language in the Laboratory, School and Clinic. Cambridge, MA: MIT Press.
Chapman, R. (1981). Exploring children's communicative intents. In: J.Miller (Ed.), Assessing Language Production in Children. Baltimore: University Park Press.
Charlop, M.J., Schreiman, L. & Tyron, A.D. (1983). Learning through observation: The effects of peer modeling on acquisition and generalization in autistic children. Journal of Abnormal Child Psychology, 11, 355-366.
Ciaranello, R.D., Vanden Berg, S.R. & Anders, T.F. (1982). Intrinsic and extrinsic determinants of neuronal development: Relation to infantile autism. Journal of Autism and Developmental Disorders, 12, 115-145.
Cicchetti, D. (1984). The emergence of developmental psychopathology. Child Development, 55, 1-7.
Cicchetti, D. (1987). Developmental psychopathology in infancy: Illustration from the study of maltreated youngsters. Journal of Consulting and Clinical Psychology, 55, 837-845.
Cicchetti, D. (1989). Editorial: Developmental psychopathology: Some thoughts on its evolution. Development and Psychopathology, 1, 1-4.
Cicchetti, D. (1989). Editorial: Introduction to theory of mind and autism. Development and Psychopathology, 1, 173-183.
Cicchetti, D. (1989). How research on child maltreatment has informed the study of child development: Perspectives from developmental psychopathology. In: D. Cicchetti & V. Carlson (Eds.), Child Maltreatment: Theory and Research on Causes and Consequences of Child Abuse and Neglect. New York: Cambridge University Press.
Cicchetti, D. & Schneider-Rosen, K. (1984). Toward a developmental model of the depressive disorders. New Directions for Child Development, 26, 5-27.
Ciompi, L. (1985). Zur Integration von Fühlen und Denken im Lichte der Affektlogik. Die Psyche als Teil eines autopoietischen Systems. In: Psychiatrie der Gegenwart, Band I, Berlin: Springer.
Clark, P. & Rutter, M. (1977). Compliance and resistance in autistic children. Journal of Autism and Childhood Schizophrenia, 7, 33-48.
Clark, P. & Rutter, M. (1979). Task difficulty and task performance in autistic children. Journal of Child Psychology and Psychiatry, 20, 217-285.
Clark, P. & Rutter, M. (1981). Autistic children's responses to structure and interpersonal demands. Journal of Autism and Developmental Disorders, 11, 201-217.
Coates, D. & Lewis, M. (1984). Early mother-infant interaction and infant cognitive status as predictors of school performance and cognitive behavior in six-year-olds. Child Development, 55, 1219-1230.
Coggins, T.E. & Carpenter, R. (1981). The communicative intention inventory: A system for observing and coding children's early intentional communication. Applied Psycholinguistics, 2, 235-251.
Coggins, T.E., Carpenter, R. & Owings, N.O. (1983). Examining the early intentional communication in Down's Syndrome and non-retarded children. British Journal of Disorders of Communication, 18, 98-106.
Coggins, T.E., Olswang, L. & Guthrie, J. (1987). Assessing communicative intents in young children: Low structured observating or elicitation tasks? Journal of Speech and Hearing Disorders, 52, 44-49.

Cohen, D.J. & Young, J.G. (1977). Neurochemistry and child psychiatry. Journal of the American Academy of Child Psychiatry, 16, 353-411.
Cohen, D.J., Caparulo, B. & Shaywitz, B.A. (1976). Primary childhood aphasia and childhood autism. Journal of the American Academy of Child Psychiatry, 15, 604-645.
Cohen, D.J., Caparulo, B. & Shaywitz, B.A. (1978). Neurochemical and developmental models of childhood autism. In: G. Serban (Ed.), Cognitive Defects in the Development of Mental Illness. New York: Brunner/Mazel, pp. 66-102.
Cohen, D.J., Donnellan, A.M. & Paul, R. (Eds.), (1987). Handbook of Autism and Pervasive Developmental Disorders. New York: Wiley.
Cohen, D.J., Leckman, J. & Volkmar, F.R. (1988). Diagnostic process in child psychiatry. In: J. Mezzich & M. von Carnach (Eds.), International Classification in Psychiatry. Cambridge: At the University Press.
Cohen, D.J., Paul, R. & Volkmar, F.R. (1986). Issues in the classification of pervasive and other developmental disorders: Toward DSM-IV. Journal of the American Academy of Child Psychiatry, 25, 213-220.
Cohen, D.J., Paul, R. & Volkmar, F.R. (1987). Issues in the classification of pervasive developmental disorders and associated conditions. In: D.J. Cohen, A.M. Donnellan & R. Paul (Eds.), Handbook of Autism and Pervasive Developmental Disorders. New York: Wiley, pp. 20-40.
Cohen, D.J., Paul, R. & Volkmar, F.R. (1988). The diagnosis and classification of autism: Empirical studies relevant to nosology. In: J. Mezzich & M. von Carnach (Eds.), International Classification in Psychiatry. Cambridge: At the University Press.
Cohen, D.J., Volkmar, F.R. & Paul, R. (1986). Issues in the classification of Pervasive Developmental Disorders: History and current status of nosology. Journal of the American Academy of Child Psychiatry, 25, 158-161.
Cohen, J.F. & Tronick, E.Z. (1987). Mother-infant face-to-face interaction: The sequence of dyadic states at 3, 6 and 9 months. Developmental Psychology, 23, 68-77.
Coleman, M & Gillberg, C. (1987). The Biology of the Autistic Syndromes. New York: Praeger.
Coleman, P.D., Romano, J., Lapham, L. & Simon, W. (1985). Cell counts in cerebral cortex of autistic patient. Journal of Autism and Developmental Disorders, 15, 245-256.
Cole, D. & LaVoie, J.C. (1985). Fantasy play and retarded cognitive development in 2 to 6 year-olds. Development Psychology, 21, 233-240.
Cole, M. (1971). Dysprosody due to posterior fossa lesions. Transactions of the American Neurological Association, 96, 151-154.
Cole, M., Dore, J., Hall, W. & Dowley, G. (1978). Situation and task in young children's talk. Discourse Processes, 1, 119-176.
Condon, W.S. (1975). Multiple response to sounds in dysfunctional children. Journal of Autism and Childhood Schizophrenia, 5, 37-56.
Condon, W.S. & Sander, L.W. (1974). Neonate movement is synchronized with adult speech: Interactional participation and language acquisition. Science, 183, 99-101.
Conn-Powers, M.C. (1982). The effect of developmental- and interactive-based teaching strategies on the acquisition and generalization of vocabulary in young delayed children. Madison: Unpublished doctoral dissertation.
Cooper, B. & Morgan, H.G. (1973). Epidemiological Psychiatry. Springfield: Charles C. Thomas.

Cordes, M. (1985). Früherkennung und Frühförderung bei frühkindlichem Autismus. Frühförderung interdisziplinär, 4, 17-29.
Corrigan, R. (1981). The control of animate and inanimate components in pretend play and language. Child Development, 53, 1343-1353.
Cunningham, M.A. (1968). A comparison of the language of psychotic and nonpsychotic children who are mentally retarded. Journal of Child Psychology and Psychiatry, 9, 229-244.
Curcio, F. (1978). Sensorimotor functioning and communication in mute autistic children. Journal of Autism and Childhood Schizophrenia, 2, 264-287.
Curcio, F. & Piserchia, E.A. (1978). Pantomimic representation in psychotic children. Journal of Autism and Childhood Schizophrenia, 8, 181-189.
Dadds, M., Schwartz, S., Adams, T & Rose, S. (1988). The effects of social context and verbal skill on the stereotypic and task-involved behaviour of autistic children. Journal of Child Psychology and Psychiatry, 29, 669-676.
Dahl, K., Cohen, D.J. & Provence, S. (1986). Developmental disorders evaluated in early childhood: Clinical and multivariate approaches to nosology of PDD. Journal of the American Academy of Child Psychiatry, 25, 170-180.
Damasio, H., Maurer, R.G., Damasio, A.R. & Chui, H.C. (1980). Computerized tomographic scan findings in patients with autistic behavior. Archives of Neurology, 37, 504-510.
Damon, W. (1979). Why study social-cognitive development? Human Development, 22, 206-211.
Darby, J.K. (1976). Neuropathic aspects of psychosis in children. Journal of Autism and Childhood Schizophrenia, 6, 339-352.
Davidson, J.E. & Sternberg, R.J. (1984). The role of insight in intellectual giftedness. Gifted Child Quarterly, 28, 58-64.
Davidson, P.W., Kleene, B.M., Carroll, M. & Rockowitz, R.J. (1983). Effects of Naloxone on self-injurious behavior: A case study. Applied Research in Mental Retardation, 4, 1-4.
Dawson, G. (1983). Lateralized brain dysfunction in autism: Evidence from the Halstead-Reitan Neuropsychological Battery. Journal of Autism and Developmental Disorders, 13, 269-286.
Dawson, G. (1988). Autism: New Perspectives in Diagnosis, Nature and Treatment. New York: Guilford.
Dawson, G. & Adams, A. (1984). Imitation and social responsiveness in autistic children. Journal of Abnormal Child Psychology, 12, 209-226.
Dawson, G. & Fernald, M. (1987). Perspective-taking ability and its relationship to the social behaviour of autistic children. Journal of Autism and Developmental Disorders, 17, 487-498.
Dawson, G. & Galpert, L. (1986). A developmental model for facilitating the social behavior of autistic children. In: E. Schopler & G.B. Mesibov (Eds.), Social Behavior in Autism. New York: Plenum, pp. 237-256.
Dawson, G. & Galpert, L. (1990). Mother's use of imitative play for facilitating social responsiveness and toy play in young autistic children. Development and Psychopathology, 2, 151-162.

Dawson, G. & Lewy, A. (1989). Arousal, attention and the socioemotional impairments of individuals with autism. In: G. Dawson (Ed.), Autism: Nature, Diagnosis and Treatment, New York: Guilford.

Dawson, G. & McKissick, F.C. (1984). Self-recognition in autistic children. Journal of Autism and Developmental Disorders, 14, 383-394.

Dawson, G., Warrenburg, S. & Fuller, P. (1982). Cerebral lateralization in individual diagnosed as autistic in early childhood. Brain and Language, 15, 353-368.

Dawson, G., Hill, D., Spencer, A., Galpert, L. & Watson, L. (1990). Affective sharing between young autistic children and their mothers. Journal of Abnormal Psychology.

De Villers, P.A. (in press). Eliciting language production in pragmatically motivated settings. Topics in Language Disorders.

De Villers, P.A. & De Villers, J.G. (1987). Commentary on language and autism. In: D.J. Cohen, A.M. Donnellan & R. Paul (Eds.), Handbook of Autism and Pervasive Developmental Disorders. New York: Wiley, pp. 697-702.

DeLong, G.R. (1978). A neuropsychologic interpretation of infantile autism. In: M. Rutter & E. Schopler (Eds.), Autism: A Reappraisal of Concepts and Treatment. New York: Plenum.

DeLong, G.R., Bean, S.C. & Brown, F.R. (1981). Acuired reversible autistic syndrome in acute encephalopathic illness in children. Archives of Neurology, 38, 191-194.

DeMyer, M.K. (1986). Familien mit autistischen Kindern. Stuttgart: Enke.

DeMyer, M.K., Alpern, G.D., Barton, S., DeMyer, W.E., Churchill, D.W. et al. (1972). Imitation in autistic early schizophrenic and non-psychotic subnormal children. Journal of Autism and Childhood Schizophrenia, 2, 264-287.

DeMyer, M.K., Barton, S., Alpern, G., Kimberlin, C., Allen, J. et al. (1974). The measured intelligence of autistic children. Journal of Autism and Childhood Schizophrenia, 4, 42-60.

DeMyer, M.K., Barton, S., DeMyer, W.E., Norton, J.A. et al. (1973). Prognosis in autism: A follow-up study. Journal of Autism and Childhood Schizophrenia, 3, 199-246.

DeMyer, M.K., Hingtgen, J.N. & Jackson, R.K. (1981). Infantil autism reviewed: A decade of research. Schizophrenia Bulletin, 7, 388-451.

Denckla, M.B. (1986). New diagnostic criteria for autism and related behavioral disorders: Guidelines for research protocols. Journal of the American Academy of Child Psychiatry, 25, 221-224.

Dennett, D. (1979). Brainstorms: Philosophical Essays on Mind and Psychology. Harvester Press.

Deykin, E.Y. & MacMahon, B. (1979). The incidence of seizures among children with autistic syndroms. American Journal of Psychiatry, 136, 1310-1312.

Die Trill, M.L., Wolsky, B.B., Shell, J., Green, W.H. et al. (1984). Effects of long-term haloperidol treatment on intellectual functioning in autistic children: A pilot study. Paper presentet at the 31st Annual Meeting of the American Academy of Child Psychiatry, Toronto, Canada.

Doherty, M.B. & Rosenfeld, A.A. (1984). Play assessment and the differential diagnosis of autism and other causes of severe language disorder. Developmental and Behavioral Pediatrics, 5, 26-29.

Dohrenwend, B.P. & Dohrenwend, B.S. (1974). Social and cultural influences on psychopathology. Annual Review of Psychology, 25, 417-452.
Donnellan, A.M. (1980). An educational perspective of autism: Implications for curriculum development and personel development. In: B. Wilcox & A. Thompson (Eds.), Critical Issues in Educating Autistic Children and Youth. Washington, DC: U.S. Department of Education, pp. 53-88.
Donnellan, A.M. (1984). The criterion of the least dangerous assumption. Behavioral Disorders, 9, 141-150.
Donnellan, A.M., Mesaros, R.A. & Anderson, J.L. (1984). Teaching students with autism in natural environments: What educators need from researchers. Journal of Special Education, 18, 505-522.
Donnellan, A.M., Mirenda, P.L., Mesaros, R.A. & Fassbinder, L.L. (1984). Analyzing the communicative functions of abberant behavior. Journal of the Association of Persons with Severe Handicaps, 9, 201-212.
Dore, J. (1986). The developmant of conversation competence. In: R. Schiefelbusch (Ed.), Language Competence: Assessment and Intervention. San Diego, CA: College-Hill Press, pp. 3-60.
DSM-III (1984). Diagnostisches und Statistisches Manual Psychischer Störungen. Weinheim: Beltz.
DSM-III-R (1989). Diagnostisches und Statistisches Manual Psychischer Störungen, Revision. Weinheim: Beltz.
Duchan, J.F. (1983). Autistic children are non-interactive: Or so we say. Seminars in Speech, Language and Hearing, 4, 53-61.
Duchan, J.F. (1984). Language Assessment: The pragmatic revolution. In: R.Naremore (Ed.), Language Sciences. San Diego: College-Hill Press.
Duchan, J.F. (1986). Language intervention through sensemaking and finetuning. In: R. Schiefelbusch (Ed.), Communicative Competence: Assessment and Language Intervention. Baltimore: University Park Press, pp. 187-212.
Duchan, J.F. (1986). Learning to describe events. Topics in Language Disorders, 6, 27-36.
Duchan, J.F. (1987). Functionalism: A perspective on autistic communication. In: D.J. Cohen, A.M. Donnellan & R. Paul (Eds.), Handbook of Autism and Pervasive Developmental Disorders. New York: Wiley, pp. 703-709.
Duchan, J.F. (1987). Special education for the handicapped: How to interact with those who are different. In: P. Knobloch (Ed.), Book on Special Education. New York: Wiley.
Duchan, J.F. & Palermo, J. (1979). Thematization: A New Look at Autism. Buffalo: Unpublished Manuscript.
Duchan, J.F. (1979). Temporal Aspects of "Self-Stimulating" Behaviors in Abnormal Speakers. Paper presented at Interactions Rhythmus Conference, Columbia University.
Duchan, J.F. & Weitzner-Lin, B. (1984). Nurturant and naturalistic intervention: Implications for planning lessons and tracking progress. Buffalo: Unpublished Manuscript.
Dunst, C.J. (1981). Infant Learning. Hingham, Massachussetts: Teaching Resources Corporation.
Dunst, C., Lowe, L. & Bartholomew, P. (1990). Contingent social responsiveness, family ecology and infant communicative competence. National Student Speech, Language and Hearing Association Journal, 17, 39-49.

Dzikowski, S. (1988). Entwicklung in der Therapie sensorischer Integrationsstörungen bei autistischen Kindern. In: C. Arens & S. Dzikowski (Hrsg.), Autismus heute. Band 1. Aktuelle Entwicklungen in der Therapie autistischer Kinder. Dortmund: verlag modernes lernen, S. 31-38.
Dzikowski, S. & Vogel, C. (1988). Störungen der sensorischen Integration bei autistischen Kindern. Probleme von Diagnose, Therapie und Erfolgskontrolle. Weinheim: Deutscher Studien Verlag.
Eggert, D. (1971). Kurzform der Lincoln-Oseretzky-Skala für normale und behinderte Kinder. Weinheim: Beltz.
Emrich, R., Haag, G. & Schirm, H. (1985). Sensorische Integrationsdiagnostik zur Leistungsfähigkeit der Southern California Sensory Integration Tests nach Jean Ayres. der Kinderarzt, 16, 706-709.
Ervin-Tripp, S. & Gordon, D. (1986). The development of request. In: R.L. Schiefelbusch (Ed.), Language Competence: Assessment and Intervention. San-Diego: College-Hill Press, pp. 61-96.
Falvey, M.A., Grenot-Scheyer, M. & Luddy, E. (1987). Developing and implementing integrated community referenced curricula. In: D.J. Cohen, A.M. Donnellan & R. Paul (Eds.), Handbook of Autism and Pervasive Developmental Disorders. New York: Wiley, pp. 238-250.
Favell, J.E., McGimsey, J.F. & Schell, R.M. (1982). Treatment of self-injury by providing alternative sensory activities. Analysis and Intervention in Developmental Disabilities, 2, 83-104.
Fay, W.H. & Schuler, A.L. (1980). Emerging Language in Autistic Children. London: Edward Arnold.
Fein, D. & Waterhouse, L. (1979). Autism is not a disorder of language. Paper presented at the meeting of the New England Child Language Association, Boston.
Fein, D., Pennington, B., Markowitz, P. Braverman, M. & Waterhouse, L. (1986). Towards a neuropsychological model of infantile autism: Are the social deficits primary? Journal of the American Academy of Child Paychiatry, 25, 198-212.
Fein, D., Skoff, B. & Mirsky, A.F. (1981). Clinical correlates of brainstem dysfunction in autistic children. Journal of Autism and Developmental Disorders, 11, 303-315.
Fein, D., Tinder, P. & Waterhouse, L. (1979). Stimulus generalization in autistic and normal children. Journal of Child Psychology and Psychiatry, 20, 325-335.
Fein, D., Waterhouse, L., Lucci, D. & Snyder, D. (1985). Cognitive subtypes in developmentally disabled children. Journal of Autism and Developmental Disorders, 15, 77-95.
Fein, D. Humes, M., Kaplan, E., Lucci, D. & Waterhouse, L. (1984). The question of left hemisphere dysfunction in autistic children. Psychological Bulletin, 95, 258-281.
Fein, G.G. (1981). Pretend play in childhood: An integrative review. Child Development, 52, 1095-1118.
Feinman, S. (1982). Social referencing in infancy. Merrill-Palmer Quarterly, 28, 445-470.
Ferrara, C. & Hill, S.D. (1980). The responsiveness of autistic children to the predictability of social and nonsocial toys. Journal of Autism and Developmental Disorders, 10, 51-57.
Ferrari, M. & Matthews, M.S. (1983). Self-recognition deficits in autism: Syndrome-specific or general developmental delay? Journal of Autism and Developmental Disorders, 13, 317-324.

Field, T. (1982). Individual differences in the expressivity of neonates and young infants. In: R.S. Feldman (Ed.), Development of Nonverbal Behavior in Children. New York: Springer.
Field, T., Healy, B. & LeBlanc, W.G. (1989). Sharing and synchrony of behavior states and heart rate in nondepressed versus depressed mother-infant interactions. Infant Behavior and Development, 12, 357-376.
Field, T.I., Goldstein, S., Vega-Lahr, N. & Porter, K. (1986). Changes in imitative behavior during early infancy. Infants Behavior and Development, 9, 415-421.
Fiske, S.T. & Linville, P.W. (1980). What does the schema concept buy us? Personality and Social Psychology Bulletin, 6, 543-557.
Flehming, I. (1985). Sensorische Integration bei autistischen Verhaltensweisen. Beschäftigungstherapie und Rehabilitation, 24, 69-74.
Folstein, S.E. & Rutter, M. (1988). Autism: Familial aggregation and genetic implications. Journal of Autism and Developmental Disorders, 18, 3-30.
Ford, A. (1987). Sex education for individuals with autism: Structuring information and oportunities. In: D.J. Cohen, A.M. Donnellan & R. Paul (Eds.), Handbook of Autism and Pervasive Developmental Disorders. New York: Wiley, pp. 430-439.
Franco, F. & Butterworth, G.E. (1988). Manual pointing in infancy: Production contexts and coordinations with visual checking and vocalisation. Paper presented at Society for Research in Child Development, Kansas City, KS.
Frankel, F., Simmons, J.Q., Fichter, M. & Freeman, B.J. (1984). Stimulus overselectivity in autistic and mentally retarded children: A research note. Journal of Child Psychology and Psychiatry, 25, 147-155.
Frankel, R.M. (1982). Autism for all purposes: A microinteractional view. Topics in Language Disorders, 3, 33-34.
Frankel, R.M. (1984). From sentence to sequence: Understanding the medical encounter through microinteractional analysis. Discourse Processes, 1, 135-170.
Frankel, R.M. (1988). Microanalysis and the medical encounter. In: D. Helm, W.T. Anderson & A.J. Meehan (Eds.), New Directions in the Study of Social Order. New York: Irvington Press.
Frankel, R.M. & Backman, H. (1982). Impact: An interaction-based method for preserving and analyzing clinical transactions. In: L.S. Pettegrew (Ed.), Explorations in Provider and Patient Interaction. Knoxville, TN: Humana.
Frankel, R.M., Leary, M. & Kilman, B. (1987). Building social skills through pragmatic analysis: Assessment and treatment implications for children with autism. In: D.J. Cohen, A.M. Donnellan & R. Paul (Eds.), Handbook of Autism and Pervasive Developmental Disorders. New York: Wiley, pp. 333-369.
Freeman, B.J., Ritvo, E.R. & Schroth, P.C. (1984). Behavior assessment of the syndrome of autism: Behavior Observation System. Journal of the American Academy of Child Psychiatry, 23, 588-594.
Freeman, B.J., Ritvo, E.R., Guthrie, D., Schroth, P. & Ball, J. (1978). The Behavior Observation Scale for autism: Initial methodology, data analysis and preliminary findings on 89 children. Journal of the American Academy of Child Psychiatry, 17, 576-588.
Freeman, B.J., Schroth, P., Ritvo, E., Guthrie, D. & Wake, L. (1980). The Behavior Observation Scale for autism (BOS): Initial results of factor analyses. Journal of Autism and Developmental Disorders, 10, 343-346.

Freye, D. (1981). Developmental changes in strategies of social interaction. In: M.E. Lamb (Ed.), Infant Social Cognition: Empirical and Theoretical Considerations.
Frith, U. (1971). Spontaneous pattern produced by autistic, normal and subnormal children. In: M. Rutter (Ed.), Infantile Autism: Concepts, Characteristics and Treatment. London: Churchill-Livingstone.
Frith, U. (1972). Cognitive mechanism in autism: Experiments with colour and tone sequence production. Journal of Autism and Childhood Schizophrenia, 2, 160-173.
Frith, U. (1970). Studies in pattern detection in normal and autistic children: I. Immediate recall of auditory sequences. Journal of Abnormal Psychology, 4, 413-420.
Frith, U. (1982). Psychological abnormalities in early childhood psychosis. In: J. Wing & K.L. Wing (Eds.), Handbook of Psychiatry, (Vol.3). London: Cambridge University Press.
Frith, U. (1983). Autism: Social and Cognitive Deficits. 7th Biennial Meeting of the International Society for the Study of Behavioral Development. München: Unveröffentlichter Vortrag.
Frith,U. (1989). Autism. Oxford: Blackwell.
Frith, U. & Baron-Cohen, S. (1987). Perception in autistic children. In: D.J. Cohen, A.M. Donnellan & R. Paul (Eds.), Handbook of Autism and Pervasive Developmental Disorders. New York: Wiley, pp. 85-102.
Frith, U. & Snowling, M. (1983). Reading for meaning and reading for sound in autistic and dyslexia children. British Journal of Developmental Psychology, 1, 329-342.
Frostig, M. (1961). Developmental Test of Visual Perception (3rd Edn.). Los Angeles: M. Frostig School for Educational Therapy.
Gallagher, T. & Darnton, B. (1978). Conversational aspects of the speech of language disordered children: Revision behaviors. Journal of Speech and Hearing Research, 21, 118-136.
Garfinkel, H. (1967). Studies in Ethnomethodology. Englewood Cliffs: Prentice-Hall.
Garreau, B., Barthelemy, C., Sauvage, D., Leddet, I. & LeLord, G. (1984). A comparison of autistic syndromes with and without associated neurological problems. Journal of Autism and Developmental Disorders, 14, 105-111.
Geller, B., Guttmacher, L. & Bleeg, M. (1981). Coexistence of childhood onset pervasive developmental disorder and attention defecit disorders with hyperactivity. American Journal of Psychiatry, 138, 388-398.
Geller, E., Ritvo, E.R., Freeman, B.J. & Yuwiler, A. (1982). Preliminary observations on the effects on fenfluramine on blood serotonin and symptoms in three autistic boys. New England Journal of Medicine, 370, 165-169.
Gillberg, C. (1983). Identical triplets with infantil autism and the fragil-X syndrome. British Journal of Psychiatry, 143, 256-260.
Gillberg, C. (1984). Infantile autism and other childhood psychosis in a Swedish region: Epidemiological aspects. Journal of Child Psychology and Psychiatry, 25, 35-43.
Gillberg, C. (1988). The neurobiology of infantile autism. Journal of Child Psychology and Psychiatry, 29, 257-266.
Gillberg, C. (1990). Diagnosis and Treatment in Autism. New York: Plenum.
Gillberg, C. & Schaumann, H. (1981). Infantil autism and puberty. Journal of Autism and Developmental Disorders, 11, 365-371.

Gillberg, C. & Steffenburg, S. (1987). Outcome and prognostic factors in infantile autism and similar conditions. A population based study of 46 cases followed through puberty. Journal of Autism and Developmental Disorders, 17, 273-287.
Gillberg, C. & Svendsen, P. (1983). Childhood psychosis and computed tomographic brain scan findings. Journal of Autism and Developmental Disorders, 13, 19-32.
Gillberg, C., Ehlers, S., Schaumann, H. et al. (1990). Autism under age 3 years: A clinical study of 28 cases referred for autistic symptoms in infancy. Journal of Child Psychology and Psychiatry, 31, 921-934.
Gillberg, C., Rosenhall, U. & Johansson, E. (1983). Auditory brainstem responses in childhood psychosis. Journal of Autism and Developmental Disorders, 13, 181-195.
Gillberg, C., Svennerholm, L. & Hamilton-Hellberg, C. (1983). Childhood psychosis and monoamine metabolities in spinal fluid. Journal od Autism and Developmental Disorders, 13, 383-396.
Gillberg, C., Trygstad, O. & Foss, J. (1982). Childhood psychosis and urinary excretion of peptides and protein-associated peptide complexes. Journal of Autism and Developmental Disorders, 12, 229-241.
Gillberg, C., Ferenius, L. & Lönnerholm, G. (1985). Endorphin activity in childhood psychosis. Archives of General Psychiatry, 42, 780-783.
Golden, G.S. (1987). Neurological functioning. In: D.J. Cohen, A.M. Donnellan & R. Paul (Eds.), Handbook of Autism and Pervasive Developmental Disorders. New York: Wiley, pp. 133-147.
Goldman, P.S. (1979). Developmental and plasticity of frontal association cortex in the infrahuman primate. In: C.L. Ludlow & M.E. Doran-Quine (Eds.), The Neurological Basis of Language Disorders in Children: Methods and Directions for Research. Bethesda, MD: NIH.
Goodglass, H. (1973). Studies on the grammar of aphasics. In: H. Goodglass & S. Blumstein (Eds.), Psycholinguistics and Aphasia. Baltimore, MD: Hopkins University Press.
Gottesman, I.I. & Shields, J. (1982). Schizophrenia: The Epigenetic Puzzle. Cambridge: Cambridge University Press.
Gray, J.M., Fraser, W.L. & Leudar, I. (1983). Recognition of emotion from facial expression in mental handicapped. British Journal of Psychiatry, 142, 566-571.
Green, W.H., Campbell, M., Hardesty, A.S., Grega, D.M. et al. (1984). A comparison of schizophrenic and autistic children. Journal of the American Academy of Child Psychiatry, 23, 399-409.
Greenspan, S. (1988). Fostering emotional and social development in infants with disabilities. Zero to Three, 8, 8-18.
Grice, H.P. (1975). Logic and conversation. In: R. Cole & J. Morgan (Eds.), Syntax and Semantics: Speech Acts. New York: Academic Press, pp. 41-58.
Gualtieri, T., Evans, R.W. & Patterson, D.R. (1987). The medical treatment of autistic people. In: E. Schopler & G.B. Mesibov (Eds.), Neurobiological Issues in Autism. New York: Plenum, pp. 373-387.
Guralnick, M.J. & Bennett, F.C. (1987). The Effectiveness of Early Intervention for At-risk and Handicapped Children. New York: Academic Press.
Halliday, M.A.K. (1975). Learning how to Mean: Explorations in the Development of Language. London: Arnold.

Hammes, J.G. & Langdell, T. (1981). Precursors of symbol formation and childhood autism. Journal of Autism and Developmental Disorders, 11, 331-346.
Hannan, T. (1987). A cross-sectional assessment of the occurrences of pointing in 3- to 12-month-old human infants. Infant Behavior and Development, 10, 11-22.
Harding, G. (1984). Acting with intention: A framework for examining the development of the intention to communicate. In: L. Feagans, C. Garvey & R. Golinkoff (Eds.), The Origins and Growth of Communication. Norwood, NJ: Ablex Publishing, pp. 123-135.
Harding, G. & Golinkoff, R. (1979). The origins of intentional vocalization in prelinguistic infants. Child Development, 50, 33-40.
Harris, P.L. (1989). Children and Emotion: The Development of Psychological Understanding. Oxford: Blackwell.
Harris, P.L. (1989). The autistic child´s impaired conception of mental states. Development and Psychopathology, 1, 191-195.
Harris, P.L. (1990). The work of imagination. In: A. Whiten (Ed.). The emergance of mindreading. Oxford: Blackwell.
Harris, P.L. & Muncar, A. (1988). The autistic child´s understanding of beliefs and desires. Paper presented at the BPS Developmental Psychology Conference, Coleg Harlech.
Hartmann, H. & Rohmann, U. (1985). BEMAUS: Beobachtungsmatrix für das autistische Syndrom. Viersen: Unveröffentlicht.
Hartmann, H. & Rohmann, U. (1988). Die Zwei-Prozess-Theorie der Informationsverarbeitung und ihre Bedeutung für Psychosen (Mehrleistungen). In: G. Oepen (Hrsg.), Neuropsychologie in der Psychiatrie. Deutscher Ärzte-Verlag.
Hartmann, H., Kalde, M., Jakobs, G. & Rohmann, U. (1988). Die Aufmerksamkeits-Interaktions-Therapie (AIT). In: C. Arens & S. Dzikowski (Hrsg.), Autismus heute. Dortmund: verlag modernes lernen.
Hart, B. (1981). Pragmatics and language development: How language is used. Analysis and Intervention in Developmental Disabilities, 1, 299-313.
Hart, B. & Risley, T. (1986). Incidental strategies. In: R.L. Schiefelbusch (Ed.), Communicative Competence: Assessment and Language Intervention. Baltimore: University Park Press, pp. 213-227.
Heilveil, I. (1984). Video in der Psychotherapie. München: Urban & Schwarzenberg.
Heimann, M. (1989). Neonatal imitation, gaze aversion and mother infant interaction. Infant Behavior and Development, 12, 495-505.
Heimann, M., Nelson, K.E. & Schaller, J. (1989). Neonatal imitation of tongue protrusion and mouth opening: Methodological aspects and evidence of early individual differentiations. Scandinavian Journal of Psychology, 30, 90-101.
Hellbrügge, T., Menara, R., Lajosi, F. & Schamberger, R. (1978). Münchener Funktionelle Entwicklungsdiagnostik. München: Urban & Schwarzenberg.
Heller, K. & Geisler, H-J. (1983). Kognitiver Fähigkeitstest (Kindergartenform), KFT-K. Weinheim: Beltz.
Heller, T. (1969). About dementia infantilis. In: J.G. Howells (Ed.), Modern Perspectives in International Child Psychiatry. Edinburgh: Oliver & Boyd.
Helm, D.T. (1981). Conferring membership: Interaction with incompetents. Department of Sociology, Boston: Unpublished doctoral dissertation.

Helm, D.T. (1988). Some features of verbal prompts. In: D.T. Helm, W.T. Anderson & A.J. Meehan (Eds.), New Directions in the Study of Social Order. New York: Irvington Press.
Helm, D.T. & Kozloff, M.A. (1986). Research on parent training: Shortcomings and remedies. Journal of Autism and Developmental Disorders, 16, 1-22.
Hemsley, R., Howlin, P., Berger, M., Hersov, L., Holbrook, D., Rutter, M. & Yule, W. (1978). Training autistic children in family context. In: M. Rutter & E. Schopler (Eds.), Autism: A Reappraisal of Concepts and Treatment. New York: Plenum, pp. 378-411.
Herbert, J. (1978). Cross-modal transfer in autistic children. In: M. Prior (1979). Cognitive abilities and disabilities in infantila autism: A review. Journal of Abnormal Child Psychology, 7, 357-380.
Herman, B.M., Hammock, M.K., Egan, N., Zelnick, M. et al. (1985). Naltrexone induces dose-dependent decreases in self-injurious behavior. Neuroscience Abstracts, 11, 468.
Hermelin, B. & O'Connor, N. (1967). Perceptual and motor discrimination in psychotic and normal children. Journal of Genetic Psychology, 110, 117-125.
Hermelin, B. (1978). Images and language. In: M. Rutter & E. Schopler (Eds.), Autism: A Reappraisal of Concepts and Treatment. New York: Plenum.
Hermelin, B. (1986). Kommunikation bei autistischen Kindern. In: O. Speck, F. Peterander & P. Innerhofer (Hrsg.), Kindertherapie. München: Reinhardt, S. 123-132.
Hermelin, B. & O'Connor, N. (1970). Psychological Experiments with Autistic Children. London: Pergamon.
Hermelin, B. & O'Connor, N. (1975). The recall of digits by normal, deaf and autistic children. British Journal of Psychology, 66, 203-209.
Hermelin, B. & O'Connor, N. (1985). Logico-affective states and non-verbal language. In: E. Schopler & G.B. Mesibov (Eds.), Communication Problems in Autism. New York: Plenum, pp. 283-310.
Hertzig, M.E., Snow, M.E. & Sherman, M. (1989). Affect and cognition in autism. Journal of the American Academy of Child Psychiatry, 28, 195-199.
Hetzler, B.E. & Griffin, J.L. (1981). Infantil autism and the temporal lobe of the brain. Journal of Autism and Developmental Disorders, 11, 317-330.
Hier, D.B., LeMay, M. & Rosenberger, P.B. (1979). Autism and unfavourable left-right asymmetries of the brain. Journal of Autism and Developmental Disorders, 9, 153-159.
Hill, P.M. & McCune-Nicolich, L. (1981). Pretend play and patterns of cognition in Down's Syndrome children. Child Development, 52, 217-250.
Hintermair, M. (1984). Zur Rolle der Subjektivität in der Frühförderdiagnostik. Frühförderung interdisziplinär, 3, 18-21.
Hobson, R.P. (1983). The autistic child's recognition of age-related features of people, animals and things. British Journal of Developmental Psychology, 1, 343-352.
Hobson, R.P. (1984). Early childhood autism and the question of egocentrism. Journal of Autism and Developmental Disorders, 14, 85-104.
Hobson, R.P. (1986). The autistic child's appraisal of expressions of emotion. Journal of Child Psychology and Psychiatry, 27, 321-342.
Hobson, R.P. (1986). The autistic child's appraisal of expressions of emotion: A further study. British Journal of Child Psychology and Psychiatry, 27, 671-680.
Hobson, R.P. (1987). The autistic child's recognition of age-related characteristics of people. Journal of Autism and Developmental Disorders, 17, 63-69.

Hobson, R.P. (1988). Beyond cognition: A theory of autism. In: G. Dawson (Ed.), Autism: New Perspectives on Diagnosis, Nature and Treatment. New York: Guilford.
Hobson, R.P. (1989). On sharing experience. Development and Psychopathology, 1, 197-203.
Hobson, R.P. (1990). On aquiering knowledge about people and the capacity to pretend: Response to Leslie. Psychological Review, 97, 114-121.
Hobson, R.P. (1990). On the origins of self and the case of autism. Development and Psychopathology, 2, 163-181.
Hobson, R.P., Ouston, J. & Lee, A. (1988). What´s in a face? The case of autism. British Journal of Psychology, 79, 441-453.
Hobson, R.P., Ouston, J. & Lee, A. (1989). Naming emotion in faces and voices: Coordinating faces and voices. Psychological Medicine, 18, 911-923.
Holmberg, M. (198o). The development of social interchange patterns for 12 to 24 months. Child Development, 51, 448-456.
Hopkins, J.M. & Lord, C. (1981). The social behavior of autistic children with younger and same-age non-handicapped peers. In: D. Parke (Ed.), Papers and Reports from International Meetings of the National Society for Autistic Children, Boston, MA.
Hoshino, Y., Kumashiro, H., Yashima, Y., Tachibana, R. & Watanabe, M. (1982). The epidemiological study of autism in Fikushima-ken. Foila Psychiatrica et Neurologica Japonica, 36, 115-124.
Houssiadas, K. & Brown, L.B. (1980). Egocentrism in language and space perception: An examination of the concept. Genetic Psychology Monographs, 101, 183-214.
Howlin, P. (1986). An overview of social behavior in autism. In: E. Schopler & G.B. Mesibov (Eds.), Social Behavior in Autism. New York: Plenum, pp. 103-137.
Howlin, P. & Rutter, M. (1987). The consequences of language delay for other aspects of development. In: W. Yule & M. Rutter (Eds.), Language Development and Language Disorders. Philadelphia, PA: Lippincott.
Huether, G., Neuhoff, V. & Kaus, R. (1983). Brain development in experimental hyperphenylalaminaemia: Disturbed proliferation and reduced cell numbers in cerebellum. Neuropediatrics, 14, 12-19.
Huges, V., Worley, M.R. & Neel, R.S. (1983). Teacher verbalizations and task performance with autistic children. Journal of Autism and Developmental Disorders, 13, 305-316.
Hurtig, R., Ensurd, S. & Tomblin, B. (1982). The communicative function of question production in autistic children. Journal of Autism and Developmental Disorders, 12, 57-69.
Hutt, C. & Hutt, S.J. (1976). Stereotypes and their relation to arousal: A study of autistic children. In: C. Hutt & S.J. Hutt (Dds.), Behavior Studies in Psychiatry. New York: Pergamon.
Hutt, C. & Ounsted, C. (1966). The biological significance of gaze aversion with particular reference to the syndrom of infantile autism. Behavioral Science, 11, 346-356.
Hymes. (1972). In: B. Hart (1981). Pragmatics: How language is used. Analysis and Intervention in Developmental Disabilities, 1, 299-313.
Innerhofer, P. & Klicpera, C. (1988). Die Welt des frühkindlichen Autismus: Befunde, Analysen, Anstöße. München: Reinhardt.

Inoff, G.E., Alverson, C.F.jr., Allen, M.G. & Cohen, D.J. (1980). Pathways between constitution and competence during the 1st 5 years of life. Developmental Psychology, 13, 191-204.
James, A.L. & Barry, R.J. (1980). A review of psychophysiology in early onset psychosis. Schizophrenia Bulletin, 6, 506-525.
James, A.L. & Barry, R.J. (1983). Developmental effects in the cerebral lateralization of autistic, retarded and normal children. Journal of Autism and Developmental Disorders, 13, 43-56.
Jennings, W. (1973). A study of the preference for affective cues in autistic children. Dissertation Abstracts International, 34, 4045-4046.
Johnson-Laird, P.N. (1983). Mental Models. Cambridge, England: Cambridge University Press.
Jones, V. & Prior, M. (1985). Motor imitation abilities and neurological signs in autistic children. Journal of Autism and Developmental Disorders, 15, 321-342.
Kagan, J., Kearsley, R. & Zelazo, P. (1978). Infancy: Its Place in Human Development. Cambridge, MA: Harvard University Press.
Kanner, L. (1943). Autistic disturbance of affective contact. Nerveous Child, 2, 217-250.
Kanner, L., Rodriguez, A. & Ashenden, B. (1972). How far can autistic children go in matters of social adaptation? Journal of Autism and Childhood Schizophrenia, 2, 9-33.
Kasari, C., Sigman, M., Mundy, P. & Yirmia, N. (1988). Caregivers interaction with autistic children. Journal of Autism and Developmental Disorders, 18, 45-56.
Kasari, C., Sigman, M., Mundy, P. & Yirmya, N. (1990). Affective sharing in the context of joint attention interactions of normal, autistic and mentally retarded children. Journal of Autism and Developmental Disorders, 20, 87-100.
Kaufman, B. (1976). Sun Rise. New York: Harper & Row.
Kazdin, A.E. (1975). Behavior Modification in Applied Settings. Homewood, Il: Dorsey.
Kazdin, A.E. (1989). Developmental psychopathology: Current research, issues and directions. American Psychologist, 44, 180-187.
Kaye, K. (1977). Infants effects upon their mother's teaching strategies. In: J. Glidewell (Ed.), The Social Context of Learning and Development. New York: Gardner.
Kaye, K. & Marcus, J. (1980). Infant imitation: The sensory-motor agenda. Developmental Psychology, 17, 258-265.
Keenan, E.D. & Schieffelin, B. (1976). Topics as a discourse notion: A study of topic in the conversation of children and adults. In: C. Li (Ed.), Subject Topics. New York: Academic Press.
Kehrer, H.E., (1988). Therapeutische Möglichkeiten beim autistischen Syndrom. der Kinderarzt, 19, 1034-1039.
Kiernan, C. & Reid, B. (1987). Pre-verbal communicative schedule (PVCS). Windsor: NFER-Nelson.
Kilman, B. (1986). Sozialization Groups. Unpublished Manuskript.
Kischkel, W. (1988). Autistisches Syndrom bei Störungen des fronto-limbischen Systems: Ein Fallbeispiel. Praxis der Kinderpsychologie und Kinderpsychiatrie, 37, 83-89.
Kleinke, C.L. (1986). Gaze and eye contact: A research review. Psychological Bulletin, 100, 78-100.

Klinnert, M.P., Campos, J.J., Sorce, J.F., Emde, R.N. & Svejda, M. (1983). Emotions as behavior regulators: Social referencing in infancy. In: R. Plutnik & H. Kellerman (Eds.), Emotion: Theory, Research and Experience, Vol. 2: Emotions in Early Development. New York: Academic Press, pp. 57-86.

Knorn, P. (1985). Übersetzung der Southern California Sensory Integration Tests und empirische Untersuchung der Auswertungsobjektivität bei 5 - 5 1/2 jährigen deutschen Kindern. Bielefeld: Unveröffentlichte Diplomarbeit.

Koegel, R.L. & Koegel, L.K. (1987). Generalization issues in the treatment of autism. Seminars in Speech and Language, 8, 241-256.

Koegel, R.L., O'Dell, M. & Koegel, L. (1987). A natural language teaching paradigm for nonverbal autistic children. Journal of Autism and Developmental Disorders, 17, 187-200.

Koegel, L.K. & Koegel, R.L. & Ingham, J.M. (1986). Programming rapid generalization of correct articulation trough self-monitoring procedures. Journal of Speech and Hearing Disorders, 51, 24-32.

Koegel, R.L. & Lovaas, O.I. (1978). Comments on autism and stimulus overselectivity. Journal of Abnormal Psychology, 87, 563-565.

Koegel, R.L. & Rincover, A. (1977). Some research on the difference between generalization and maintenance in extratherapy settings. Journal of Applied Behavioral Analysis, 10, 1-16.

Koegel, R.L. & Wilhelm, H. (1973). Selective responding to the components of multiple visual cues by autistic children. Journal of Expectional Child Psychology, 15, 442-453.

Koegel, R.L., Rincover, A. & Egel, A.L. (1982). Educating and Understanding Autistic Children. San Diego, CA: College-Hill.

Koegel, R.L., Schreibman, L., O'Neill, R.E. & Burke, J.C. (1983). The personality and family interaction characteristics of parents of autistic children. Journal of Consulting and Clinical Psychology, 51, 683-692.

Köhler, G. & Egelkraut, H. (1984). Münchener Funktionelle Entwicklungsdiagnostik für das zweite und dritte Lebensjahr. München: Institut für soziale Pädiatrie.

Kolvin, I. (1971). Studies in the childhood psychosis: I. Diagnostic criteria and classification. British Journal of Psychiatry, 118, 381-384.

Kootz, J.J., Marinelli, B. & Cohen, D.J. (1982). Modulation of response to environmental stimulation in autistic children. Journal of Autism and Developmental Disorders, 12, 185-193.

Krug, D.A., Arick, J.R. & Almond, P.J. (1979). Autistic Screening Instrument for Educational Planning: Background and development. In: J. Gilliam (Ed.), Autism: Diagnosis, Instruction, Management and Research. Austin: University of Texas Press.

Krug, D.A., Arick, J.R. & Almond, P.J. (1980). Autism Screening Instrument for Educational Planning. Portland, OR: ASIEP Educational Co.

Krug, D.A., Arick, J.R. & Almond, P.J. (1980). Behavior checklist for identifying severly handicapped individuals with high levels of autistic behavior. Journal of Child Psychology and Psychiatry, 21, 221-229.

Kubinger, K.-D. (1983). Der HAWIK - Möglichkeiten und Grenzen seiner Anwendung. Weinheim: Beltz.

Kuczaj, S. & Bean, A. (1982). The development of noncommunicative systems. In: S. Kuczaj (Ed.), Language Development: Vol. 2. Language, Thought and Culture. Hillsdale, NJ. Erlbaum.
Kuperman, S., Gaffney, G.R., Hamdan-Allen, G. et al. (1990). Neuroimaging in child and adolescent. Journal of the American Journal of Child and Adolescent Psychiatry, 29, 159-172.
Kusch, M. (1988). Interaktionsdiagnostik autistischer Kinder. Bonn: Unveröffentlichte Diplomarbeit.
Kusch, M. & Petermann, F. (1990). Diagnostik des Sozialverhaltens autistischer Kinder. Zeitschrift für Klinische Psychologie, Psychopathologie und Psychotherapie, 38, 206-224.
Kusch, M. & Petermann, F. (1991). Autistische Kinder mit geistiger Behinderung: Differentialätiologische, -diagnostische und therapiebezogene Grundlagen. Zeitschrift für Klinische Psychologie, Psychopathologie und Psychotherapie, 39, 2-33.
La Barbara, J.D., Izard, C.F., Vietze, P. & Parisi, S.A. (1976). Four- and six-month-old infant's visual responses to joy, anger and neutral expressions. Child Psychology, 47, 535-538.
LaVigna, G.W. & Donnellan, A.M. (1988). Alternatives to punishment: Non-aversive strategies for solving behavior problems. Irvington, NY: Irvington Press.
Lancy, D.F. & Goldstein, G.I. (1982). The use of nonverbal Piagetian tasks to assess the cognitive development of autistic children. Child Development, 53, 1233-1241.
Landry, S.H. & Loveland, K.A. (1988). Communication behaviors in autism and developmental language delay. Journal of Child Psychology and Psychiatry, 29, 621-634.
Langdell, T. (1980). Pragmatic aspects of autism: Or why is I a normal word. Edinburgh: Unpublished paper presented at the BPS Developmental Psychology Conference.
Langdell, T. (1978). Recognition of faces: An approach to the study of autism. Journal of Child Psychology and Psychiatry, 19, 225-268.
Langdell, T. (1981). Face Perception: An Approach to the Study of Autism. London: Unpublished doctoral dissertation.
Layton, T.L. & Stutts, N. (1985). Pragmatic usage by autistic children under different treatment modes. Australian Journal of Human Communication Disorders, 13, 127-142.
LeLord, G., Callaway, E. & Muh, J.P. (1982). Clinical and biological effects of high doses of vitamin B6 and magnesium on autistic children. Acta Vitaminol Enzymol, 4, 27-44.
Lee, C.L. & Bates, J. (1985). Mother-child interaction at age two years and perceived difficult temperament. Child Development, 56, 1314-1325.
Lehmkuhl, G. & Eisert, H.G. (1983). Audiovisuelle Verfahren in der Kinder- und Judendpsychiatrie: Diagnostische und therapeutische Möglichkeiten. Praxis der Kinderpsychologie und Kinderpsychiatrie, 32, 293-298.
Lerea, L.E. (1987). The behavioral assessment of autistic children. In: D.J. Cohen, A.M. Donnellan & R. Paul (Eds.), Handbook of Autism and Pervasive Developmental Disorders. New York: Wiley, pp. 273-288.
Leslie, A.M. (1985). Pretend play and representation in infancy: A cognitive approach. London: Unpublished Manuscript.
Leslie, A.M. (1987). Pretence and representation: The origins of theory of mind. Psychological Review, 94, 412-426.

Leslie, A.M. (1988). The child's understanding of the mental world. In: R.L. Gregory (Ed.), The Oxford Companion to the Mind. Oxford: Oxford University Press.
Leslie, A.M. & Frith, U. (1987). Metarepresentation and autism: How not to lose one's marbels. Cognition, 27, 291-294.
Leslie, A.M. & Frith, U. (1988). Autistic children´s understanding of seeing, knowing and believing. British Journal of Developmental Psychology, 6, 315-324.
Leslie, A.M. & Frith, U. (1990). Prospects for a cognitive neuropsychology of autism: Hobson´s choice. Psychological Review.
Leslie, A.M. & Happe, F. (1989). Autism and ostensive communication: The relevance of metarepresentation. Development and Psychopathology, 1, 205-212.
Lester, B., Hoffman, J. & Brazelton, T.B. (1985). The structure of mother-infant interaction in term and preterm infants. Child Development, 56, 15-27.
Lewis, M. & Freedle, R. (1973). Mother-infant dyade: The craddle of meaning. In: P. Pliner, L. Krames & T. Alloway (Eds.), Communication and Affect: Language and Thought. New York: Academic Press.
Lewis, M. (1985). The role of emotions in development. Journal of Child in Contemporary Society, 17, 7-22.
Lewis, M. & Michalson, L. (1983). Children's Emotions and Moods. New York: Plenum.
Lewis, M. & Michalson, L. (1984). The socialization of emotional pathology in infancy. Infant Mental Health Journal, 5, 125-134.
Lewis, V. & Boucher, V. (1988). Spontaneous, instructed and elicited play in relative able autistic children. British Journal of Developmental Psychology, 6, 325-339.
Links, P.S., Stockwell, M., Abichanandio, F. & Simeon, J. (1980). Minor physical abnormalities in childhood autism: Part I. Their relationship to pre- and perinatal complications. Journal of Autism and Developmental Disorders, 10, 273-286.
Lintrownik, A.J., McInnis, E.T., Wetzel-Pritchard, A.M. & Filipelli, D.L. (1978). Restricted stimuli and inferred attentional deficits in autistic and retarded children. Journal of Abnormal Psychology, 87, 554-562.
Lockyer, L. & Rutter, M. (1970). A five to fifteen year follow-up study of infantile psychosis: IV. Patterns of cognitive ability. British Journal of Social and Clinical Psychology, 9, 152-163.
Lokowandt, O. (1979). Frostig Entwicklungstest der visuellen Wahrnehmung. Weinheim: Beltz, 3. Auflage.
Lord.C. (1985). Autism and the comprehension of language. In: E. Schopler & G.B. Mesibov (Eds.), Communication Problems in Autism. New York: Plenum, pp. 257-282.
Lord, C. (1984). Peer relation in autism. In: F.J. Morrison, C. Lord & D.P. Keating (Eds.), Applied Developmental Psychology (Vol.1). New York: Academic Press, pp. 165-229.
Lord, C., Schopler, E. & Revicki, D. (1982). Sex differences in autism. Journal of Autism and Developmental Disorders, 12, 317-330.
Lotter, V. (1966). Epidemiology of autistic conditions in young children: I. Prevalence. Social Psychiatry, 1, 124-137.
Lotter, V. (1978). Follow-up studies. In: M. Rutter & E. Schopler (Eds.), Autism: A Reappraisal of Concepts and Treatment. New York: Plenum.
Lovaas, O.I. (1977). The Autistic Child. New York: Wiley.

Lovaas, O.I. (1987). Behavioral treatment and normal educational and intellectual functioning in young autistic children. Journal of Consulting and Clinical Psychology, 55, 3-9.

Lovaas, O. & Smith, T. (1990). A comprehensive behavioral theory of autistic children: Paradigm for research and treatment. Journal of Behavior Therapy and Experimental Psychiatry, 20, 17-29.

Lovaas, O.I., Koegel, R. & Schreibman, L. (1979). Stimulus overselectivity in autism: A review of research. Psychological Bulletin, 86, 1236-1254.

Lovaas, O.I., Schreibman, L. & Koegel, R. (1971). Selective responding by autistic children to multiple sensory input. Journal of Abnormal Psychology, 77, 211-222.

Lovaas, O.I., Simmons, J., Koegel, R. & Stevens-Long, J. (1973). Some generalization and follow-up measures on autistic children in behavior therapy. Journal of Applied Behavioral Analysis, 6, 131-166.

Loveland, K.A. & Landry, S.H. (1986). Joint attention and language in autism and development language delay. Journal of Autism and Developmental Disorders, 16, 335-349.

Lowe, M. & Costello, F. (1976). Symbolic Play Test. Windsor: NFER.

Lowe, T.L., Tamaka, K., Seashore, M.R., Young, J.G. & Cohen, D.J. (1980). Detection of phenylketonuria in autistic and psychotic children. Journal of the American Medical Association, 243, 126-128.

Lund, N. & Duchan, J.F. (1983). Assessing children's language in naturalistic contexts. Englewood Cliffs, NJ: Prentice-Hall.

Lutz, J. (1937). Über die Schizophrenie im Kindesalter. Schweizer. Archiv für Neurologie, Bd. 39, S. 335-372.

Macnamara, J., Baker, E. & Olsen, C. (1976). Four year old's understanding of pretend, forget and known: Evidence for propositional operations. Child Development, 47, 62-70.

Makita, K. (1966). The age of oneset of childhood schizophrenia. Folia Psychiatrica Neurologica Japonica, 20, 111-121.

Malatesta C.Z. & Izard, C.E. (1984). The ontogenesis of human signals: From biological imperative to symbol utilization. In: N. Fox & R. Davidson (Eds.), The Psychobiology of Affective Development. Hillsdale NJ: Erlbaum.

Mans, L., Cicchetti, D. & Sroue, L.A. (1978). Mirror reactions of Down's Syndrome infants and toddlers: Cognitive underpinnings of self-recognition. Child Development, 49, 1247-1250.

Martinius, J. (1981). Reifungsvorgänge im Zentralnervensystem. In: H. Remschmidt & M. Schmidt (Hrsg.), Neuropsychologie des Kindesalters. Stuttgart: Enke, S. 62-71.

Martinius, J. (1984). Autistische Syndrome. In: G. Nissen, C. Eggers & J. Martinius (Hrsg.) Kinder- und Jugendpsychiatrische Pharmakotherapie. Berlin: Springer.

Martini, M. (1980). The structures of interaction between two autistic children. In: T.M. Field, S. Goldberg, D. Stern & A.M. Sostek (Eds.), High-risk Infants and Children: Adult and Peer Interactions. New York: Academic Press.

Mattenklott, A. (1988). Diagnostische Urteilsbildung. In: R.S. Jäger (Hrsg.), Psychologische Diagnostik. Ein Lehrbuch. München: Psychologie Verlags Union, S. 387-397.

Maudsley, H. (1867). The Physiology and Pathology of the Mind. London: MacMillan.

Maurer, R. & Damasio, A.R. (1982). Childhood autism from the point of view of behavioral neurology. Journal of Autism and Developmental Disorders, 12, 195-205.
Mayes, L.C. & Carter, A.S. (1990). Emerging social-regulatory capacities as seen in the still face situation. Child Development.
McCaleb, P. & Prizant, B.M. (1985). Encoding of new versus old information by autistic children. Journal of Speech and Hearing Disorders, 50, 230-240.
McCune-Nicolich, L. (1981). Toward symbolic functioning: Structure of early use of early pretend games and potentional parallels with language. Child Development, 52, 785-797.
McCune-Nicolich, L. & Fenson, L. (1984). Methodological issues in studying pretend play. In: T.D. Yawley & A.D. Pellegrini (Eds.), Child's Play: Developmental and Applied. Hillsdale, NJ: Erlbaum.
McHale, S.M. (1983). Social interactions of autistic and non-handicapped children during free play. American Journal of Orthopsychiatry, 53, 81-91.
McHale, S.M., Olley, J., Marcus, L. & Simeonsson, R. (1981). Non-handicapped peers as tutors for autistic children. Expectional Children, 48, 263-265.
McHale, S.M., Simeonsson, R.J., Marcus, L.M. & Olley, J.G. (1980). The social and symbolic quality of autistic children's communications. Journal of Autism and Developmental Disorders, 10, 290-310.
McLean, J. & Snyder-McLean, L. (1978). A transactional Approach to Language Training. Columbus, OH: Charles D. Merrill.
McLean, J.E., Snyder-McLean, L., Sack, S. & Decker, D. (1983). A Transactional Approach to Early Language Training: A Mediated Inservice Training Program. Columbus, Ohio: Charles Merrill.
Meltzoff, A.N. & Moore, M.K. (1983). Newborn infants imitate adult facial gestures. Child Development, 54, 702-709.
Mermelstein, R. (1983). The relationship between syntactic and pragmatic development in autistic, retarded and normal children. Paper presented to the English Annual Boston University Conference on Language Development, Boston.
Mesaros, R.A. & Donnellan, A.M. (1987). Issues in individualized placements for students with autism. In: D.J. Cohen, A.M. Donnellan & R. Paul (Eds.), Handbook of Autism and Pervasive Developmental Disorders. New York: Wiley, pp. 227-238.
Mesibov, G.B. (1986). A cognitive program for teaching social behaviors to verbal autistic adolescents and adults. In: E. Schopler & G.B. Mesibov (Eds.), Social Behavior in Autism. New York: Plenum, pp. 265-284.
Messer, D.J. & Vietze, P.L. (1988). Does mutual influence occur during mother-infant social gaze? Infant Behavior and Development, 11, 97-110)
Miles, S.W. & Capelle, P. (1987). Asperger's syndrome and aminoaciduria: A case example. British Journal of Psychiatry, 150, 397-399.
Miller, F. (1983). Identifying children with language disorders and describing their language performance. In: J. Miller, D. Yoder & R. Schiefelbusch (Eds.), Contemporary Issues in Language Intervention. ASHA Reports, 12, pp. 61-74.
Miller, J. (1981). Assessing Language Production in Children. Baltimore: University Park Press.

Miller, J. & Yoder, D. (1974). An ontogenetic language teaching strategy for retarded children. In: R.L. Schiefelbusch & L. Lloyd (Eds.), Language Perspectives: Acquisition, Retardation and Interventions. Baltimore: University Park Press, pp. 505-528.
Miller, J., Chapman, R., Branston, M. & Reichle, J. (1980). Language comprehension in sensimotore stages V and VI. Journal of Speech and Hearing Research, 23, 284-311.
Minderaa, R.B., Anderson, G.M., Volkmar, F.R., Harcherik, D. et al. (1986). Plasma levels of 3-methoxy-4-hydroxyphenylglycol (MHPG) and urinary excretion of norepinephrine, epinephrine and MHGP in autistic and normal subjects. Zitiert nach: D.J. Cohen, A.M. Donnellan & R. Paul (Eds.), Handbook of Autism and Pervasive Developmental Disorders. New York: Wiley, pp 175.
Mirenda, P.L. & Donnellan, A.M. (1987). Issues in curriculum development. In: D.J. Cohen, A.M. Donnellan & R. Paul (Eds.), Handbook of Autism and Pervasive Developmental Disorders. New York: Wiley, pp. 211-226.
Mirenda, P.L., Donnellan, A. & Yoder, D.E. (1983). Gaze behaviour: A new look at an old problem. Journal of Autism and Developmental Disorders, 13, 397-409.
Mischel, W. (1968). Personality and Assessment. New York: Wiley.
Morgan, S.B. (1986). Autism and Piaget's theory: Are the two compatible? Journal of Autism and Developmental Disorders, 16, 441-456.
Morgan, S.B. (1988). The autistic child and family functioning: A developmental-family systems perspective. Journal of Autism and Developmental Disorders, 18, 263-280.
Morris, C. (1946). Signs, Language and Behavior. New York: Prentice-Hall.
Morris, J.N. (1957). Uses of Epidemiology. Edinburgh: Livingstone.
Mundy, P. & Sigman, M. (1989). Second thoughts on the nature of autism. Development and Psychopathology, 1, 213-217.
Mundy, P. & Sigman, M. (1989). The theoretical implications of joint-attention deficits in autism. Development and Psychopathology, 1, 173-183.
Mundy, P.C., Seibert, J.M. & Hogan, A.E. (1984). Relationships between sensorimotor and early communication abilities in developmentally delayed children. Merrill-Palmer Quarterly, 30, 33-48.
Mundy, P.C., Sigman, M., Ungerer, J.A. & Sherman, T. (1986). Defining the social deficits of autism: The contribution of nonverbal-communication measures. Journal of Child Psychology and Psychiatry, 27, 657-669.
Mundy, P.C., Sigman, M., Ungerer, J.A. & Sherman, T. (1987). Nonverbal communication and play correlates of language development in autistic children. Journal of Autism and Developmental Disorders, 17, 349-364.
Mundy, P., Sigman, M. & Kasari, C. (1990). A longitudinal study of joint attention and language development in autistic children. Journal of Autism and Developmental Disorders, 20, 115- 128.
Murray, L. & Trevarthen, C. (1985). Emotional regulation of interactions between two-month-olds and their mothers. In: T.M. Field & N. Fox (eds.). Social perception in infants (pp. 177-197). Norwood, NJ: Ablex.
Murray, L. & Trevarthen,C. (1985). Emotional regulation of interactions between two month olds and their mothers. In: T.M. Field & N.A. Fox (Eds.), Social Perception in Infants. Norwood, NJ: Ablex.
Nagy, J. & Szatmari, P. (1986). A chart review of schizotypal personality disorders in children. Journal of Autism and Developmental Disorders, 16, 351-367.

Neuchterlein, K.H. & Dawson, M.E. (1984). Information processing and attentional functioning in the developmental course of schizophrenic disorders. Schizophrenia Bulletin, 10, 160-203.

Newson, E., Dawson, M. & Everard, P. (1982). The natural history of able autistic people: Their management and functioning in social context. Report of the Department of Health and Social Security, pp. 1-37.

Norman, D.A. & Rumelhart, D.E. (1975). Explorations in Cognition. San Francisco: Freeman.

Nurcombe, B. (1985). Early infantile autism: Recent advances. Paper presented at the Second European Symposium on Developmental Neurology, Hamburg: Unveröffentlichtes Manuskript.

Ogawa, T., Sugiyama, A., Ishiwa, S., Suzuki, M et al. (1982). Ontogenic development of EEG-asymmetry in early infantil autism. Brain and Development, 4, 439-449.

Ornitz, E.M. (1974). The modulation of sensory input in autistic children. Journal of Autism and Childhood Schizophrenia, 4, 197-215.

Ornitz, E.M. & Ritvo, E. (1976). Medical assessment. In: E. Ritvo (Ed.), Autism Diagnosis, Current Research and Management. New York: Spectrum Publications, pp. 7-26.

Ornitz, E.M. (1978). Neurophysiology Studies. In: M. Rutter & E. Schopler (Eds.), Autism: A Reappraisal of Concepts and Treatment, New York: Plenum, pp. 117-139.

Ornitz, E.M. (1983). The functional neuroanatomy of infantile autism. International Journal of Neuroscience, 19, 85-124.

Ornitz, E.M. (1985). Neurophysiology of infantile autism. Journal of the American Academy of Child Psychiatry, 24, pp. 251-262.

Ornitz, E.M. (1987). Neurophysiological studies in infantile autism. In: D.J. Cohen, A.M. Donnellan & R. Paul (Eds.), Handbook of Autism and Pervasive Developmental Disorders. New York: Wiley, pp. 148-165.

Ornitz, E.M. & Ritvo, E.R. (1968). Perceptual inconsistancy in early infantil autism. Archives of General Psychiatry, 18, 76-98.

Ornitz, E.M., Atwell, C.W., Kaplan, A.R. & Westlake, J.R. (1985). Brainstem dysfunction in autism: Results of vestibular simulation. Archives of General Psychiatry, 31, 369-375.

Ornitz, E.M., Guthrie, D. & Farley, A.J. (1977). Early development of autistic children. Journal of Autism and Childhood Schizophrenia, 7, 207-229.

Oster, H. (1981). Recognition of emotional expression in infancy. In: M.E. Lamb & L.R. Sherrod (Eds.), Infant Social Cognition: Empirical and Theoretical Issues. Hillsdale, NJ: Erlbaum, pp. 85-125.

Otha, M. (1987). Cognitive disorders of infantile autism: A study employing the WISC, spatial relationship conceptualization and gestural imitations. Journal of Autism and Developmental Disorders, 17, 45-62.

O'Connor, N. & Hermelin, B. (1967). The selective visual attention of psychotic children. Journal of Child Psychology and Psychiatry, 8, 167-179.

O'Connor, N. & Hermelin, B. (1973). The spatial and temporal organization of short term memory. Quarterly Journal of Experimental Psychology, 25, 335-343.

O'Connor, N. & Hermelin, B. (1978). Seeing and Hearing and Space and Time. London: Academic Press.

Ozonoff, S., Pennington, B.F. & Rogers, S.J. (in press). Are there emotion perception deficits in young autistic children? Journal of Child Psychology and Psychiatry.
Pacci-Cooper, J., Curcio, F. & Sacharko, G. (1981). A comparison of discourse features in normal and autistic language. Paper presented at the Boston University Conference on Language Development, Boston.
Panksepp, J. & Sahley, T. (1987). Possible brain opioid involvement in disturbed social intent and language development of autism. In: E. Schopler & G.B. Mesibov (Eds), Neurobiological Issues in Autism. New York: Plenum, pp. 357-371.
Papousek, H. (1977). Entwicklung der Lernfähigkeit im Säuglingsalter. In: G. Nissen (Hrsg.), Intelligenz, Lernen und Lernstörungen. Berlin: Springer, S. 89-97.
Papousek, H. & Bernstein, P. (1969). The functions of conditioning stimulation in human neonates and infants. In: A. Ambrose (Ed.), Stimulation in Early Infancy. London: Academic Press, pp. 229-247.
Papousek, H. & Papousek, M. (1982). Die Rolle der sozialen Interaktion in der psychischen Entwicklung und Pathogenese von Entwicklungsstörungen im Säuglingsalter. In: G. Nissen (Hrsg.), Psychiatrie des Säuglings- und des frühen Kleinkindalters. Bern: Huber, S. 69-74.
Papousek, H. & Papousek, M. (1984). Learning and cognition in the everyday life of human infants. In: J.S. Rosenblatt, C. Beer, M.C. Busnel, P.J. & P.J.B. Salter (Eds.), Advances in the Study of Behavior, Vol.14. San Francisco: Academic Press, pp.127-263.
Papousek, H. & Papousek, M. (1987). Intuitive parenting: A dialectic counterpart to the infant´s integrative competence. In: J. Osofsky (Ed.), Handbook of Infant Development (2nd. ed.). Hillsdale, NY: Wiley.
Papousek, H., Papousek, M. & Griese, P. (1984). Die Anfänge der Eltern-Kind-Beziehung. In: V. Frick-Bruder & P. Platz (Hrsg.), Psychosomatische Probleme in der Gynäkologie und Geburtshilfe. Berlin: Springer, S. 187-204.
Papousek, H., Papousek, M. & Giese, R. (1986). Neue wissenschaftliche Ansätze zum Verständnis der Mutter-Kind-Beziehung. In: J. Stork (Hrsg.), Zur Psychologie und Psychopathologie des Säuglings: Neue Ergebnisse in der psychoanalytischen Reflexion. Stuttgart: frommann-holzboog.
Parks, S.L. (1983). The assessment of autistic children: A selective review of available instruments. Journal of Autism and Developmental Disorders, 13, 255-267.
Park, C.C. (1972). The Siege. Boston: Little, Brown and Co.
Pauling, L. (1968). Orthomolecular psychiatry. Science, 160, 265-271.
Pauls, D.L. (1987). The familiity of autism and related disorders. In: D.J. Cohen, A.M. Donnellan & R. Paul (Eds.), Handbook of Autism and Pervasive Developmental Disorders. New York: Wiley, pp. 192-198.
Paul, R. (1987). Communication. In: D.J. Cohen, A.M. Donnellan & R. Paul (Eds.), Handbook of Autism and Pervasive Developmental Disorders. New York: Wiley, pp. 61-84.
Paul, R. & Cohen, D.J. (1984). Outcome of severe disorders of language acquisition. Journal of Autism and Developmental Disorders, 14, 405-422.
Pawlby, S.J. (1977). Imitative interaction. In: H.R. Schaffer (Ed.), Studies in Mother-Infant Interaction. New York: Academic Press, pp. 203-224.

Peck, C. & Schuler, A.L. (1983). Classroom-based intervention for children with autism: Theoretical and practical considerations for speech and language specialist. Seminars in Speech and Language, 4, 93-103.
Perner, J. & Wimmer, H. (1985). John thinks that Mary thinks that... Attribution of second-order believes by 5 - 10 year old children. Journal of Experimental Child Psychology, 39, 437-471.
Perner, J., Frith, U., Leslie, A.M. & Leekam. S. (1989). Exploration of the autistic child´s theory of mind: Knowledge, beliefe and communication. Child Development, 60, 689-700.
Petermann, F. (1988). Kontrollierte Praxis. In: R.S. Jäger (Hrsg.), Psychologische Diagnostik. Ein Lehrbuch. München-Weinheim: Psychologie Verlags Union, S. 113-116.
Petermann, F. (1989). (Hrsg.) Einzelfallanalyse. München: Oldenbourg, 2. Auflage.
Petermann, U. & Petermann, F. (1989). Training mit sozial unsicheren Kindern. München: Psychologie Verlags Union, 3. völlig veränderte Auflage..
Pettit, G.S. & Bates, J.E. (1984). Continuity of individual differences in the mother-infant relationship from six to thirteen months. Child Development, 55, 729-739.
Petty, L.K., Ornitz, E.M., Michelman, J.D. & Zimmerman, E.G. (1984). Autistic children who become schizophrenic. Archives of General Psychiatry, 41, 129-135.
Piaget, J. (1975). Das Erwachen der Intelligenz beim Kinde. Gesammelte Werke 1. Stuttgart: Klett.
Piaget, J. & Inhelder, B. (1969). The Psychology of the Child. New York: Basic Books.
Pierce, S. & Bartolucci, G. (1977). A syntactic investigation of verbal autistic, mentally retarded and normal children. Journal of Autism and Childhood Schizophrenia, 7, 121-134.
Potter, H.W. (1933). Schizophrenia in children. American Journal of Psychiatry, 12, 1253.
Premack, D. & Woodruff, G. (1978). Does the chimpanzee have a theory of mind? Behavior and Brain Sciences, 4, 515-526.
Prior, M. (1979). Cognitive abilities and disabilities in infantile autism: A review. Journal of Abnormal Child Psychology, 7, 357-380.
Prior, M. (1984). Developing concepts of childhood autism: The influence of experimental cognitive research. Journal of Consulting and Clinical Psychology, 52, 4-17.
Prior, M. (1987). Biological and neuropsychological approaches to childhood autism. British Journal of Psychiatry, 150, 8-17.
Prior, M. & Bence, R. (1975). A note on the validity of the Rimland Diagnostic Checklist. Journal of Clinical Psychology, 31, 510-513.
Prior, M. & Bradshaw, J. (1979). Hemisphere functioning in autistic childern. Cortex, 15, 73-81.
Prior, M., Tress, B., Hoffman, W.L. & Boldt, D. (1984). Computed tomographic study of children with classic autism. Archives of Neurology, 41, 482-484.
Prizant, B.M. (1980). Assessing and Promoting Interactive Competence in Autistic Children. Paper presented at the meeting of the Illinois Speech and Hearing Association, Chicago.
Prizant, B.M. (1983). Language acquisition and communicative behavior in autism: Towards an understanding of the whole of it. Journal of Speech and Hearing Disorders, 48, 296-207.

Prizant, B.M. (1984). Assessment and intervention of communicative problems in children with autism. Communicative Disorders, 9, 127-142.
Prizant, B.M. & Duchan, J.F. (1981). The functions of immediate echolalia in autistic children. Journal of Speech and Hearing Disorders, 46, 241-249.
Prizant, B.M. & Rydell, P.J. (1984). Analysis of functions of delayed echolalia in autistic children. Journal of Speech and Hearing Research, 27, 283-192.
Prizant, B.M. & Schuler, A.L. (1987). Facilitating communication: Language approaches. In: D.J. Cohen, A.M. Donnellan & R. Paul (Eds.), Handbook of Autism and Pervasive Developmental Disorders. New York: Wiley, pp. 316-332.
Prizant, B.M. & Schuler, A.L. (1987). Facilitating communication: Theoretical foundations. In: D.J. Cohen, A.M. Donnellan & R. Paul (Eds.), Handbook of Autism and Pervasive Developmental Disorders. New York: Wiley, pp. 289-300.
Prizant, B.M. & Wetherby, A.M. (1987). Communicative Intent: A framework for understanding social-communicative behavior in autism. Journal of the American Academy of Child Psychiatry, 26, 472-479.
Prizant, B.M. & Wetherby, A.M. (1988). Providing services to children with autism (ages 0 to 2 years) and their families. Topics in Language Disorders, 9, 1-23.
Prizant, B.M. & Wetherby, A.M. (1990). Toward an integrative view of early language and communication development and socioemotional development. Topics in Language Disorders. 10, 1-16.
Provence, S. & Dahl, E.K. (1987). Disorders of atypical development: Diagnostic issues raised by a spectrum disorder. In: D.J. Cohen, A.M. Donnellan & R. Paul (Eds.), Handbook of Autism and Pervasive Developmental Disorders. New York: Wiley, pp. 677-689.
Prutting, C.A. (1982). Pragmatic as social competence. Journal of Speech and Hearing Disorders, 47, 123-134.
Purpura, D. (1979). Discussion of paper by Coleman. In: R. Katzman (Ed.), Congenital aquired Cognitive Disorders. New York: Raven Press, pp. 301-302.
Raitan, D.J. & Massaro, T.F. (1988). Perspective in the nutritional ecology of autistic learning disabled children. Journal of Autism and Developmental Disorders, 18.
Raiten, D.J. & Massaro, T.F. (1987). Nutrition and developmental disabilities: An examination of the orthomolecular hypothesis. In: D.J. Cohen, A.M. Donnellan & R. Paul (Eds.), Handbook of Autism and Pervasive Developmental Disorders. New York: Wiley, pp. 566-583.
Ramondo, N. & Milech, D. (1984). The nature and specifity of the language coding deficit in autistic children. British Journal of Psychology, 75, 95-103.
Ratner, N. & Bruner, J. (1978). Games, social exchanges and the acquisition of language. Journal of Child Language, 5, 391-402.
Rautenstrauch, T. & Wittrock, J. (1974). Unerkannte minimale cerebrale Dysfunktion bei erziehungsschwierigen Kindern. Monatsschrift für Kinderheilkunde, 122, 629-630.
Raven, J.C. (1965). Coloured Progressive Matrices. London: Lewis.
Reichle, J., Williams, W., Vogelsberg, T. & Williams, F.O. (1980). Curricula for the severely handicapped: Components and eveluation criteria. In: B. Wilcox & R. York (Eds.), Quality Education for the Severely Handicapped. Washington, DC: U.S. Department of Education, pp. 80-135.

Reissland, N. (1988). Neonatal imitation in the first hour of life: Observations in rural Nepal. Developmental Psychology, 24, 464-469.
Renford, E. (1974). Audio-visuelle Methoden in der Psychiatrie. Nervenarzt, 45, 505-509.
Rennen-Allhoff, B. & Allhoff, P. (1987). Entwicklungstests für das Säuglings-, Kleinkind- und Vorschulalter. Berlin: Springer.
Rescorla, L. (1986). Preschool psychiatric disorders: Diagnostic classification and symptom patterns. Journal of the American Academy of Child Psychiatry, 26, 162-169.
Revenstorf, D. (1982). Psychotherapeutische Verfahren. Band II. Stuttgart: Kohlhammer.
Reynell, J. (1967). Reynell Developmental Language Scales. Windsor: NFER.
Rheingold, H.L., Hay, D.F. & West, M.J. (1976). Sharing in the second year of life. Child Development, 47, 1148-1158.
Ricciuti, H.N. (1965). Objekt grouping and selective ordering behavior in infants 12 to 24 months old. Merrill-Palmer Quarterly, 11, 129-148.
Richer, J. (1978). The partial noncommunication of culture to autistic children: An application of human ethology. In: M. Rutter & E. Schopler (Eds.), Autism: A Reappraisal of Concepts and Treatment. New York: Plenum, pp. 47-63.
Ricks, D.M. (1975) Vocal communication in pre-verbal normal and autistic children. In: N. 0'Connor (Ed.), Language, Cognitive Deficits and Retardation. London: Butterworths, pp. 57-88.
Ricks, D.M. & Wing, L. (1975). Language, communication and the use of symbols in normal and autistic children. Journal of Autism and Childhood Schizophrenia, 5, 191-221.
Riguet, C.B., Taylor, N.D., Benaroya, S. & Klein, L.S. (1981). Symbolic play in autistic and Down's and normal children of equivalent mental age. Journal of Autism and Developmental Disorders, 11, 439-448.
Rimland, B. (1964). Early infantile autism. Englewood Chiffs, NJ: Prentice-Hall.
Rimland, B. (1984). Diagnostic checklist Form E2: A reply to Parks. Journal of Autism and Developmental Disorders, 14, 334-345.
Rimland, B. (1987). Megavitamin B6 and magnesium in treatment of autistic children and adults. In: E. Schopler & G.B. Mesibov (Eds.), Neurobiological Issuesin Autism. New York: Plenum, pp. 389-375.
Rimland, B., Callaway, E. & Dreyfus, P. (1978). The effect of high doses of vitamin B6 on autistic children: A double-bind crossover study. American Journal of Psychiatry, 135, 472-475.
Rimland, B. (1978). Savant capabilities of autistic children and their cognitive implications. In: G. Serban (Ed.), Cognitive Deficits in the Development of Mental Illness. New York: Brunner Mazel.
Rincover, A. & Koegel, R. (1975). Setting generality and stimulus controll in autistic children. Journal of Applied Behavioral Analysis, 8, 234-246.
Risley, T.R. (1968). The effects and side effects of punishing the autistic behavior of a deviant child. Journal of Applied Behavior Analysis, 1, 21-35.
Ritvo, E.R., Freeman, B.J., Geller, E. & Yuwiler, A. (1983). Effects of fenfluramine on 14 outpatients with the syndrome of autism. Journal of the American Academy of Child Psychiatry, 22, 549-558.
Robbins, J.C. (1963). The acuracy of parental recall of aspects of child rearing practices. Journal of Abnormal Social Psychology, 66, 261-270.

Roberts, K. & Schaefer, R. (1984). Cognitive abilities and infant language intervention. In: K. Ruder & M. Smith (Eds.), Developmental Language Intervention: Psycholinguistic Approaches. Baltimore: University Park Press, pp. 85-14o.

Rosch, E. (1973). On the internal structure of perceptual and semantic categories. In: T. Moore (Ed.), Cognitive Development and the Acquisition of Language. New York: Academic Press.

Roosenbloom, S., Campbell, M., George, A.E., Kricheff, I.I. et al. (1984). High resolution CT scanning in infantile autism: A quantitative approach. Journal of the American Academy of Child Psychiatry, 23, 72-77.

Ross, A.O. & Petermann, F. (1987). Verhaltenstherapie mit Kindern und Jugendlichen. Stuttgart: Hippokrates.

Roth, F.P. & Davidge, N.S. (1985). Are early verbal communicative intentions universal? A preliminary investigation. Journal of Psycholinguistic Research, 14, 351-363.

Roth, F.P. & Spekman, N.J. (1984). Assessing the pragmatic abilities of children: Part I. Organizational framework and assessment parameters. Journal of Speech and Hearing Disorders, 49, 2-17.

Roth, F.P. & Spekman, N.J. (1984). Assessing the pragmatic abilities of children: Part II. Journal of Speech and Hearing Disorders, 49, 17-26.

Rubin, K.H., Fein, G.G. & Vandenberg, B. (1983). Play. In: E.M. Heterington (Ed.), Handbook of Child Psychology, Vol. 4. New York: Wiley.

Rush, F.R. & Kazdin, A.E. (1981). Toward a methodology of with-drawal desings for assessment of response maintenance. Journal of Applied Behavioral Analysis, 14, 131-140.

Russo, D.C., Cataldo, M.F. & Cushing, P.J. (1981). Compliance training and behavioral covariation in the treatment of multiple behavior problems. Journal of Applied Behavior Analysis, 14, 209-222.

Rutter, M. (1970). Autistic children. Seminars in Psychiatry, 2, 435-450.

Rutter, M. & Bartak, L. (1971). Causes of infantil autism: Some considerations from recent research. Journal of Autism and Childhood Schizophrenia, 1, 20-32.

Rutter, M. (1972). Childhood schizophrenia reconsidered. Journal of Autism and Childhood Schizophrenia, 2, 315-337.

Rutter, M. (1978). Diagnosis and definition. In: M. Rutter & E. Schopler (Eds.), Autism: A Reappraisal of Concepts and Treatment. New York: Plenum, pp. 1-30.

Rutter, M. (1978). Diagnostic validity in child psychiatry. Advances in Biological Psychiatry, 2, 2-22.

Rutter, M. (1979). Language, cognition and autism. In: R. Katzman (Ed.), Congenital and Acuired Cognitive Disorders. New York: Raven Press.

Rutter, M. (1983). Cognitive deficits in the pathogenesis of autism. Journal of Child Psychology and Psychiatry, 24, 513-531.

Rutter, M (1985). The treatment of autistic children. Journal of Child Psychology and Psychiatry, 26, 193-214.

Rutter, M. (1986). Child psychiatry: Looking 30 years ahead. Journal of Child Psychology and Psychiatry, 27, 803-840.

Rutter, M. (1986). Biological basis of autism: Implications for intervention. In: F.J. Menolascino & J.A. Stark (Eds.), Curative Aspects of Mental Retardation: Biological and behavioral Advances, Vol. 2. Baltimore: Brookes.

Rutter, M. & Garmezy, N. (1983). Developmental psychology. In: E.H. Heterington (Ed.), Handbook of Child Psychology (4th Edn.): Vol.IV. Socialization, Personality and Social Development. New York: Wiley.
Rutter, M. & Schopler, E. (1987). Autism and pervasive developmental disorders: Concepts and diagnostic issues. Journal of Autism and Developmental Disorders, 17, 159-186.
Rutter, M., Bartak, L. & Newman, S. (1971). Autism: A central disorder of cognition and language? In: M. Rutter (Ed.), Infantile Autism: Concepts, Characteristics and Treatment. London: Churchill-Livingstone.
Rutter, M., Greenfield, D. & Lockyer, L. (1967). A five to fifteen year follow-up of infantile psychosis: II. Social and behavioral outcome. British Journal of Psychiatry, 113, 1183-1189.
Sachs, J. & Truswell, L. (1976). Comprehension of two-word instructions by children in the one-word stage. Presented at the 8th Annual Stanford University Child Language Research Forum, Stanford, CA.
Sagi, A. & Hoffman, M.L. (1976). Empathic distress in the newborn. Developmental Psychology, 12, 175-176.
Sameroff, A. (1983). Developmental systems: Contextes and evolution. In: P. Mussen (Ed.), Handbook of Child Psychology. Vol. 1, Infancy. New York: Wiley.
Sameroff, A. (1987). The social context of development. In: N. Eisenburg (Ed.), Contemporary Topics in Development. New York: Wiley.
Sameroff, A. & Chandler, M. (1975). Reproductive risk and continuum of caretaking causality. In: F. Horowitz (Ed.), Review of Child Development Research (Vol. 4). Chicago, IL: University of Chicago Press.
Sameroff, A. & Fiese, B. (1990).Transactional regulation and early intervention. In: S. Meisels & J. Shonkoff (Eds.), Early Intervention: A Handbook of Theory Practice and Analysis. New York, NY: Cambridge University Press.
Sandman, C.A., Datta, P.C., Barron, J., Hoehler, F.K. et al. (1983). Naloxone attenuates self-abusive behavior in developmentaly disabled clients. Applied Research in Mental Retardation, 4, 5-11.
Sarimski, K. (1984). Diagnostik der neuromotorischen Entwicklung und sensumotorischen Intelligenz. Köln: Unveröffentlichte Dissertation.
Sarimski, K. (1986) Die wichtigsten Entwicklungstests und ihre Bedeutung. In: U. Brack (Hrsg.), Frühdiagnostik und Frühtherapie. München: Psychologie Verlags Union, S. 66-73.
Sarimski, K. (1987). Ordinalskalen zu sensumotorischen Entwicklung nach Uzgiris und Hunt. Weinheim: Beltz.
Sarimski, K. (1988). Pre-verbal communication schedule (PVCS). der Kinderarzt, 19, 1339-1340.
Scaife, M. & Bruner, J.S. (1975). The capacity for joint visual attention in the infant. Nature, 253, 259-266.
Schaffer, D., Gould, M.S., Brasic, J., Ambrosini, D., Fisher, P. et al. (1983). A children's global assessmant scale (GAS). Archives of General Psychiatry, 40, 1228-1231.
Schaffer, H.R. (1984). The Child's Entry into the Social World. New York: Academic Press.
Schank, R.C. & Abelson, R.P. (1977). Scripts, Plans, Goals and Understanding. Hillsdale, NY: Erlbaum.

Schapiro, T.D., Sherman, M., Calamari, G. & Koch, D. (1987). Attachment in autism and other developmental disorders. Journal of the American Academy of Child Psychiatry, 26, 480-484.
Schiefelbusch, R.L. (1986). Communicative Competence: Assessment and Language Intervention. Baltimore: University Park Press.
Schopler, E. (1983). New developments in the definitions and diagnosis of autism. In: B.B. Lahey & A.E. Kazdin (Eds.), Advances in Clinical Psychology. New York: Plenum.
Schopler, E. & Mesibov, G.B. (Eds.), (1984). The Effects of Autism on the Family. New York: Plenum.
Schopler, E. & Mesibov, G.B. (Eds.), (1985). Communication Problems in Autism. New York: Plenum.
Schopler, E. & Mesibov, G.B. (Eds.), (1986). Social Behavior in Autism. New York: Plenum.
Schopler, E. & Reichler, R.J. (1981). Entwicklungs- und Verhaltensprofil P.E.P. Dortmund: verlag modernes lernen.
Schopler, E., Andrews, C.E. & Strupp, K. (1979). Do autistic children com from upper-middle-class? Journal of Autism and Developmental Disorders, 9, 139-152.
Schopler, E., Reichler, R.J. & Renner, B.R. (1986). The Childhood Autism Rating Scale (CARS). New York: Irvington.
Schopler, E., Reichler, R.J., DeVellis, R.F. & Daly, K. (1980). Toward objective classification of childhood autism: Childhood Autism Rating Scale (CARS). Journal of Autism and Developmental Disorders, 10, 91-103.
Schreibman, L. (1975). Effects of within-stimulus and extra-stimulus prompting. Journal of Applied Behavior Analysis, 8, 91-112.
Schreibman, L. & Carr, E. (1978). Elimination of echolalic responding to questions through the training of a generalized verbal response. Journal of Applied Behavior Analysis, 11, 453-464.
Schreibman, L. & Lovaas, O.I. (1973). Overselective response to social stimuli by autistic children. Journal of Abnormal Child Psychology, 1, 152-168.
Schreibman, L., Koegel. R.L., Charlop, M.H. & Egal, A.L. (1982). Autism. In: A.S. Bellak, M. Hersan, & A.G. Kazdin (Eds.), International Handbook of Behavior Modification and Therapy. New York: Plenum.
Schreibman, L., Koegel, R.L. & Craig, M.S. (1977). Reducing stimulus overselectivity in autistic children. Journal of Abnormal Child Psychology, 5, 425-436.
Schuler, A.L. (1981). Teaching functional language. In: B. Wilcox & P. Thompson (Eds.), Critical Issues in Educating Autistic Children and Youth. Washington, DC: National Society for Children.
Schuler, A.L. & Goetz, L. (1981). The assessment of severe language disabilities: Communicative and cognitive considerations. Analysis and Intervention in Developmental Disabilities, 1, 333-346.
Schuler, A.L. & Prizant, B. (1985). Echolalia. In: E. Schopler, & G.B. Mesibov (Eds.), Communication Problems in Autism. New York: Plenum.
Schuler, A.L. & Prizant, B.M. (1987). Facilitating communication: Pre-language approaches. In: D.J. Cohen, A.M. Donnellan & R. Paul (Eds.), Handbook of Autism and Pervasive Developmental Disorders. New York: Wiley, pp. 301-315.

Schultz, T.R., Wells, D. & Strada, M. (1980). The development of ability to distinguish intended from mistaken, reflexes and passive movements. British Journal of Social and Clinical Psychology, 19, 301-310.
Schwartz, S. (1981). Language disabilities in infantile autism: A brief review and comment. Applied Psycholinguistics, 22, 25-31.
Seibert, J.M. (1979). A Model for Analyzing the Development of Early Communication Skills: Based on Levels of Cognitive Organization. Paper presented at Boston University Conference on Child Language, Boston.
Seibert, J.M. & Hogan, A.E. (1982). Procedures Manual for Early Social Communication Scales (ESCS). Mailman Center for Child Development. University of Miami, Florida.
Seibert, J.M. & Hogan, A.E. & Mundy, P.C. (1982). Assessing interactional competencies: The Early Social-Communication Scales. Infant Mental Health Journal, 3, 244-258.
Selfe, L.C. (1983). Normal and abnormal representational drawing in children. London: Academic Press.
Shah, A & Frith, U. (1983). An islet of ability in autistic children. A research note. Journal of Child Psychology and Psychiatry, 24, 613-620.
Shah, A. & Wing, L. (1986). Cognitive impairmants affecting social behaviour in autism. In: E. Schopler & G.B. Mesibov (Eds.), Social Behaviour in Autism. New York: Plenum, pp. 153-170.
Shantz, C.V. (1975). The development of social cognition. In: E.M. Hetherington (Ed.), Review of Child Development Research (Vol.5.). Chicago: University of Chicago Press.
Shantz, C.V. (1983). Social cognition. In: P.H. Mussen (Ed.), Handbook of Child Psychology. New York: Wiley.
Shore, C., O'Connell, B. & Bates, E. (1984). First sentences in language and symbolic play. Developmental Psychology, 20, 872-880.
Short, A.B. & Schopler, E. (1988). Factors relating to age of onset in autism. Journal of Autism and Developmental Disorders, 18, 207-216.
Siegel, B., Anders, T.F., Ciaranello, R.D., Bienenstock, B. & Kraemer, H.C. (1986). Empirically derived subclassification of the autistic syndrome. Journal of Autism and Developmental Disorders, 16, 275-293.
Sigman, M. & Mundy, P. (1987). Symbolic processes in young autistic children. In: D. Cicchetti (Ed.), New Directions in Child Development: Symbolic Development in Atypical Children (pp. 31-46). San Francisco: Jossey-Bass.
Sigman, M. & Mundy, P. (1989). Social attachments in autistic children. Journal of the American Academy of Child Psychiatry, 28, 74-81.
Sigman, M. & Ungerer, J.A. (1981). Sensumotor skills and language comprehension in autistic children. Journal of Abnormal Child Psychology, 9, 149-165.
Sigman, M. & Ungerer, J.A. (1984). Attachment behaviors in autistic children. Journal of Autism and Developmental Disorders, 14, 231-244.
Sigman, M. & Ungerer, J.A. (1984). Cognitive and language skills in autistic, mentally retarded and normal children. Developmental Psychology, 20, 293-302.
Sigman, M., Mundy, P., Sherman, T. & Ungerer, J.A. (1986). Social interactions of autistic mentally retarded and normal children with their caregivers. Journal of Child Psychology and Psychiatry, 27, 647-656.

Sigman, M., Ungerer, J.A., Mundy, P. & Sherman, T. (1987). Cognition in autistic children. In: D.J. Cohen, A.M.Donnellan & R. Paul (Eds.), Handbook of Autism and Pervasive Developmental Disorders. New York: Wiley, pp. 103-120.
Simmons, J. & Tymchuk, A. (1973). The learning deficits in childhood psychosis. Pediatric Clinics of North America, 20, 665-679.
Simmons, J. & Baltaxe, C. (1975). Language patterns in adolescente autistics. Journal of Autism and Childhood Schizophrenia, 5, 333-351.
Skinner, B.F. (1957). Verbal behavior. New York: Appleton-Century-Corfts.
Slotnick, C. (1983). Spontaneous and provoked class sorting behavior among autistic and normal children. Paper presented at the Biennial Meeting of the Society for Research in Child Development, Detroit, Michigan.
Small, J.G. (1975). EEG and neurophysiology studies of early infantile autism. Biological Psychiatry, 10, 385-397.
Snow, C. (1984). Parent-child interaction and the development of communicative ability. In: R. Schiefelbusch & D.D. Bricker (Eds.), Communicative Competence: Acquisition and Retardation. Baltimore: University Park Press.
Snow, C., Midkliff-Borunda, S., Small, A. & Proctor, A. (1984). Therapy as social interaction: Analyzing the context of language remediation. Topics in Language Disorders, 3, 72-86,
Snow, M.E., Hertzig, M.E. & Shapiro, T. (1987). Expressive emotion in young autistic children. Journal of the American Academy of Child Psychiatry, 26, 836-838.
Snow, M.E., Hertzig, M.E. & Shapiro, T. (1987). Rate of development in young autistic children. Journal of the American Academy of Child Psychiatry, 26, 834-835.
Snyder-McLean, L., McLean, J.E. & Etter, R. (1988). Assessment of sensorimotor knowledge in nonverbal, severaly retarded clients. Topics in Language Disorders, 8, 1-22.
Sparrow, S., Balla, D., Chicchetti, D. (1984). Vinland Adaptive Behavior Scales. Circle Pines, MN: American Guidance Service.
Sperber, D. & Wilson, D. (1986). Relevance: Communication and Cognition. Oxford: Basil Blackwell.
Spiker, D. & Ricks, M. (1984). Visual self-recognition in autistic children: Developmental relationships. Child Development, 55, 214-225.
Spitz, R.A. (1965). The First Year of Life. New York: International Universities Press.
Sroufe, L. & Rutter, M. (1984.). The domain of developmental psychopathology. Child Development, 55, 1184-1199.
Statistisches Bundesamt. (1987). Datenreport 1987. Bundeszentrale für politische Bildung, Band 257.
Steffenburg, S. & Gillberg, C. (1986). Autism and autistic-like conditions in Swedish rural and urban areas: A population study. British Journal of Psychiatry, 149 81-87.
Steinhausen, H.-Chr. (1985). Eine Skala zur Beurteilung psychisch gestörter Kinder und Jugendlicher. Zeitschrift für Kinder- und Jugendpsychiatrie, 13, 230-240.
Steinhausen, H.-Chr. (1987). Global assessment of child psychopathology. Journal of the American Academy of Child Psychiatry, 26, 203-206.
Steinhausen, H.-Chr. (1987). Ein Ausblick auf DSM-III-R. Zeitschrift für Kinder- und Jugendpsychiatrie, 15, 224-234.

Steinhausen, H.-Chr. (1988). Psychische Störungen im Kindes- und Jugendalter. Urban & Schwarzenberg.

Steinhausen, H.-Chr., Gobel, D., Breilinger, M. & Wohleben, B. (1983). A community survey of infantil autism. Paper presented at the 30th annual meeting of the American Academy of Child Psychiatry, San Francisco.

Stephens, B. (1977). A Piagetian approach to curriculum development for the severly, profoundly and multiple handicapped. In: E. Sontag (Ed.), Educational Programming for the Severly and Profoundly Handicapped. Reston, VA: Council for Expectional Children.

Stern, D.N. (1985). The Interpersonal World of the Infant. New York: Basis Books.

Sternberg, R.J. (1985). Beyond IQ: A Triarchic Theory of Human Intelligence. New York: Cambridge University Press.

Sternberg, R.J. (1987). A unified theoretical perspective on autism. In: D.J. Cohen, A.M. Donnellan & R. Paul (Eds.), Handbook of Autism and Pervasive Developmental Disorders. New York: Wiley, pp. 690-696.

Strain, P. (1983). Generalization of autistic children's social behavior changes: Effects of developmentally integrated and segregated settings. Analysis and Intervention in Developmental Disabilities, 3, 23-34.

Straßmeier, W. (1986). Frühförderungsdiagnostik unter dem Einfluß subjektiver Theorien. In: O. Speck, F. Peterander & P. Innerhofer (Hrsg.), Kindertherapie. München: Reinhardt, S. 29-35.

Stratton, P. (1982). Rhythmic functions in the newborn. In: P. Stratton (Ed.), Psychobiology of the Human Newborn. Chichester: Wiley.

Sugarman, S. (1984). The development of preverbal communication. In: R.L. Schiefelbusch & J. Pickar (Eds.), The Acquisition of Communicative Competence. Baltimore: University Park Press.

Symons, D.K. & Moran, G. (1987). The behavioral dynamics of mutual responsiveness in early face-to-face mother-infant interactions. Child Development, 58, 1488-1465.

Tager-Flusberg, H. (1981). On the nature of linguistic functioning in early infantil autism. Journal of Autism and Developmental Disorders, 11, 45-56.

Tager-Flusberg, H. (1985). Psycholinguistic approaches to language and communication in autism. In: E. Schopler & G.B. Mesibov (Eds.), Communication Problems in Autism. New York: Plenum, pp. 67-88.

Tager-Flusberg, H. (1988). On the nature of a language acquisition disorder: The example of autism. In: F. Kessel (Ed.), The Development of Language and Language Researchers: Essays presented to Roger Brown. Hillsdale, NJ: Erlbaum.

Tanguay, P. (1984). Toward a new classification of serious psychopathology in children. Journal of the American Academy of Child Psychiatry, 23, 373-384.

Tantam, D. (1986). Excentricity and Autism. London: University of London.

Tantam, D. (1988). Asperger's Syndrome. Journal of Child Psychology and Psychiatry, 29, 245-255.

Teal, M.B. & Wiebe, M.J. (1986). A validity analysis of selected instruments used to assess autism. Journal of Autism and Developmental Disorders, 16, 485-494.

Tewes, U. (1983). Hamburg-Wechsler-Intelligenztest für Kinder - Revision 1983. Bern: Huber.

Tiegerman, E. & Primavera, L.H. (1981). Objekt manipulation: An interactional strategy with autistic children. Journal of Autism and Developmental Disorders, 11, 427-438.

Tiegerman, E. & Primavera, L.H. (1984). Imitating the autistic child: Facilitating communicative gaze behavior. Journal of Autism and Developmental Disorders, 14, 27-38.

Tinbergen, N. & Tinbergen, E.A. (1983). Autistic Children: New Hope for a Cure. London: Allen and Unwin.

Traverthen, C. (1977). Descriptive analysis of infant communicative behavior. In: H.R. Schaffer (Ed.), Studies in Mother-Infant Interaction. London: Academic Press.

Traverthen, C. (1979). Communication and cooperation in early infancy: A description of primary intersubjektivity. In: M. Bullowa (Ed.). Before speech (pp. 321-347). Cambridge: Cambridge University Press.

Tronick, E. (1989). Emotions and emotional communication in infants. American Psychologist, 44, 112-119.

Tsai, L.Y. (1982). Handedness in autistic children and their families. Journal of Autism and Developmental Disorders, 12, 421-423.

Tsai, L.Y., Jacoby, C.G., Stewart, M.A. & Beisler, J.M. (1982). Unfavorable left-right asymmetries of the brain and autism. British Journal of Psychiatry, 140, 312-319.

Tsai, L.Y., Jacoby, C.G. & Stewart, M.A. (1983). Morphological cerebral asymmetries in autistic children. Biological Psychiatry, 18, 317-327.

Tymchuck, A.J., Simmons, J.Q. & Neafsey, S. (1977). Intellectual characteristics of adolescent childhood psychotics with high verbal ability. Journal of Mental Deficiency Research, 21, 133-138.

Ungerer, J.A. & Sigman, M. (1981). Symbolic play and language comprehension in autistic children. American Academy of Child Psychiatry, 20, 318-337.

Ungerer, J.A. & Sigman, M. (1987). Categorization skills and receptive language development in autistic children. Journal of Autism and Development Disorders, 17, 3-16.

Ungerer, J.A., Zazlo, P.R., Kearsley, R.B. & O'Leary, K. (1981). Developmental changes in the representation of objekts in symbolic play from 18 to 34 months of age. Child Development, 52, 186-195.

Uzgiris, I. & Hunt, J.McV. (1975). Assessment in Infancy. Urbana: University of Illinois Press.

Uzgiris, I.C. (1981). Experience in the social context. In: R.L. Schiefelbusch & D.D. Bricker (Eds.), Early Language: Acquisition and Intervention. Baltimore: University Park Press, pp. 139-168.

Uzgiris, I. (1983). Organization of sensorimotor intelligence. In: M. Lewis (Ed.). Origins of Intelligence. New York: Plenum.

Van Lieshout, C., McLeckie, J. & Van Sonsbeek, B. (1976). Social perspective-taking training: Empathy and role-taking ability of preschool children. In: K.F. Riefel & J.A. Meacham (Eds.), The Developing Individual in a Changing World. Chicago: Aldine.

Van Smeerdjik, J. (1981). Childhood autism and the problem of imitation. La Trobe University Victoria: Unpublished honours thesis.

VanDijk, T. (1979). Relevance assignment in discourse comprehension. Discourse Processes, 2, 113-126.

Vojta, V. (1981). Ontogenese der Aufrichtungsmechanismen bis zum Erreichen der selbständigen dipendalen Fortbewegung. In: V. Vojta (Hrsg.). Die zerebralen Bewegungsstörungen im Säuglingsalter. München: Enke, 3. Auflage, S. 147-176.
Volkmar, F.R. (1986). Compliance, noncompliance and negativism. In: E. Schopler & G.B. Mesibov (Eds.), Social Behavior in Autism. New York: Plenum, pp. 171-190.
Volkmar, F.R. (1987). Social Development. In: D.J. Cohen, A.M. Donnellan & R. Paul (Eds.), Handbook of Autism and Pervasive Developmental Disorders. New York: Wiley, pp. 41-60.
Volkmar, F.R. & Cohen, D.J. (1985). Compliance, non-compliance and negativism in autistic individuals. Paper presented at the Biennial Meeting of the Society for Research in Child Development, Toronto, Canada.
Volkmar, F.R. & Mayes, L.C. (1990). Gaze behavior in autism. Development and Psychopathology, 2, 61-69.
Volkmar, F.R., Cohen, D.J. & Paul, R. (1986). An evaluation of DSM-III criteria for infantil autism. Journal of the American Academy of Child Psychiatry, 26, 190-197.
Volkmar, F.R., Hoder, E.L. & Cohen, D.J. (1985). Compliance, negativism and the effect of treatment and structure in autism: A naturalistic behavior study. Journal of Child Psychology and Psychiatry, 26, 865-877.
Volkmar, F.R., Stier, D.M. & Cohen, D.J. (1985). Age of oneset of pervasive developmental disorder. American Journal of Psychiatry, 142, 1450-1452.
Volkmar, F.R., Paul, R. & Cohen, D.J. (1985). The use of Asperger's syndrome. Journal of Autism and Developmental Disorders, 15, 437-439.
Volkmar, F.R., Cicchetti, D.V., Dykens, E., Sparrow, S.S. et al. (1988). An evaluation of the Autism Behavior Checklist. Journal of Autism and Developmental Disorders, 18, 81-97.
Volkmar, F.R., Cohen, D.J., Bergman, J.D., Hooks, M.Y., Stevenson, J.M. (1989). An examination of social typologies in autism. Journal of the American Academy of Child Psychiatry, 28, 82-86.
Volkmar, F.R., Sparrow, S.S., Goudreau, D., Chicchetti, D.V. et al. (1988). Social deficits in autism: An operational approach using the Vinland Adaptive Behavior Scales. Journal of the American Academy of Child Psychiatry, 28,
Walden, T. & Ogan, T. (1989). The development of social referencing. Child Development, 59, 1230-1240.
Waterhouse, L. & Fein, D. (1984). Developmental trends in cognitive skills for children diagnosed as autistic and schizophrenic. Child Development, 55, 236-248.
Waters, E. & Sroufe, L.A. (1983). Competence as a developmental construct. Developmental Review, 3, 79-97.
Watkins, J.M., Asarnow, R.F. & Tanguay, P.E. (1988). Symptom development in childhood onset schizophrenia. Journal of Child Psychology and Psychiatry, 29, 865-878.
Weeks, S.J. & Hobson, R.P. (1987). The salience of facial expression for autistic children. Journal of Child Psychology and Psychiatry, 28, 137-152.
Weir, R. (1962). Language in the Crib. The Hague: Mouton.
Wellman, H.M. & Bartsch, K. (1988). Young children's reasoning about beliefs. Cognition, 30, 239-277.
Wellmann, H.M. & Lempers, J.D. (1977). The naturalistic communication abilities of 2 year olds. Child Development, 48, 1052-1057.

Wellman, H.M. (1988). First steps in the child's theorizing about the mind. In: J. Astington, D. Olson & P. Harris (Eds.), Developing Theories of Mind. Cambridge: Cambridge University Press.
Wendeler, J. (1987). Neuere Forschungsergebnisse. In: J.K. Wing (Hrsg.), Frühkindlicher Autismus: Klinische, pädagogische und soziale Aspekte. Weinheim: Beltz, S. 283-347.
Werner, H. & Kaplan, S. (1962). Symbol Formation. New York: Wiley.
Westby, C.E. (1980). Assessment of cognitive and language abilities through play. Language, Speech and Hearing Services in School, 11, 154-168.
Westby, C.E. (1988). Children's play: Reflections of social competence. Seminars in Speech and Language, 9, 1-14.
Wetherby, A.M. (1984). Possible neurolinguistic breakdown in autistic children: Topics in Language Disorders, 4, 19-33.
Wetherby, A.M. (1985). Speech and language disorders in children: An overview. In: J. Darby (Ed.), Speech and Language Evaluation in Neurology: Childhood Disorders. New York: Grune & Stratton, pp. 3-32.
Wetherby, A.M. (1986). Ontogeny of communicative functions in autism. Journal of Autism and Developmental Disorders, 16, 295-316.
Wetherby, A.M. & Gaines, B.H. (1982). Cognition and language development in autism. Journal of Speech and Hearing Disorders, 47, 63-70.
Wetherby, A.M. & Pritzant, B.M. (1988). The expression of communicative intent: Assessing guidelines. Seminars in Speech and Language. Manuscript submitted for publication.
Wetherby, A.M. & Prutting, C.A. (1984). Profiles of communicative and cognitive-social abilities in autistic children. Journal of Speech and Hearing Research, 27, 364-377.
Wetherby, A.M., Yonglas, D. & Bryan, A.A. (1989). Communication profiles of preschool children with handicaps: Implications for early identification. Journal of Speech and Hearing Disorders, 54, 148-158.
Wetherby, A.M., Koegel, R.L. & Mendel, M. (1981). Central auditory nervous system dysfunction in echolalic autistic individuals. Journal of Speech and Hearing, 24, 420-429.
Wetherby, A.M., Cain, D., Yonglas, D. & Walker, V. (1988). Analysis of intentional communication on normal children from the prelinguistic to the multi-word stage. Journal of Speech and Hearing Research, 32, 240-252.
Williams, R.S., Hauser, S.L., Purpura, D.P., DeLong, G.R. & Swisher, C.N. (1980). Autism and mental retardation. Archives of Neurology, 37, 749-753.
Wimmer, H. & Perner, J. (1983). Beliefes about beliefes: Representation and constraining function of wrong beliefs in young children's understanding of deception. Cognition, 13, 103-128.
Wing, K.J., Cooper, J.E. & Sartorius, N. (1974). Description and classification of psychiatric symptoms: An instructional manual for the PSE and Catego System. London: Cambridge University Press.
Wing, L. (1976). A study of language impairments in severely retarded children. In: N. O'Connor (Ed.), Language, Cognitive Deficits and Retardation. London: Butterworths.
Wing, L. (1978). Social, behavioral and cognitive characteristics: An epidemiological approach. In: M. Rutter & E. Schopler (Eds.), Autism: A Reappraisal of Concepts and Treatment. New York: Plenum, pp. 27-47.

Wing, L. (1980). Autistic Children: A Guide for Parents. London: Constable.
Wing, L. (1981). Language, social and cognitive impairmants in autism and severe mental retardation. Journal of Autism and Developmental Disorders, 11, 31-44.
Wing, L. (1986). Latter: Clarification on Asperger's Syndrome. Journal of Autism and Developmental Disorders, 16, 513-515.
Wing, L. (1988). The continuum of autistic characteristics. In: E. Schopler & G.B. Mesibov (Eds.), Diagnosis and Assessment of Autism. New York: Plenum.
Wing, L. & Attwood, A. (1987). Syndroms of autism and atypical development. In: D.J. Cohen, A.M. Donnellan & R. Paul (Eds.), Handbook of Autism and Pervasive Developmental Disorders. New York: Wiley, pp. 3-19.
Wing, L. & Gould, J. (1978). Systematic recording of behaviors and skills of retarded and psychotic children. Journal of Autism and Childhood Schizophrenia, 8, 79-97.
Wing, L. & Gould, J. (1979). Severe impairments of social interaction and associated abnormalities in children: Epidemiology and classification. Journal of Autism and Developmental Disorders, 9, 11-29.
Wing, L., Gould, J., Yeates, S. & Brierly, L. (1977). Symbolic play in severly mentally retarded and autistic children. Journal of Child Psychology and Psychiatry, 18, 167-178.
Wing, L., Yates, R., Brierly, L.M. & Gould, J. (1976). The prevalence of early childhood autism: Comparison of administrative and epidemiological studies. Psychological Medicine, 6, 89-100.
Wodds, T.S. (1987). The technology of instruction: A behavior analytical approach. In: D.J. Cohen, A.M. Donnellan & R. Paul (Eds.), Handbook of Autism and Pervasive Developmental Disorders. New York: Wiley, pp. 251-272.
Wolff, S.B. (1985). The symbolic and object play of children with autism: A review. Journal of Autism and Developmental Disorders, 15, 139-148.
Wolff, S.B. & Cull, A. (1986). Schizoid personality and antisocial conduct: A retrospective case note study. Psychological Medicine, 16, 677-687.
Wolf, D. & Gardner, H. (1981). On the structure of early symbolization. In: R.L. Schiefelbusch & D.D. Bricker (Eds.), Early Language: Acquisition and Intervention. Baltimore: University Park Press.
Yarbrough, E., Santat, U., Pret, I., Webster, C. & Lombardi. (1987). Effects of fenfluramine on autistic individuals residing in state developmental center. Journal of Autism and Developmental Disorders, 17, 303-314.
Yirmiya, N., Kasari, C., Sigman, M. & Mundy, P. (1990). Facial expressions of affect in autistic, mentally retarded and normal children. Journal of Child Psychology and Psychiatry, in press.
Young-Browne, G., Rosenfeld, H.M. & Horowitz, F.D. (1977). Infant discrimination of facial expressions. Child Development, 48, 555-562.
Yule, W. (1978). Research methodology: What are the correct controls? In: M. Rutter & E. Schopler (Eds.), Autism: A Reappraisal of Concepts and Treatment. New York: Plenum.
Zahner, G.E.P. & Pauls, D.L. (1987). Epidemiological surveys of infantile autism. In: D.J. Cohen, A.M. Donnellan & R. Paul (Eds.), Handbook of Autism and Pervasive Developmental Disorders. New York: Wiley, pp. 199-210.
Ziegler, E. (1969). Developmental versus difference theories of mental retardation and the problem of motivation. American Journal of Mental Deficiency, 78, 536-556.

Sachindex